パンデミックの航跡

コロナ感染の危機を支えた感染管理看護師たち

凡例：本文中に出てくる「英文略語とその日本語名、綴り」一覧

用　語	日本語	正式表記
ADL	日常生活動作	Activities of Daily Living
BCP	事業継続計画 診療継続計画	Business Continuity Plan
CDC	米国疾病対策センター	Centers for Disease Control and Prevention
CNIC	感染管理認定看護師	Certified Nurse in Infection Control
COVID-19	新型コロナウイルス感染症	WHOの国際疾病分類上、疾患名は「Coronavirus disease 2019 (COVID-19)」とされている
DICT	災害時感染制御支援チーム	Disaster Infection Control Team
DMAT	災害派遣医療チーム	Disaster Medical Assistance Team
DPAT	災害派遣精神医療チーム	Disaster Psychiatric Assistance Team
ECMO	体外式膜型人工肺装置	Extracorporeal Membrane Oxygenation
eMAT	コロナ対策オンラインチーム	Electronic Medical Assistance Team
FETP	実地疫学専門家養成コース	Field Epidemiology Training Program
H1N1	新型インフルエンザA	2009年に発生・流行した新型インフルエンザの型。HとNはインフルエンザウイルス表面のタンパク質であるヘマグルチニン (H) とノイラミニダーゼ (N) の種類を表す。
HCU	高度治療室	High Care Unit
HEPA フィルター	無菌空気作成用の乾式、使い捨てのフィルター	High Efficiency Particulate Air-filter
IASR	病原微生物検出情報	Infectious Agents Surveillance Report
ICD	感染制御医師	Infection Control Doctor
ICN	感染管理看護師	Infection Control Nurse
ICNJ	日本感染管理ネットワーク	Infection Control Network of Japan
ICT	感染制御チーム（感染対策チーム）	Infection Control Team

用　語	日本語	正式表記
ICU	集中治療室	Intensive Care Unit
JMAT	日本医師会災害医療チーム	Japan Medical Association Team
MERS	中東呼吸器症候群	Middle East Respiratory Syndrome
NICU	新生児集中治療室	Neonatal Intensive Care Unit
PAPR	電動ファン付き呼吸用保護具	Powered Air-Purifying Respirator
PCR	ポリメラーゼ連鎖反応	Polymerase Chain Reaction
PPE	個人防護具	Personal Protective Equipment
SARS	重症急性呼吸器症候群	Severe Acute Respiratory Syndrome
USPHS	アメリカ公衆衛生局	United States Public Health Service
WHO	世界保健機関	World Health Organization

お詫びと訂正

校正・修正の手違いで、一部文章に重複がございました。お詫びして訂正いたします。

【該当箇所 011頁16行目〜012頁5行目】

今回、22名のICNに寄稿していただいた。できるだけ生の声を届けたいと考え、執筆の体裁については著者に委ねた。パンデミックの最中、どのような経験をしたのか、何を見て、何を感じ、どのような葛藤を抱えていたのか、これは約1千日にわたる奮闘の記録である

第Ⅱ章　新型コロナウイルスから市民を守る……115

はじめに

坂木 晴世
国際医療福祉大学大学院
感染管理認定看護師
感染症看護専門看護師

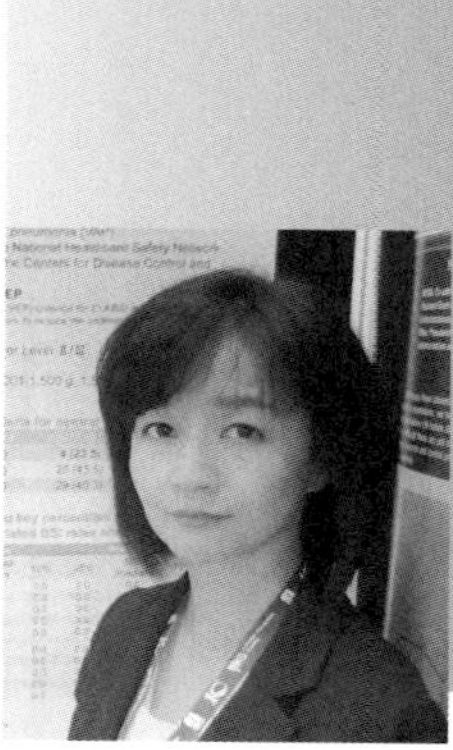

感染管理看護師（Infection Control Nurse）は、主に感染管理認定看護師[1]や感染症看護専門看護師[2]などの資格を有し、医療機関等における日常的な感染管理を担う専門的な知識と技術を持った看護師である。臨床では、「ＩＣＮ」と呼ばれる。診療報酬上の加算要件の影響もあり、ＩＣＮの多くは臨床経験5年以上の有資格者である。また、感染管理認定看護師は、認定看護師教育課程を修了後、資格認定審査に合格した看護師である。感染症看護専門看護師は、大学院修士課程を修了後、資格認定審査に合格した看護師であり、いずれも5年ごとの更新審査が義務付けられている。

医療機関に勤務するＩＣＮは、その勤務体系によって専従か兼任（専任）に大別できる。専従とは、感染制御部などの管理部門に所属し、組織横断的な感染管理活動をもっぱらの業務とする。一方、兼任とは、病棟などで臨床看護師や看護管理者として従事し、勤務の一部を感染管理にあてている者を指す。中小規模病院などで、専従看護師を配置する人的余裕がない場合など、兼任のＩＣＮが院内の感染管理を担うことが多く、近年、ＩＣＮは病院にとどまらず、行政や教育機関、あるいはコンサルタントとして起業するなど、さまざまな場で活動している。

２０１９年大晦日、中国で原因不明の肺炎が流行しているというニュースが報じられた。それは小さなニュースであったが、09年の新型インフルエンザのパンデミックを経験している私は、これから訪れる混乱の予兆を感じていた。

20年４月、私は埼玉県にある国立病院機構の病院のＩＣＮだった。通勤路だった国道４６３号線は、正面に秩父連山を臨む見通しのよい直線道路である。いつもは通勤の車で渋滞になるその国道には、私以外の車が走っていなかった。第１回緊急事態宣言が発出されたからである。私にとってパンデミックは２度目の経験で、最初のパンデミックは、09年の新型インフルエンザだった。あれから10年が経っていたが、当時課題とされた事項の多くが手つかずの状態であった。まさに、喉元過ぎれば熱さを忘れる、である。そして、この新型コロナウイルス感染症（ＣＯＶＩＤ-19）のパンデミックを迎えた。

09年に積み残した課題の一つに、ＩＣＮは自治体が取り組む市中感染対策にほとんど絡むことができなかった、ということがある。私が感染管理認定看護師を取得したのは02年であるが、当時は国内に有資格者は48人しかおらず、院外の仕事よりも自施設の感染管理に専念することが求められていたように思う。外のことよりも、まずは自施設をしっかり管理しろということである。しかし、超高齢化社会を迎え、医療的ケアを必要とする患者の在宅や療養施設へ移行が積極的に行われるようになり、病院以外の場所でも、感染症の集団発生（アウトブレイク）が問題になるようになった。その頃から、地域の中小規模施設や、高齢者福祉施設などを訪問し、感染対策の指導をするICNが増え、専門家不在の施設の支援を含めた地域ネットワークの構築が進んだ。また、診療報酬上の感染防止対策加算（現、感染対策向上加算）により、地域の医療機関との連携が要件となったことで、地域ネットワーク構築が推進された。新型インフルエンザのパンデミックから10年が経過し、感染管理認定看護師は3千人を超え、10年には4人しかいなかった感染症看護専門看護師は１００人に迫ろうとしていた。

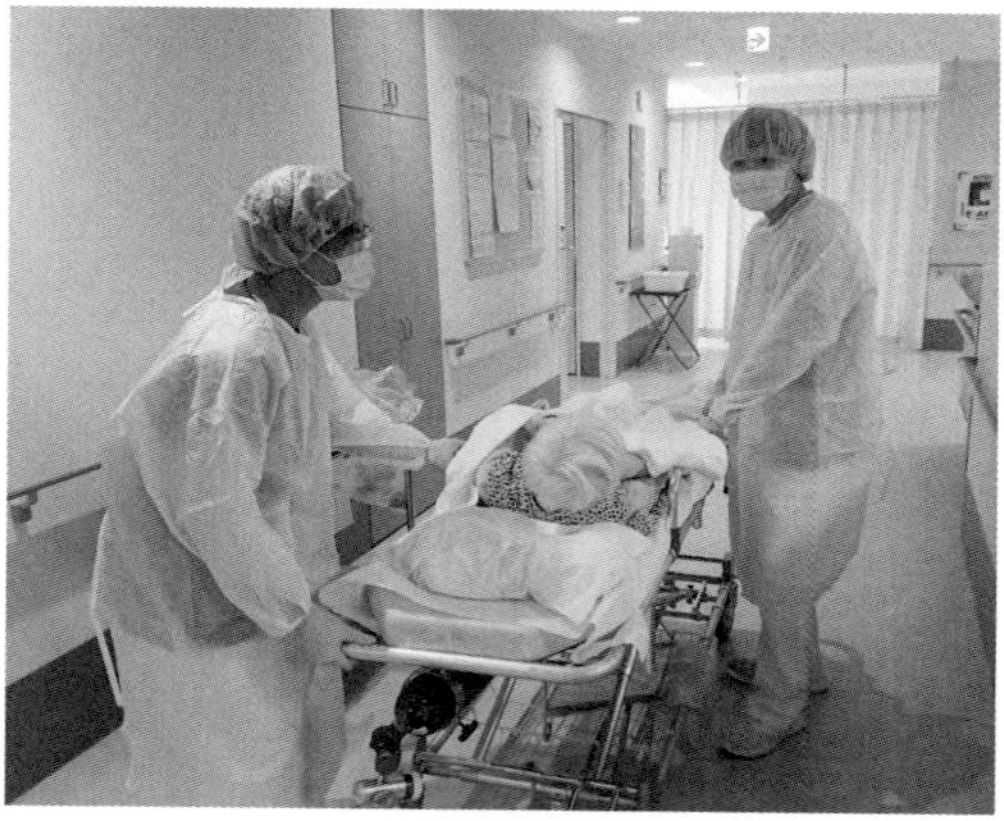

21年2月、2度目の緊急事態宣言下の静かな国道を走り、向かったのは高齢者福祉施設だった。新型コロナウイルス感染症の患者が多数発生し（クラスター）、保健所から支援要請を受けたためである。道中、2台の救急車が私の車を追い越していったが、到着した施設の駐車場に、その救急車が停まっていた。救急車は、心肺停止の利用者を搬送していた（**写真**）。

クラスターが発生したのは、認知症の利用者がいる閉鎖ユニットであった。エレベーターを降りると、フロア全体をひんやりとした空気が覆っていた。いつもなら利用者が自由に歩き回り、にぎやかなユニットなのだろう。しかし、誰の足音も聞こえなかった。とても静かだった。ある多床室では、皆ベッドに臥床していた。声をかけても反応がなく、触れた手足は冷たかった。換気のために窓は開け放たれていたが、2月の空気は冷た過ぎた。誰も微動だにしなかった。

スタッフにも感染が発生し、圧倒的な人手不足で、食事の介助もままならず、患者の多くは、脱水や低栄養、低体温であったと思う。報道されてはいなかったが、全国の高齢者福祉施設や、感染管理体制が脆弱な中小規模病院では、同じようなことが起こっていた。感染者の増加を止める予防策を講じなければ、病床はすぐに埋まってしまう。だから、この新型コロナウイルス感染症のパンデミックでは、多くのＩＣＮが自施設を飛び出して、さまざまなフィールドで感染管理の支援を行うようになった。しかし、それは自施設の感染管理も行いつつ、二足の草鞋であったため、体力的にも精神的にも疲弊することがあっただろうし、燃え尽きたＩＣＮもいた。一方で、ＩＣＮはパンデミックを契機に、一般市民、政府や自治体、医療関係者からの認識が高まり、実践範囲が拡大した。役割と責任が増大したことでモチベーションを上げられたのも事実である。

日本の新型コロナウイルス感染症対策は、歴史的評価に耐えうるものであったのか。今後の振り返りが求められるだろう。そして、得られた教訓を次の世代に継承することが、私たちの責任である。

今回、22名のＩＣＮに寄稿していただいた。できるだけ、生の声を届けたいと考え、執筆の体裁については著者に委ねた。パンデミックの最中、どのような経験をしたのか、何を見て、何を感じ、どのような葛藤を抱えていたのか、これは約1千日にわたる奮闘の記録である。

今回、22名のＩＣＮに寄稿していただいた。できるだけ生の声を届けたいと考え、執筆の体裁については著者に委ねた。パンデミックの最中、どのような経験をしたのか、何を見て、何を感じ、どのような葛藤を抱えていたのか、これは約１０００日にわたる奮闘の記録である。

いつか再びパンデミックは訪れるだろう。本書はＣＯＶＩＤ-19パンデミックの記録であり、次世代へのメッセージでもある。この本が、困難に直面してもけっして屈することなく、「明けない夜はない」という希望を胸に、揺るがぬ信念をもって前進する力となることを心から願っている。

（１）感染管理認定看護師：日本看護協会が認定する専門資格

（２）感染症看護専門看護師：大学院修士課程を修了し、日本看護協会が認定する専門資格

坂木晴世　略歴

１９９２年　国立（現国立病院機構）西埼玉中央病院就職。20年間感染管理に従事

２００２年　感染管理認定看護師 資格取得

２００７年　国立看護大学校研究課程部看護学研究科修了（看護学修士）

２０１０年　東京大学大学院医学系研究科博士後期課程修了（保健学博士）

２０２１年より現職　感染症看護専門看護師　資格取得

発刊によせて

大野 元裕
埼玉県知事

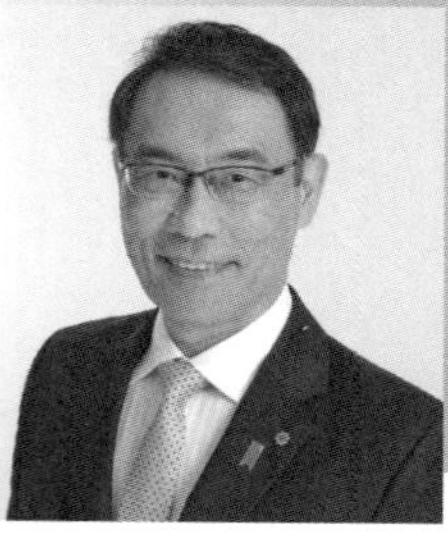

一 本県におけるＩＣＮの活動

昨年5月8日、新型コロナウイルス感染症の感染症法上の位置付けが2類相当から5類へと変更されました。また、本年４月１日には、通常の医療体制へ完全に移行したことにより、私たちの新型コロナウイルス感染症への取組は大きな区切りを迎えました。

しかし、私たちの日常に大きな影響を及ぼした新型コロナウイルス感染症による猛威は、いまだ記憶に新しく、鮮明なものとして残っています。

発生当初は、この未知のウイルスに対し知識も乏しく、治療薬やワクチンの目途が立たない中、対症療法としての対策を行わざるを得ない状況となりました。埼玉県新型感染症専門家会議による助言の下、医療体制を充実させるための時間を稼ぐべく、疫学調査や感染追跡等を行いました。また、接触機会の低減をめざした感染コントロールを目的に、県民への外出自粛要請や飲食店等への営業時間短縮要請、学校教育活動の制限など、社会・経済活動の多くを停止させることとなりました。

その一方で、ウイルスを恐れるあまり、医療の最前線で奮闘する医療従事者やその家族に対する心無い誹謗中傷も一部みられました。

そのような状況下であっても、感染者を受け入れている現場に実際に足を踏み入れ、敢然と使命を果たしていただいたのが、ＩＣＮ（感染管理認定看護師・感染症専門看護師）の皆様でした。感染者に対する医療や療養支援を安全に提供できるようになったのも、地域の医療機関や宿泊療養施設等に対するゾーニングをはじめとした感染管理指導のおかげだと考えています。

また、こうした取組が、令和2年7月に発足した埼玉県新型コロナウイルス感染症派遣医療チーム「ＣＯＶＭＡＴ」や、令和3年3月のコロナ対策オンラインチーム「ｅＭＡＴ」に発展しました。クラスターが発生した施設に対する徹底的な早期介入を通じて、県下全体の感染拡大防止対策が飛躍的に向上したと考えています。

さらに、トレーナー派遣や酸素ステーション設置などの新たな取組に対しても、熱心な技術支援をいただきました。

医療資源の乏しい本県において、切れ目のない感染対策を講じることができたのも、ＩＣＮをはじめとした関係各位の献身的な御尽力のおかげだと考えています。改めて深く感謝申し上げます。

『パンデミックの航跡～コロナ感染症を支えた感染管理看護師たち～』の発刊に当たりまして、本県の感染対策に果たしたＩＣＮの取組を紹介させていただきます。皆様の今後の活動の一助となれば幸いです。

（一）埼玉県新型感染症専門家会議について

令和２年３月、新型コロナウイルス感染症の発生状況等を踏まえ、本県の実情に合った対策を検討するために、県内外の専門家からなる埼玉県新型感染症専門家会議（以下「専門家会議」という。）を設置しました。

国際医療福祉大学大学院の坂木晴世先生には第１回会議から委員として御参加いただき、感染管理認定看護師の視点から、多岐にわたる御助言をいただきました。

特に、看護職員の感染により人員体制が脆弱になった福祉施設に関する御意見については「リリーフナース制度の創設」として、学校教育活動に関する御意見については「新型コロナウイルス感染防止対策ガイドラインの策定」として、本県の感染症対策に反映させていただきました。

（二）宿泊療養施設の設置について

発生当初、県は全ての感染者を入院対象としていましたが、真に入院治療を必要とする方への病床確保の必要性などから、令和２年４月、軽症者等を受け入れるための宿泊療養施設を整備しました。

整備に当たっては、施設内のクラスター防止や運営スタッフの安全確保のため、ＩＣＮが中心となり、施設のゾーニングや個人防護具着脱の指導に取り組んでいただきました。

また、令和３年９月には、宿泊療養施設の一部を臨時の医療施設に指定し、抗体カクテル療法を含む中和抗体療法を開始しました。その際も地域のＩＣＮが中心となり、医療提供を想定していない施設において、適切な患者導線を確保の上、中和抗体療法の提供に繋げていただきました。

(三) 埼玉県新型コロナウイルス感染症派遣医療チーム「COVMAT」について

令和２年４月以降、病院や高齢者、障がい者施設内における集団感染の増加を受けて、専門家会議の委員から「ゾーニングや感染防護具の使用法等の理解不足」について指摘がなされました。

そこで、令和２年７月、県独自の取組として、埼玉県新型コロナウイルス感染症派遣医療チーム（ＣＯＶＭＡＴ）を編成しました。医師や感染管理認定看護師等がクラスター発生施設等に赴き、必要な感染対策を直接、助言・支援するものです。この活動で得られた知見は、医師、福祉施設関係者等で構成される会議で共有され、次のクラスター防止に役立てられました。

ＣＯＶＭＡＴの活動は、その後、オンラインでのクラスター介入チームｅＭＡＴにも発展し、クラスター発生施設への早期対応や継続したフォローアップに繋げることができました。

(四) 新型コロナウイルス感染症対策のためのトレーナー派遣について

令和3年2月以降、感染者が高止まりする中、更なる病床の確保が求められましたが、感染対策に不安を抱える医療機関もあり、その解決が課題となっていました。そこで、令和3年4月以降、病院からの要請に応じ、県は感染症対策に精通したICN等をトレーナーとして派遣し、現場の実態を踏まえた適切な技術的助言を行いました。内容としては、①ゾーニングや患者導線の確認、②感染防護具の適切な使用方法、③患者の食事・清拭・入浴・更衣などの日常ケアに関すること、④病室の換気・清掃方法、⑤スタッフの感染症対策など、多岐にわたりました。

医師派遣を含む45回のトレーナー派遣を通じて、合計61床の病床確保に繋げることができました。

(五) 酸素ステーションの設置について

令和3年7月以降、デルタ株の猛威による病床のひっ迫を受け、一般医療を相当程度制限しながらコロナ患者に対応する感染者急増時体制に移行しました。しかし、依然として入院調整は難航し、入院待機時間が48時間を超える患者が発生しました。また、高齢者に限らず早急な酸素投与を要するケースが急増したことから、入院決定までの間に酸素投与を行う施設として、同年9月以降、県内3か所に酸素ステーションを順次開設しました。坂木先生には、全ての酸素ステーションについて、ゾーニングや受入れ手順、使用する物品の相談や配置など多岐にわたり御助言をいただきました。全国的にもこのような施設は少なく前例のない取組でしたが、結果として延べ122名の患者の受入れに繋げることができました。

二　埼玉県における危機への備えとＩＣＮ養成の必要性

私たちはこの4年間、新型コロナウイルス感染症対応を通じて、多くの知見を蓄積しました。また、コロナ禍を通じて見えてきた課題もあります。県として、それらを今後想定される新興感染症対応に生かすとともに、本県の持続的発展を可能とするため、コロナを超克した10年先、20年先を見据えて、その礎を築いていくことの必要性を認識しています。

特に、パンデミックも含めた「激甚化・頻発化する自然災害など、危機への対応」については、歴史的課題として位置付け、危機感をもって臨んでいるところです。

新型コロナウイルス感染症対応では、県内の関係機関が一丸となって、この未知のウイルスに対峙いたしました。関係機関の顔の見えるネットワークを平時から構築していくことの重要性を痛感しています。県では、本年3月に感染症予防計画を改定し、関係機関との協定締結を通じて、有事における医療体制の構築に取り組んでいます。

私は、この取組をより実効的なものとするためには、ＩＣＮの皆様の役割が非常に大きいと考えております。

これまでの新型コロナウイルス感染症対応における知見を風化させることなく医療関係者間であまねく紡いでいくとともに、次代の感染症医療をけん引していくＩＣＮの裾野を広げていくことが、本県の持続的発展には不可欠であると認識しています。

(一) 感染症専門研修について

県内医療機関や福祉施設等におけるクラスターの恒常的な発生を受け、感染症対応を実践できる人材について育成の必要性を実感しました。

そこで、感染症発生時の初期段階の対応や、専門家の助言内容の実践を可能とする人材を育成するため、令和4年度に「埼玉県感染症専門研修」を開始しました。

研修は、①オンデマンド配信の30の講義、②2回の演習、③医療機関での実習の3部構成とし、カリキュラムの策定から講義・実習に至るまで、ICNによる全面的な御協力をいただきました。

この研修の特徴としては、座学だけでなく、医療機関において実際の感染対策を習得することであり、実践的な知識向上に力点を置いています。この研修を通じて、関係機関同士のネットワークの構築に繋がることを期待しています。

(二) 認定看護師資格取得支援事業及び認定看護師育成補助事業について

医療ニーズの拡大とともに医療の高度化・多様化が進む中、本県としても看護職の資質向上を図る必要があると考えています。医療現場において熟練した知識・技術を備え指導的役割を担う看護師の育成と確保を促進し、県内の高度・専門的な医療提供の体制を図るため、認定看護師教育機関等に入学した看護師を対象に認定看護師資格取得支援事業を実施しています。また、教育機関に看護師を派遣する病院等に対しても、派遣中の人件費の一部を支援しています。新型コロナウイルス感染症のパンデミック以降、IC

Nを志す看護師や、ＩＣＮ育成の必要性を感じている病院等が増えています。本県では、令和6年度から資格取得支援の対象人数を、これまでの30人から50人に拡大したところです。

(三) 認定看護師等活用事業及び介護施設への認定看護師派遣事業について

本県では、県内の看護レベルの向上を目的に医療機関や介護施設等へ認定看護師を派遣し、知識、技術の向上を図る事業に取り組んでいます。これらの事業を活用し、ＩＣＮからの直接のアドバイスを通じて、新型コロナウイルスの発生初期から現場のニーズに対応することができました。

コロナが5類になった令和5年度においても、感染管理分野に関して、病院と介護施設を合わせて32件の派遣を行っています。また、これらの事業により地域の医療機関や介護施設からの相談が増加し、連携に繋がっているという声もいただいています。県としても、今後想定される新興感染症に備えるためにも、引き続きこれらの事業に取り組んでまいります。

(四) 病院の垣根を超えた自主的な研修について

パンデミックにおいて、混乱する現場からの様々な要請に迫られる中、ＩＣＮ自身も不安や戸惑を抱えながら、手探りで諸所の課題に取り組んでこられたことと拝察します。

一方、本県には、病院という垣根を越えたＳＨＩＮＥ（シャイン）という独自のＩＣＮのネットワークがあります。そこでの連携を通じて行われた情報交換や相談、気付きなどが、未知の感染症に立ち向かう活力や医療機関連携に繋がったものと認識しています。

こうしたＩＣＮの自主的な横の繋がりこそが、本県の対応力の向上を支えているものと考えており、次代の感染症医療をけん引していくＩＣＮを育成する上で、大切な基盤であると考えています。

新型コロナウイルス感染症パンデミック 年表

年	流行	月日	国内の主な出来事	国外の主な出来事
2020		1月3日		中国湖北省武漢で12月から原因不明のウイルス性肺炎の患者相次ぐと地元当局が発表 中国政府が専門チームを派遣
		1月11日		中国武漢で肺炎の男性（61歳）が死亡 死者は初めてか
	第1波	1月14日	中国湖北省武漢市で発生している原因不明のウイルス性肺炎について、中国当局は新型コロナウイルスが原因と暫定的に発表	WHO新型ウイルスを確認
		1月15日	日本国内で初めて感染者を確認（武漢に渡航した中国籍の男性）	
		1月19日		中国春節の帰省本格化 中国国営 新華社通信は「ヒト－ヒト感染のリスクは低い」と発表
		1月20日		中国深圳および北京で感染者確認 中国専門家「ヒト－ヒト感染確認。野生動物が感染源の可能性」
		1月21日		WHOが「ヒト－ヒト感染」を公表
		1月23日		中国武漢を封鎖

年	流行	月日	国内の主な出来事	国外の主な出来事
2020	第1波			WHOが「国際的な緊急事態には当たらない」と公表
		1月25日		中国武漢で医師死亡
		1月26日	中国の邦人退避開始	中国、湖北省全体を封鎖 新型肺炎の患者、世界で2千人超に。中国国内の死者56人
		1月27日		WHO事務局長、北京到着、中国政府と協議へ
		1月28日	新型コロナウイルス関連感染症を「指定感染症」に定める政令を閣議決定	
		1月29日	日本人で初感染の男性を国内感染と断定	
		1月30日	厚生労働省「国内でもヒトからヒトへの感染起きている」と見解	WHO「国際的な緊急事態」を宣言 感染源はコウモリの可能性と中国の研究機関が公表
		1月31日	国立感染症研究所が新型コロナウイルスの分離・培養に成功	英国がEU脱退
		2月1日		中国の患者1万人を突破、死者は259人に 医療物資不足が深刻化
		2月3日	ダイヤモンド・プリンセス号が横浜港に接岸	
		2月11日		WHOは新型コロナウイルスを「COVID-

		19」と命名
2月19日		致死率は2・3%、高齢者や基礎疾患のある人は注意と中国が分析データ公表 中国保健当局「エアロゾル」感染の可能性指摘
2月20日	ダイヤモンド・プリンセス号から下船し入院中の日本人乗客2人死亡	イランで初の感染者と死者
2月21日		韓国では新型ウイルス感染者1日で100人増、感染者200人超
2月22日		イタリアで初の死者
2月23日	クルーズ船対応の医師らに対する誹謗中傷に対して日本災害医学会が抗議声明	
2月25日	厚生労働省「クラスター対策班」設置	WHOが「パンデミックに当たらず」と公表
2月26日		スイスで初の感染者
2月27日		ブラジルで初の感染者（中南米で初）
2月28日	全国の小中高校に対し一斉休校を要請 北海道知事は道民に「緊急事態宣言」。外出控えるよう呼びかけ	新規感染者〝中国以外〟が中国を初めて上回る
2月29日		WHOは世界的な危険性を「非常に高い」に引き上げ
3月6日		英国で初の死者

年	流行	月日	国内の主な出来事	国外の主な出来事
2020	第1波	3月7日		感染者が世界全体で10万人を超える ドイツやフランスがマスクなど輸出制限
		3月9日	専門家会議「3条件重なり（3密）避けて」呼びかけ	米国各地で非常事態宣言
		3月11日		WHOパンデミックを宣言 世界の死者4千人超 欧州各国が外出制限 米国が国家非常事態を宣言
		3月13日		WHO「今や欧州がパンデミックの中心地になった」と発表
		3月24日	東京オリンピック・パラリンピックの1年延期を決定	
		3月26日		イタリアの死者7500人超と中国の約2倍に
		4月1日	安倍首相、全世帯に布マスク配布の方針表明	世界の感染者80万人超、死者も4万人を越す
		4月2日		WHO、症状出る前の人から感染の可能性に警戒呼びかけ
		4月3日		WHO、欧州の死者95％以上が60歳以上と公表
		4月7日	東京都など7都府県に第1回緊急事態宣言	

	4月9日		イタリアは医師100人超の死亡を公表
	4月16日	第1回緊急事態宣言の対象を全国に拡大	
	4月28日		米国CDCは症状に「味覚異常」などを追加
	5月6日		英国で死者2万9千人超。イタリアを上回り欧州最多に
	5月25日	第1回緊急事態宣言解除	
	5月29日		米国がWHO脱退
	7月7日		WHOが空気感染の可能性除外できないと見解
	7月10日		WHOがエアゾル感染の可能性を指摘
	7月19日		WHOが「3密」回避を呼びかけ
第2波	8月20日	「偏見・差別とプライバシーに関するワーキンググループ」の設置決定	
	8月25日		中国、医療従事者へワクチン緊急接種
	10月20日	米国ファイザー製ワクチンを日本でも臨床試験開始へ	
	11月10日		米国ファイザーがワクチン「90%超の予防効果」と暫定結果発表
	11月16日		モデルナ製ワクチン「94・5%の有効性」と暫定結果発表

年	流行	月日	国内の主な出来事	国外の主な出来事
2020	第2波	12月2日		英国がファイザー製ワクチン承認
		12月8日		英国でワクチン接種開始
		12月11日		米国FDAがファイザーなど開発のワクチンの緊急使用許可
		12月15日		米国でワクチン接種開始
		12月20日		WHO、英国ほか3か国で変異ウイルス確認
2021	第3波	1月8日	4都県へ第2回緊急事態宣言	
		1月14日	7府県に第2回緊急事態宣言の対象地域を拡大	
		1月19日	英国流行変異株が国内で3人感染確認	
		1月20日		米国新大統領にバイデン氏が就任
		2月7日		世界のワクチン接種者は1億人超え
		2月13日	改正特措法が施行	
		2月14日	ファイザー製のワクチンの製造承認	
		2月17日	医療従事者へのワクチン接種開始	
		3月13日		国際看護師協会、COVID-19で死亡の看護師は世界で3千人と公表
		3月21日	第2回緊急事態宣言解除	

日付	波	国内	海外
4月5日	第4波	大阪府、兵庫県、宮城県にまん延防止等重点措置。その後、東京都、京都府、沖縄県等へ拡大	
4月10日			オックスフォード大は「感染者の3割に精神や神経の後遺症か」と発表
4月12日		高齢者等へのワクチン接種開始	
4月25日		4都府県に第3回緊急事態宣言	
5月5日			カナダはファイザー製ワクチンを12～15歳の小児に使用許可
5月8日			インドで1日の死者が4千人を超える
5月21日		武田／モデルナ製およびアストラゼネカ製ワクチンの製造承認	
5月24日		ワクチン大規模接種センター開設 東京と大阪で接種始まる	
6月20日		沖縄県を除く都道府県で第3回緊急事態宣言解除	
7月12日		東京都に第4回緊急事態宣言（沖縄県緊急事態宣言解除）。その後、19道府県へ拡大	
7月15日			オーストラリアとインドで確認されたデルタ株の感染拡大。外出制限相次ぐ。各国へも感染拡大
7月23日		東京オリンピック競技大会開幕	

年	流行	月日	国内の主な出来事	国外の主な出来事
2021	第4波	8月4日		米国ジョンズホプキンス大学集計でCOVID-19累積感染者が2億人を突破
		8月24日	東京パラリンピック競技大会開幕	
	第5波	8月30日	第4回緊急事態宣言解除	
		9月24日		WHOが軽症患者向け「抗体カクテル療法」を初めて推奨
		11月4日		英国で経口薬モルヌピラビルが承認される
		11月26日		オミクロン株をWHOが懸念される変異株に指定
		11月30日	外国人の新規入国停止	
		12月27日		米国CDC、感染者の隔離期間を10日から5日に短縮へ
2022	第6波	1月4日		WHOがオミクロン株は他の変異ウイルスより重症化リスクが低いと見解
		2月4日		北京冬季オリンピック開幕
		2月24日		ロシアがウクライナへ侵攻
		2月26日		米国CDC感染拡大が落ち着いた地域は「マスク着用不要」の新指針

年	波	日付	国内	海外
		3月1日	観光目的以外の外国人の新規入国を解禁	
		3月28日		中国・上海で住民の外出を原則禁止するロックダウンが始まる
	第7波	7月22日	濃厚接触者の待機期間を7日間から5日間へ短縮	
		8月26日		米国ジョンズホプキンス大学集計でCOVID-19累積感染者が6億人を突破
		9月8日		英国エリザベス女王死去
	第8波	9月26日	全国一律で全数届け出を見直し	
		10月22日	外国人観光客の個人旅行を解禁	
		11月15日		国連は世界の人口が80億人に達したと発表
		12月2日	改正感染症法が成立	
2023		1月8日		中国政府は新型コロナウイルス対策として続けてきた入国時の強制隔離を撤廃。ゼロコロナ政策を終了
		1月27日	5類感染症への移行を決定	
		2月17日	デジタル庁「新型コロナウイルス接触確認アプリ（COCOA）の取組に関する総括報告書」を公表	
		3月9日	上野公園などの都立公園の花見が再開	

2023

第8波

3月13日	市中でのマスクの着用が個人の判断に	
3月26日	自衛隊のコロナワクチン大規模接種会場閉所	
4月1日	学校でのマスク着用が原則不要に	
4月9日	日本版CDC（国立健康危機研究機構）設立決定	
4月21日	「内閣感染症危機管理統括庁」を内閣官房に新設する改正内閣法が参院本会議で可決成立	
4月27日	5類感染症への移行を正式決定 基本的対処方針の廃止を決定	
4月28日	政府は「対策本部」の廃止を決定	
5月5日		WHO緊急事態宣言終了を発表
5月8日	感染症法における位置づけを5類感染症へ移行	
5月22日	羽田空港国際線施設再開	
10月3日		Karikó Katalin博士がノーベル生理学・医学賞を受賞

第Ⅰ章　命を救うために　医療機関と新型コロナウイルスとの戦い

1 発熱外来の立ち上げから入院受け入れまでの経過

小野寺 隆記
洛和会丸太町病院
感染管理特定認定看護師

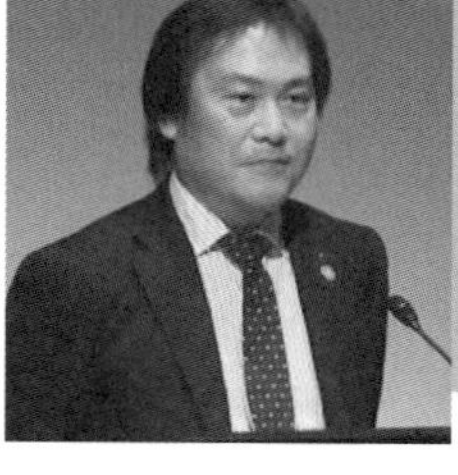

２０２０年２月、新型コロナウイルス感染症が国内でも報告され始めるなか、どこの医療機関も自分のところに患者が来たらどうしようと戦々恐々としていた。当院も例外ではないが、「まだ大丈夫だろう」という正常性バイアスや、「公立病院に任せておけばよい」と現実逃避的な思考を持っていた。しかし、そんな思いとは裏腹に国内での感染拡大とともにさまざまな医療機関で有無を言わさずの対応が求められた。一般的な市中病院での発熱外来の立ち上げ、入院受け入れから現実の対応について記録する。

発熱外来の始まり〜２０２０年2月22日土曜日〜

「今晩にもコロナが来るかもしれないんですよ！」。当時所属していた感染症専門医Ａは声を荒げた。関西圏で中国湖北省武漢からの観光客を乗せたバスの乗客への感染が報告されて間もなくであった。「まだ市内の発生はないし、今回の感染は流行地域からの観光客であり、感染経路が追えている。発熱外来は周辺施設でもまだ準備されていないし、当院が先進的に発熱外来を整備するべきか？　組織運営にかかわることなので、今日は土曜日だし勝手に決められないし……」。私はそう考えた。

ただ、前日の夜間にウォークインで発熱患者が来院されていた。発熱外来もなく、ルールも決まっていないなか、対応した医師、救急看護師は院内に患者を入れないため、救急入り口に急遽椅子を持ってきたり、急いで物品を準備したりと試行錯誤しながらの対応となった。幸いコロナを疑う所見はなく帰宅されたが、肝を冷やしたことに間違いない。相変わらず当院の医師たちは医局内であれこれと話をしている。

「これはチャンスかも」

不謹慎かもしれないが、私はそう考えた。新型コロナウイルス感染症を疑う患者の対応をするのは総合診療科である。2月2日、3日に新型コロナウイルス対応について緊急研修を開催しており、状況に応じて対応していくことのコンセンサスは得られている。院長は不在であったが、感染管理者である私が独断で判断し動いたことを叱責されてもかまわない。私の覚悟は決まった。

医局へ行き、「今日中にルールを決めましょう。院長には週明けに報告します。今はすぐに対応できるように診察場所などを決めましょう」と共感の姿勢を示した。

「診察はどこでしましょうか?」「院内には適当な場所はないし、救急車入り口のスペースを活用できないですかね?」「施設担当に連絡して、急ぎパーテーションを準備してもらいます」「テーブルなども必要ですね」「受付はどうしますか?」「事務にも連絡しておきます」

やると決めてからは堰を切ったように、バタバタと物事が進んでいった。一通り医局で議論をした後で、診察スペース候補である救急入り口へその日勤務していた総合診療科医師たちと向かい、急いで準備してもらっていたパーテーションを並べた（**写真1**）。殺風景ではあるが、換気は十分であり職員の感染リスクは限りなく低いだろうな、そんなことを考えていた。

「個人防護具（PPE）はどうしようか?」「フルPPEで対応するしかありませんね」

私が試しにPPEを着用して脱ぎ方についてレクチャーすると、医師らも着用し始め早速動画撮影を開始した。

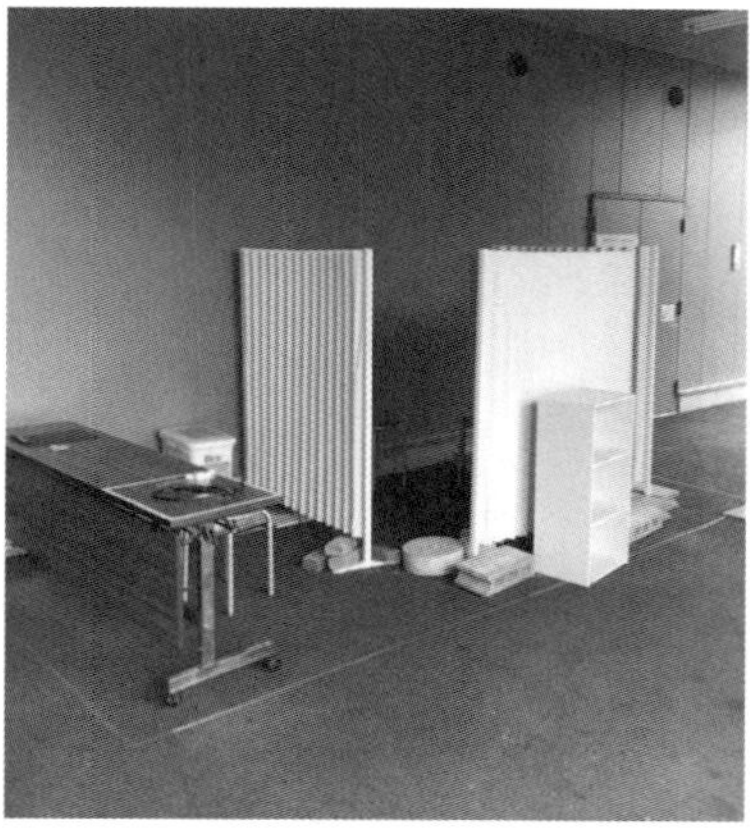

写真1　最初期の発熱外来ブース。簡易的なものであり風によりパーテーションが倒れることもあった。

撮影した動画に対してコメントを求められたので、手袋を外す時に外側に触れないような具体的な手順に注意するように返答した。

続いて、院内に疑い患者がはいらないように、わかりやすい表示をどうするかの議論となった。1月末の段階で病院入り口には武漢へ旅行に行った方に対する案内を掲示していた。しかしながら、A4判用紙で印刷されたその案内は正直なところ目に留まらない。いよいよ本格的に新型コロナウイルス対応を開始するには、あまりにも貧弱であった。医師たちとの相談の結果、病院入り口に可能な限り巨大なポスターを邪魔になるところに設置（嫌でも目に留まるようナッジを活用）、病院外周を通って救急入り口に案内することになった。「外側の矢印は僕が作ります」とある医師が申し出てくれた。その日勤務していた事務職員へ受付対応の流れの調整を任せ、私は発熱外来案内のポスター作成に向かった。偶然に受付担当をしている事務職員の責任者が勤務していたことも幸運であった。

私は急ぎ掲示用の案内ポスターを作成して、医師と修正作業を重ね準備可能な最大サイズであるA3判用紙で印刷をしてみたがやはり小さい。A4判用紙に分割印刷してA0サイズのポスターを作成することにした。とはいえ、なかなか手間と時間がかかる作業である。私はまだまだ各部署の調整が必要である。こんなとき助けてくれたのもまた医師であった。後期研修医B（後にAST担当医師になってくれた）が作成を快く申し出てくれた。

その後も診察場所の確認や不足物品の確認、手配、事務職員との調整など多忙ではあったが、非常に充実した時間にも感じた。現職に就いてからまだ1年足らずであったが、これだけたくさんの人に協力してもらえる幸運に心は穏やかであった。しかしながら、この後4年を超える新型コロナウイルスとの戦いが待っていることはまったく想像していなかった。

院内にパーテーションを設置する？～感染対策の選択～

発熱外来は試行錯誤ではあったが、私が窓口になり医師との調整を図りながら運営していた。時に医師からの不満を受け止めることはあったが、それも感染管理者の役割の一つであると納得していた。

その頃、世間でもさまざまな感染対策が模索されており、消毒薬（除菌効果をうたう）の噴霧による環境消毒や、ありとあらゆる箇所へのパーテーションや飛沫予防のビニールカーテンなどが設置されていた。法人内のさまざまな施設も同様にパーテーション、ビニールカーテンの設置が進められていた。当然当院にも設置の提案があり、現場からも「設置しなくて大丈夫か？」という問い合わせもあった。

この頃、私は国内外の次々と発表される論文をひたすら読み漁り、新型コロナウイルスがどんなウイルスなのか、必要な感染対策について取捨選択を続けていた。空気感染ではないが空気感染のような立ち振る舞い（後にマイクロ飛沫・エアロゾル感染と言われた）をしているこのウイルス対策の選択は困難であった。そんななかではあったが、パーテーションやビニールカーテンの設置は不要であると判断していた。パーテーションやビニールカーテンをどのように清潔に保つのか？

逆に換気を妨げてしまうというデメリットを危惧していた。当院の受付カウンターは非常に狭く、そこにビニールカーテンを設置すると、職員の陽性者が出た時に確実にクラスター化してしまうだろう。患者へのマスク着用のお願いと、職員自身がマスク・ゴーグルで防護することのほうが適切であることを職員に対して丁寧に説明した。この選択が適切であったことが科学的に証明されたのはもう少し後である。

発熱外来の苦悩～受診者数のオーバーシュート～

発熱外来は可動式パーテーションから床打ちづけのしっかりしたパーテーションへと進化していた(写真2)。ただ、受付や問診、検体処理などの対応は基本的に私ひとりであった。当院の発熱外来は予約制ではなく、受診した人すべてに対応していた。そのため日によっては10人を超える受診者がおり、その対応で2時間以上拘束されることが珍しくなかった(10人で苦しんでいたのは序の口であり、第六波では20人以上となり第七波では1日100人を超える日もあることはこの時想像できなかった)。

ひとりでの対応にも限界が近づいていることを感じ救急師長へ相

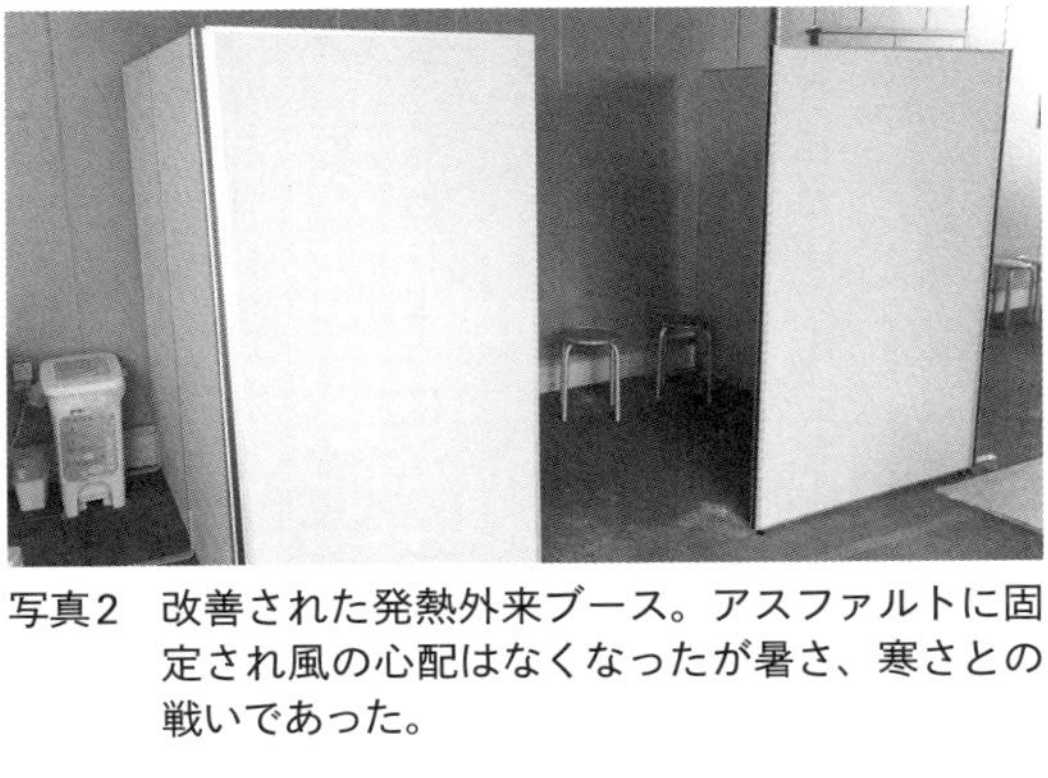

写真2　改善された発熱外来ブース。アスファルトに固定され風の心配はなくなったが暑さ、寒さとの戦いであった。

談したところ、またしても快く協力いただくことができた。それだけでなく、ひとりずつ見学させていき、複数人のスタッフが対応できるように教育していくことも申し出てくれた。また、発熱外来では対症療法としてカロナールの処方を基本としていたが、処方があるたびに薬剤科へ連絡をしていた。受付も受診者が来院されてから受付へ連絡をするなど、最初に決めたルールでは対応に不都合が生じるようになってきた。これについても、薬剤科、受付へ協力を依頼し発熱外来運営中は待機してもらうようになった。これは病院総力での戦いである。

1日の受診者数が20人を超え出すと看護師1名での対応は難しく、2名体制で対応した。それは医師側も同様であり、受診者数に応じて医師も2人、3人で対応することも珍しくなくなった。次々と診察をすませたい医師と、患者間違いがないように、検体の取り違いが起こらないようにと注意する看護師との医療過誤リスク回避の戦いであった。そんななか、事務受付がすんでいない患者を医師が診察してしまい、パニックが起こった。「まだ受付がすんでいないので（診察呼び出しは）待ってください！」と声を荒げてしまった。特に第八波では真夏の炎天下のなか、連日50人を超える受診があり、医療スタッフ、受診者双方のストレスは想像を超えるものであった。ギリギリではあったが崩壊に至らなかったことは、すべてのスタッフに感謝しかない。

入院受け入れに迫られ〜感染対策の未来に向けて〜

発熱外来を続けていると、どうしても入院が必要なケースが出てくる。流行初期はどうにか転院調整ができていたが、医療が逼迫していくなか、20年12月22日、ついに当院でも入院症例が発生した。奇しくも発熱外来からではなく、入院・手術症例からの発生であったが、対応の難しさから入院症例はハイケアユニット（ＨＣＵ）での受け入れをルール化していたため、どこの病室を使おうかという問題はなかった。しかしながら、いざ初めての症例となると院内は騒然としたのも事実であった。私は極力落ち着いた態度で、現場スタッフへ感染対策の確認、ＰＰＥの指導を行った。その後も入院患者数は増え続け、一般病棟での受け入れも開始された。毎日現場へ足を運び、指導的なかかわりだけでなく労を労う精神的な言葉がけを重視した。現場スタッフの「大丈夫ですよ！」「師長さんも大変ですもんね」という言葉は当時疲弊していた私にとって何よりの癒しであった。

初発入院症例の対応に追われるなか、初発患者と同室だった方が相次いで陽性となり、さらに外部からの入院対応にも追われるようになった。入院病床もＨＣＵだけでは対応ができなくなり、一般病床（総合診療科病棟）での対応も開始となった。

当該病棟の師長に受け入れ体制の相談に行くのは申し訳ない気持ちもあったが、この危機を乗り越えるためには必要であった。ここでの第一声は今でもはっきりと覚えている。「もう、うち（の病棟）で診るしかないと思っていました。スタッフにも、もう話しています。大丈夫です。まずどうしましょうか？」。

ああ、なんて素晴らしい仲間だろうかと目頭が熱くなった。急ぎ感染対策の注意点について臨時レクチャーを行い、病室の確認や必要物品の手配などすぐに準備を進めることができた。

21年3月1日、入院の受け入れ対応も慣れてきたが、また新たな問題が発生した。重症患者の発生である。本来、重症患者は転院調整することがルールであったが、急激に状態が悪化し気管内挿管された症例が発生した。当時は職員の感染リスクを下げるため、リハビリは中止としていた（21年当初はリハビリを中止することが当たり前の風潮であったが、現在は早期介入が普通になっている）。しかしながら、重症症例ではリハビリスタッフによる肺理学療法も大切である。「肺炎の治療としてリハビリの介入をお願いしたいんだよね」。総合診療科Ｃ部長から相談を受けた。

周辺施設でもリハビリは基本的に中止としているなか、有志だけでもよいので誰か介入してくれる方がいればよいな。そんな期待を持ちリハビリテーション課長のところへ相談に向かった。

つくづく私は幸運であることをまた認識することになった。二つ返事で有志を募っていただき、すぐに3名の理学療法士に手上げをしていただけた。すぐに感染対策の確認、実技指導を実施してスムーズに介入が開始された。医師、看護師だけでなくリハビリテーション、臨床工学技士など多職種による介入の結果、患者は無事に回復され退院となった。

おわりに

私は非常に恵まれた環境で感染管理者の任を全うしている。新型コロナウイルスとの戦いは辛いことが多かったが、感染対策で基本となる人間関係構築の大切さを改めて浮き彫りにした。

24年6月現在、発熱外来のパーテーションは撤去された（**写真3**）。しかしながら、国内での新型コロナウイルス感染症は変わらず発生が続いている。その一方で鳥インフルエンザウイルスの人への感染報告がアメリカ、メキシコなどから続いている。次のパンデミックが発生した時にこの4年間の経験が参考になることを願ってやまない。

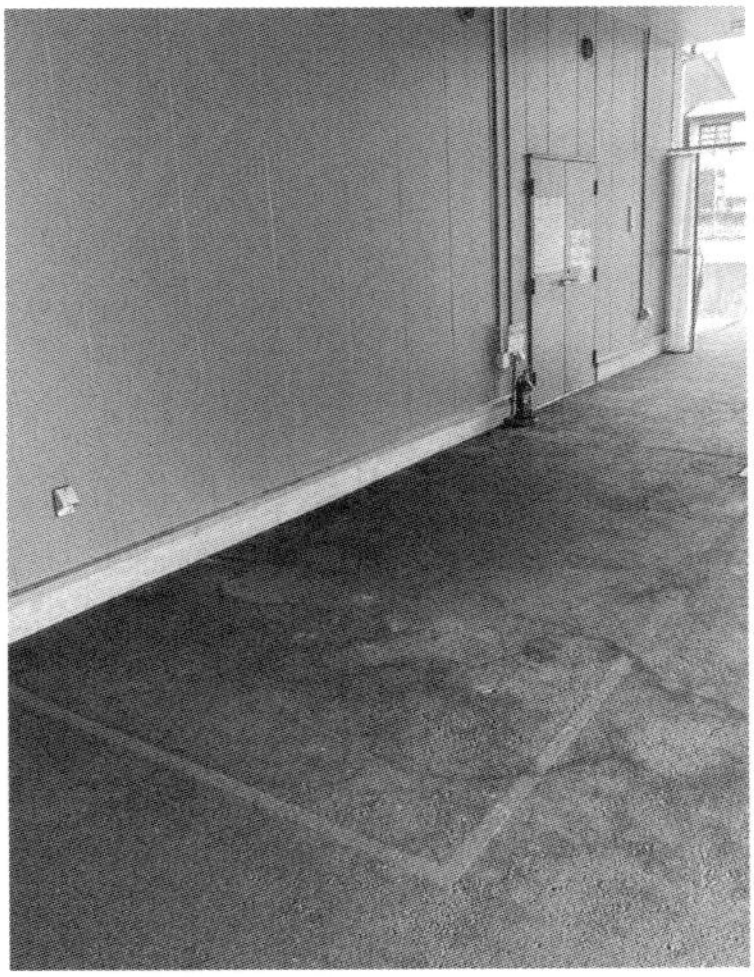

写真3　発熱外来ブースの跡地。4年にわたる闘いの傷跡でもある。

小野寺　隆記　略歴

洛和会丸太町病院　感染管理特定認定看護師
1997年　看護師免許証　取得
2009年　認定看護師　感染管理分野　認定
2017年　日本看護協会　特定行為研修修了（感染症管理モデル）
2019年より現職

2 大規模クラスターを経験して

近藤 奈津子
JA北海道厚生連旭川厚生病院
感染対策科 看護科長

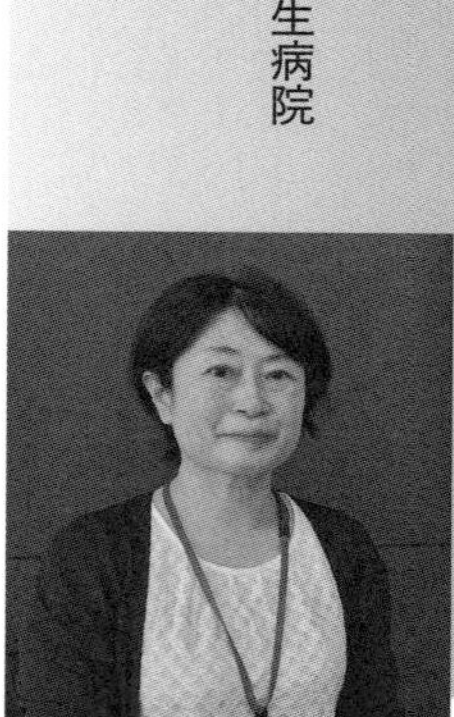

新型コロナウイルス感染症（COVID-19）は、2019年12月以降世界的に感染が拡大、一般社会に大きな影響を及ぼし、感染症に対する関心を高めました。これまでにない規模で感染症について議論され、医療現場ではそれらの情報を基に対策が講じられ、自施設においても対応マニュアルの整備、防護具着脱の訓練を進めていました。

旭川市内では20年11月上旬に他医療機関において大規模クラスターが発生しているなか、自施設は20年11月21日に院内感染が確認され、陽性者311名（患者181名、職員130名）の大規模クラスターを経験しました。私は感染制御チームに属しており、病院機能停止のなか、21年1月26日に終息宣言するまでの約2か月間、厚生労働省クラスター対策班および日本環境感染学会災害時感染制御支援チームからご支援をいただきながら感染対策の見直し、実践強化、体制整備に取り組みました。DMAT（災害派遣医療チーム）関係者からの「これは大規模災害と思ってよいです。事業継続計画（ＢＣＰ）対応ですよ」という言葉が強く記憶に残っています。クラスター発生により通常診療が困難になりましたが、本事象が災害であるという認識はありませんでした。ＢＣＰは、医療施設が災害時に通常の業務を継続できるように策定する計画で、診療業務が中断した場合には復旧を目標に重要な機能を再開させるための戦略的な取り組みがされることです。

陽性者が増加し続けるなか、「役立たずの感染制御チーム」と職員から直接投げかけられるなど現場は殺伐としていましたが、病院機能再開の目的に向かって組織が一丸となり院内の協力体制が強化されていく実感がありました。また市民の方からの励ましの言葉や横断幕、支援物資は心の支えになりました（**写真１**）。

大規模クラスターが発生した当時の病院内外では、今までに医療者が経験したことのないことが起きていました。「大きな波にのまれた感覚」という表現をした職員がいるように一般的な範疇を超えたものでした。平時に当たり前にできていた医療提供が通用しないなかで、患者さんに寄り添った看護ケアを十分にできないジレンマを感じながら看護するひたむきな職員の姿がありました。自施設で経験した内容を以下に述べます。

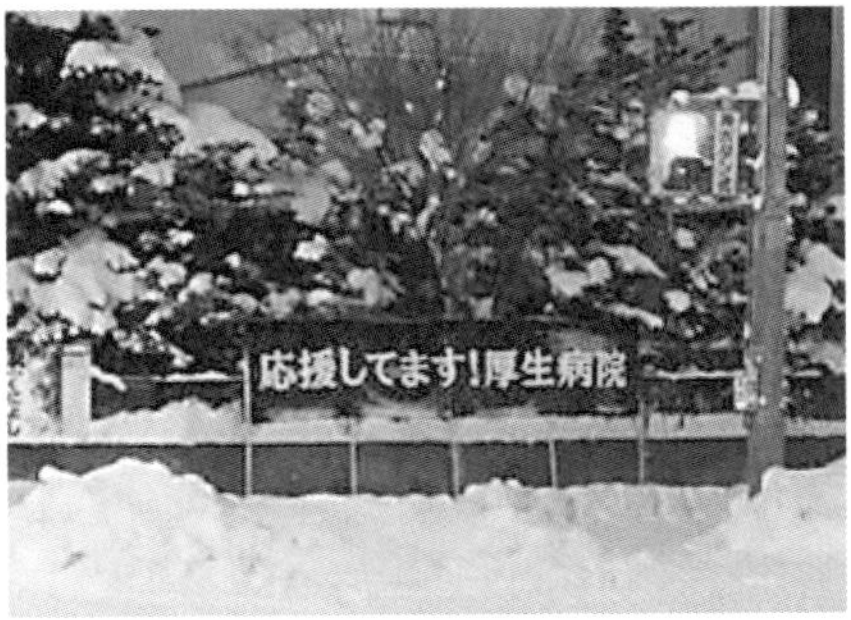

写真１　応援メッセージ

事象発生当時、当院のＰＣＲ検査処理能力では追いつかず保健所および他医療機関の協力のもとに検査が行われ、院内感染の全体像を把握するのには1週間程度の時間を要しました。また、当時の病床稼働率は90％と密な状態で、陽性者と濃厚接触者を区分けするゾーニングが非常に困難で、陽性者が判明するたびに病床管理の検討をしますが、理想や原則通りにはいかないところでした。私は発生時に陽性患者のゾーニングの検討などに追われ現場の感染対策の状況確認が十分ではありませんでした。さらに、患者や職員の陽性者は増加していき機能停止となりましたが、日々の現状について職員全体への情報共有がなく病院内は混乱の様子がありました。

クラスター発生は全国ニュースとなり連日報道があり、通院患者やご家族からの「クラスターなのか？どうなんだ？」「ＰＣＲ検査をしてほしい」「陰性でなければ職場にも行けない」など問い合わせに対応する事務職員、入院患者や家族の不安と怒りを受け止める看護師と医師には疲弊し勤務継続が難しくなった方々がいました。その他、感染経路や根拠の不確かななかで、たとえば、洗濯業者は使用済みリネンに対応できず焼却処分をしていた期間があったこと、清掃業者は感染者のいる病棟へは立ち入らず事務員が清掃を担当したり、コンビニエンスストアでは陽性者のお金は受け取らず後日精算という期間もありました。さらに、医師の診察はナースコールで代用し対面診療をしないことも多くありました。

病棟看護師が特に辛い場面に直面したのは、感染症でお亡くなりになる患者さんが1日に複数名の日々が続くこと、最期のご家族による看取りがなくおひとりで息を引き取る場面が何度もあること、お亡くなりになった後は納体袋に収容され密閉する決まりがあり病院から直接火葬場に行くことが通常になっていたこと、火葬場が混雑している時には病室への数日間の安置が余儀なくされたことなどです。

陽性病棟の入院患者さんは院内のコンビニエンスストアに行けないため買い物代行を看護職が行っていましたが、特に看護職は患者ケア以外の清掃業務などの対応で業務過多になっていました。また、病院外では医療関係者に対する差別があり、クラスター病院の職員であることからタクシーの乗車拒否や、職員の子供は保育園や小学校から登校を控えるよう対応されていたこと、職員の家族は勤務させられないと言われ出社できなくなったことや、家族が出社できないことを避けるために職員が退職する事態もありました。病棟看護職員が不足した際には、外来や内視鏡部門など普段病棟業務をしない看護職員が応援にはいりレッドゾーン内のトイレや床清掃を担当し、終息が間近となったころに応援職員の陽性が続きました。

陽性者が多数となった要因については、事象確認時にはすでに複数の病棟への広がりがあり、背景に職員の手指衛生や個人防護具（ＰＰＥ）の選択など標準予防策の不徹底、発生当時の病床稼働率が約90％で病室６床の密な療養環境が存在していたことが関与していた可能性がありました。感染者のエリア分けのため、高稼働率のなかで陽性者との病床を区分けするために病棟間の頻回で大規模な移動を要したことが、陽性者の拡大につながったと考えられます。組織的対応は、指揮命令の体制がとられず院内の協力体制に不足があり、情報共有に時間を要したことが現場の混乱につながり、間接的に陽性例の持続的発生に影響した可能性がありました。応援職員の感染が続いたことは、感染対策の破綻や業務の不慣れ、かつルールや手順のガイダンスが明示されていなかったことが挙げられました。また、建造築年数32年の構造から空調が関与している可能性を考え、クラスター終息後に専門家による空調調査が実施され、病室の給気量が設計値より低下していることがわかりました。病室の出入り口が解放されている時に、病室と廊下の温度差により出入り口上部から廊下にエアロゾルが流出したという見解がありました。

機能回復までの組織的取組についてです。事象発生から緊急感染対策会議が毎日行われ多職種の協力体制の必要性が認知され、理学療法士、事務員による物資の運搬や買い物代行の協力がありました。医師の診察がナースコールではなくタブレットを用いた顔が見えるオンライン診療を提案したのは、患者ケアを直接行う看護部でした。病院機能停止の状態が続くなかで、感染対策整備と並行し病院機能再開を目指す多職種によるワーキンググループが立ち上げられ、21年1月27日病院機能の全面再開となりました。

病院機能の再開後の取組についてです。感染制御チームの体制が十分に機能していなかったことは専門的知識を持つ個々のメンバーが、有事にチーム力を発揮して指示や提案をするマネジメントスキルを持ち合わせていないことが問題ととらえ、事象発生時対応フローチャート（図1）を作成し、有事に誰が何を担当するかを明確にしました。チーム会議に多職種を招集し、目標の共通理解と達成にむけた協働体制がとれたこと、情報共有に関しては事務部門の提案によりスマートフォンを活用した全職員への一斉送信が開始されるなど整備が進みました。

院内の危機管理体制の備えや指揮命令の体制がとられなかったことに対しては、新興感染症発生時にお

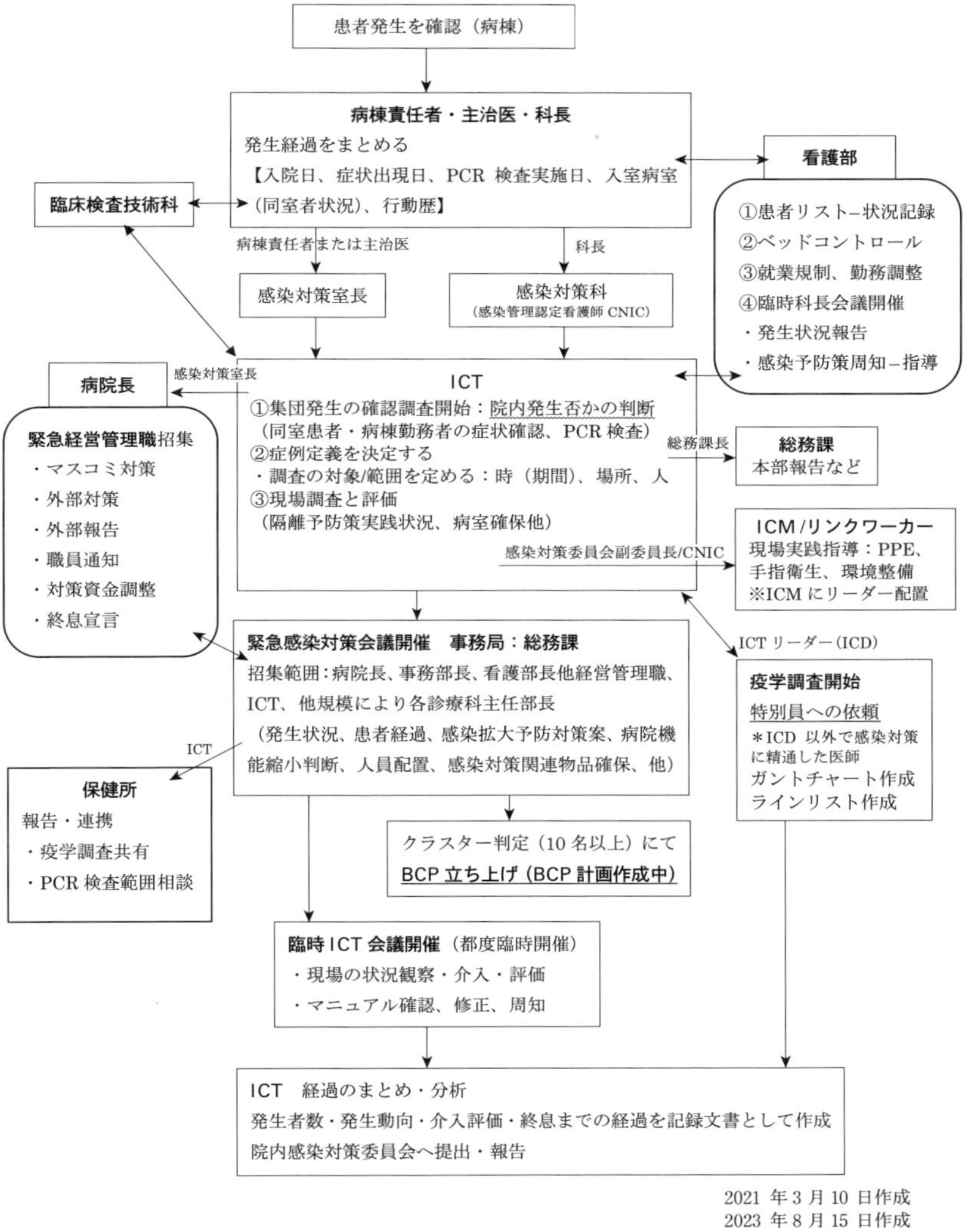

2021 年 3 月 10 日作成
2023 年 8 月 15 日作成

図1　院内感染発生時「対応者の動き」（平日）

けるＢＣＰをもとに、院内感染を想定した初動対応の訓練を計画し、修正しながら実施をしました。その他病棟や救急診療での感染症対応シミュレーション動画を複数作成し全職員研修で周知することに取り組みました（写真２）。空調に関しては給気量の改善を図るためダクトの補修など不具合箇所の整備が進みました。

大規模クラスターを経験し、感染症による影響のない病院機能の仕組みづくりについて考える機会になりました。平時から病院全体に標準予防策の考え方が根付き実践力が備わること、事象発生時の危機管理体制が整備され実践の訓練が行われていることは、医療関連感染を起こさないための基本であると考えます。しかし、ＣＯＶＩＤ-19で学んだことは、明確な根拠や正しいとされる対策が提示されるまでの社会的影響は高く、感染症への恐れが陽性者や医療者に向けた差別、お亡くなりになられた方を納体袋に収容していたこと、委託業者が撤退することでの業務維持の問題など、これまでにない異常な期間があったことは事実です。この先の未来、新興感染症が世の中を震撼させることは繰り返され翻弄されるかもしれませんが、医療者はいつでも患者ひとり一人に真摯に向き合うことは世代が代わってもゆるぎない部分であり、提供できる医療の質について常に考えていかなければなりません。そのために、感染管理認定看護師として新しい知見を得ながら正

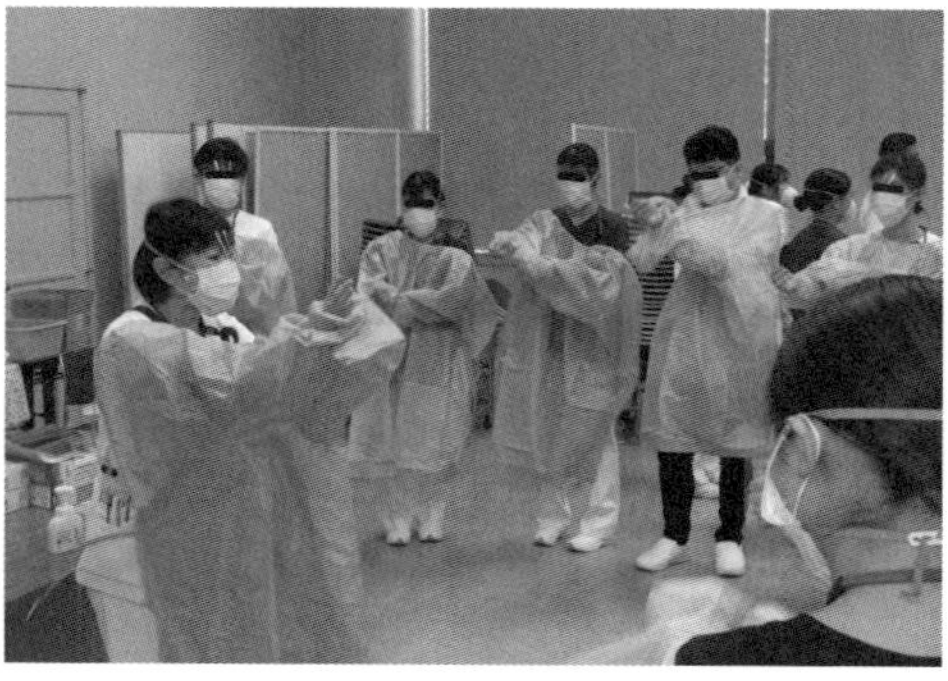
写真２　個人防御具装着訓練

しい情報を伝え、最善な対策の追求に考えをめぐらせ、感染制御チームとともに挑戦していきたいと考えています。このことは大規模クラスターが患者や医療機関に与える影響は多大であることを学んだ組織が、一時的な対策強化ではなく、組織が存続し発展するために成長を評価しながら取り組む継続的な組織活動であると考えています。

近藤 奈津子　略歴

1997年3月～　JA北海道厚生連旭川厚生病院　形成外科、耳鼻咽喉科、泌尿器科病棟勤務
2002年6月～2010年3月　同　透析室勤務
2008年6月～12月　北海道医療大学認定看護師研修センター感染管理分野修了
2009年6月　日本看護協会　感染管理認定看護師資格取得
2010年4月～　旭川厚生病院　感染対策科所属　感染管理専従
2012年4月～　旭川厚生病院　感染対策科主任
2021年4月～　旭川厚生病院　感染対策科　看護科長

3　重症患者受け入れ施設のＩＣＮとして

小野　和代
東京科学大学病院看護部
副看護部長

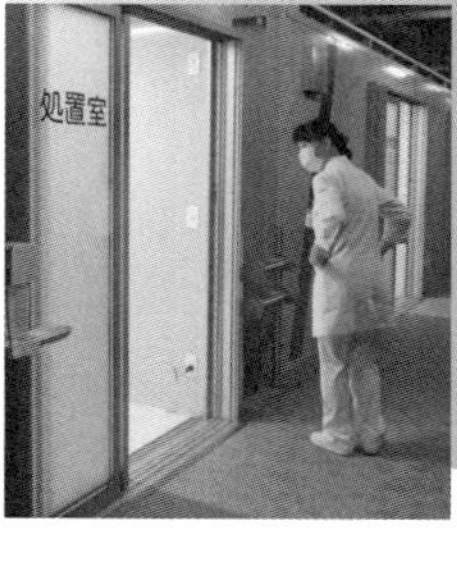

　ＩＣＮの活動は、その組織のビジョン・ガバナンス・マネジメントにより大きく変わる。当院は「最悪のシナリオを想定した準備」という方針で始動し、その後「力を合わせて、患者と仲間たちをコロナから守る」に基づき、新型コロナウイルス感染症（ＣＯＶＩＤ‐19）診療に積極的に臨んできた。明確なビジョンに基づく組織体制のもと、ＩＣＮの活動があった。当院での活動情報が今後に活かせるよう、当院のＣＯＶＩＤ‐19対応の概要、続いてＩＣＮの活動を記したい。

当大学におけるＣＯＶＩＤ-19対応の実態

２０２０年４月～23年３月までの３年間で、ＣＯＶＩＤ-19陽性入院患者は約１３００名（延数、約１万７９００名）、そのうち入院時点で重症者は約２５０名（同、約４３００名）、それ以外に疑い患者約３６００名（同、約９９００名）の入院を受け入れた。

（一）平時の体制から有事の体制への調整

当院でＣＯＶＩＤ-19診療を担うには人・場所等の確保が必要であり通常診療の縮小が不可避だった。病棟閉鎖、外来診療の縮小、非緊急手術の全面中止（３週間以上）等がなされた。休止病床は最大２３０床、月平均病床稼働は最小で約50％（前年同時期比）、病院玄関横のテント内での検体採取、歯系病院内に専門外来開設、その後に機械式駐車場にコンテナ設置によるコロナ外来診療センター（写真１）が稼働した。

（二）組織体制の構築・運用

会議体の設置、診療体制を安全・確実に稼働させるためのチー

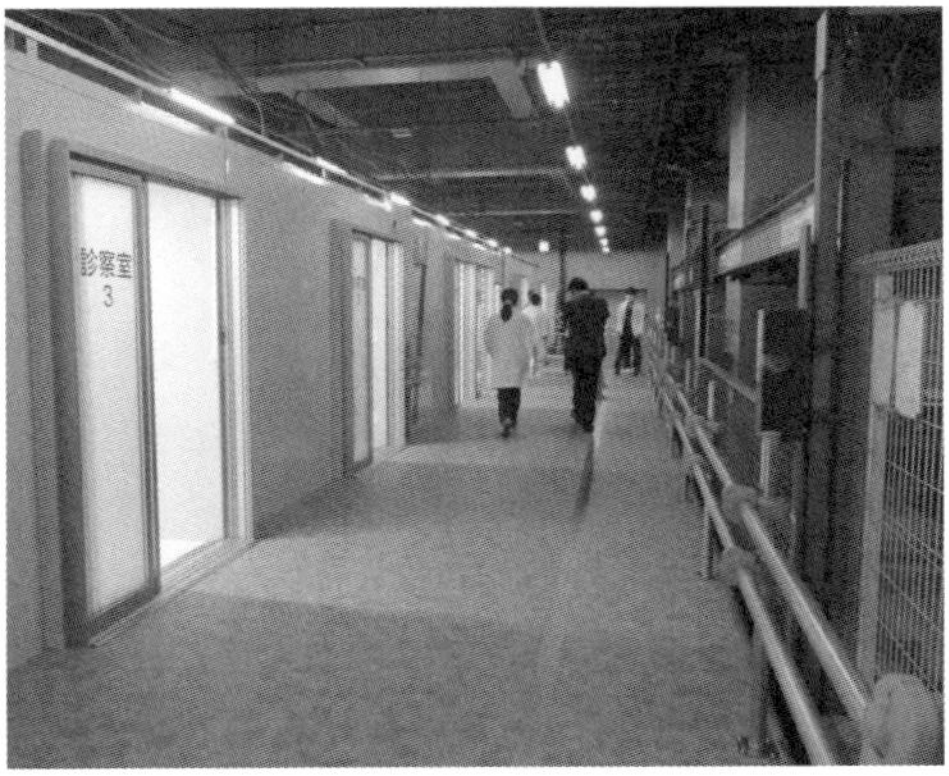

写真１　コロナ外来診療センター

ム編成、チーム活動や各部門間の協働・調整や多様な問い合わせ窓口として「病院新型コロナウイルス対策室」が稼働した（図1）。これらの体制により、感染制御部は感染症診療およびコアとなる感染対策の決定・指揮・調整に可及的に集中できたと考える。

（三）診療体制・病床管理

重症病棟、中等症病棟（おのおのに陽性・疑い病床）、外来診療の区分で体制構築され、病床数はパンデミックの状況により随時調整された。担当は各診療科へ割り振られ、看護師もローテーション配置された。重症病棟は一般ＩＣＵとＨＣＵ、救命救急センターＩＣＵとＨＣＵの４つのエリア内に設置され、準備する病床数と一般診療との兼ね合いで都度の調整がなされた。そのたびに空調管理（陰圧設備含む）、ゾーニング、動線等の検討・調整が繰り返された。

手術部、内視鏡部門、放射線部門（血管撮影室等）、

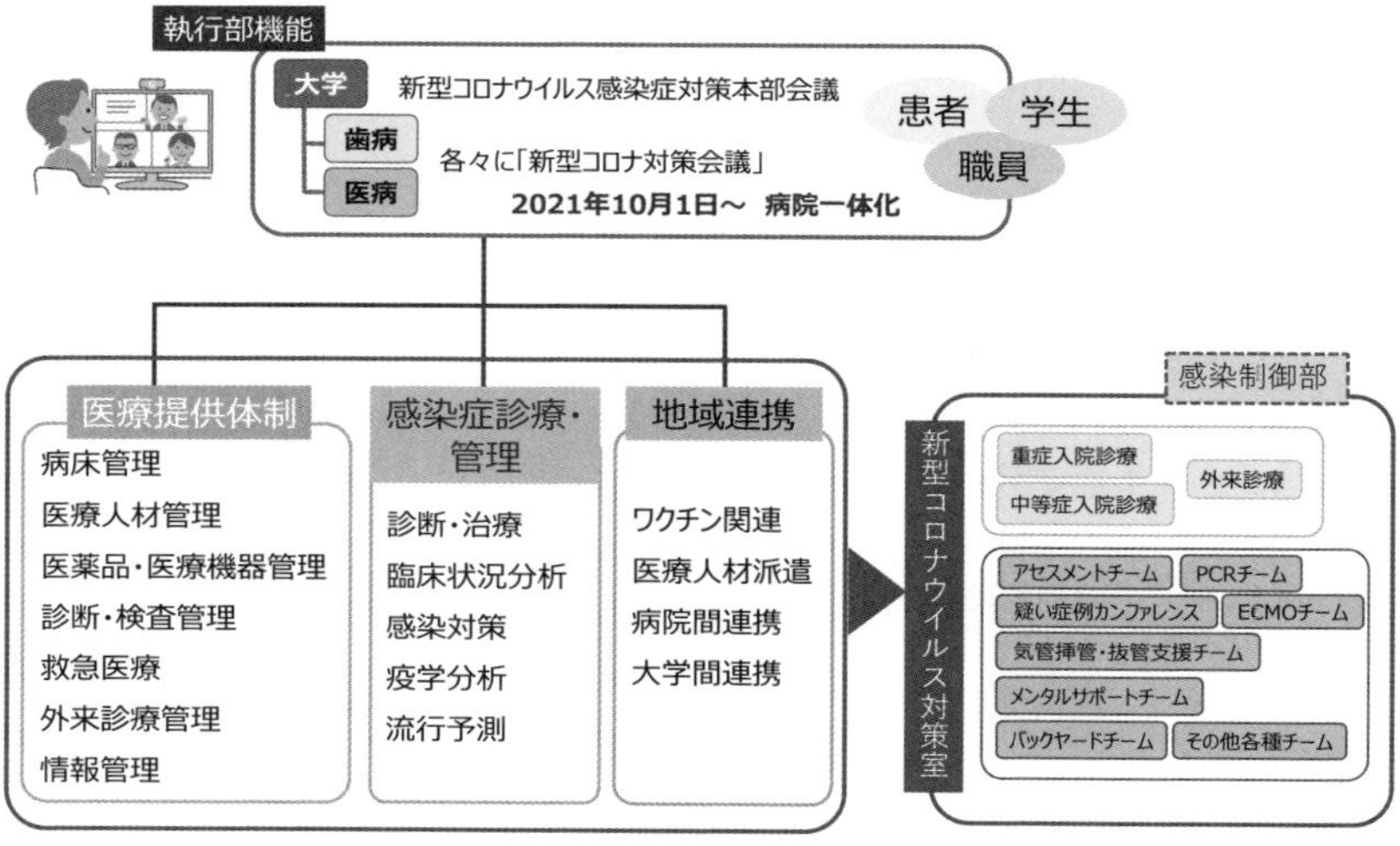

図1　COVID-19関連の体制

透析部門、周産期部門等のCOVID-19対応の準備は必然であり、シミュレーションを重ね体制整備がなされた。

重症病床では相当のマンパワーを要した。たとえば、通常のICUでの看護配置は看護師対患者で1対2だが、COVID-19重症病棟では結果的に約3対1であった。フル個人防御具（PPE）装備での体外式膜型人工肺装置（ECMO）や人工呼吸器装着患者の診療は（**写真2**）、従事可能なスタッフが限定されるなかで、身体的・精神的疲労への配慮からも多くの人的資源を要した。

ICNの活動

当大学（病院）には複数名のICNが勤務しており、さまざまな部署で平時の役割とともにCOVID-19に向き合った。院内での活動を中心に述べたい。

（一）COVID-19陽性者・疑い者（発生時）の対応

主活動の一つがCOVID-19陽性者・疑い者発生時の対応（図2）である。初期の試行錯誤を経てフローに則った対応が可能となっては

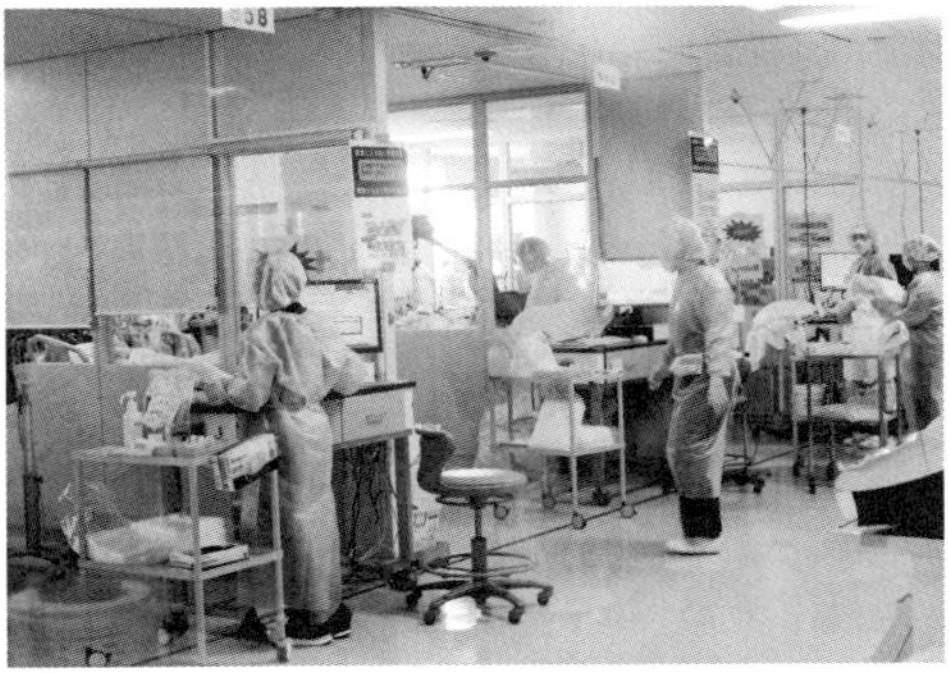

写真2　ICUにおける重症患者レッドゾーン

いったものの、変異株による流行状況の変化、ワクチン接種や感染対策の推進などが関係した施策や基準の変更等により、それに合わせた対応を要した。一般診療との並行も重要観点であり、入院前スクリーニングやＰＣＲ検査体制の調整・対応も必要だった。

感染制御部で扱う事案の対象は、入院・外来の患者、教職員、学生、委託職員、外勤先や地域病院でのクラスター発生関連までに及び、情報収集と評価、評価に基づく対応を担った。重症患者対応の感染対策上の課題として、レッドゾーン内での薬剤耐性菌等の感染対策の徹底や、面会に関する調整等があった。

(二) ＰＰＥの管理

ＰＰＥ確保は早期から最大の課題と捉え取り組んだ。Ｎ95マスクを中心としたＰＰＥの一括管理と情報提供を促した。外部からの支援物資は、職員の安全使用の観点から資材の臨床使用の可否を判断し運用調整を図った。

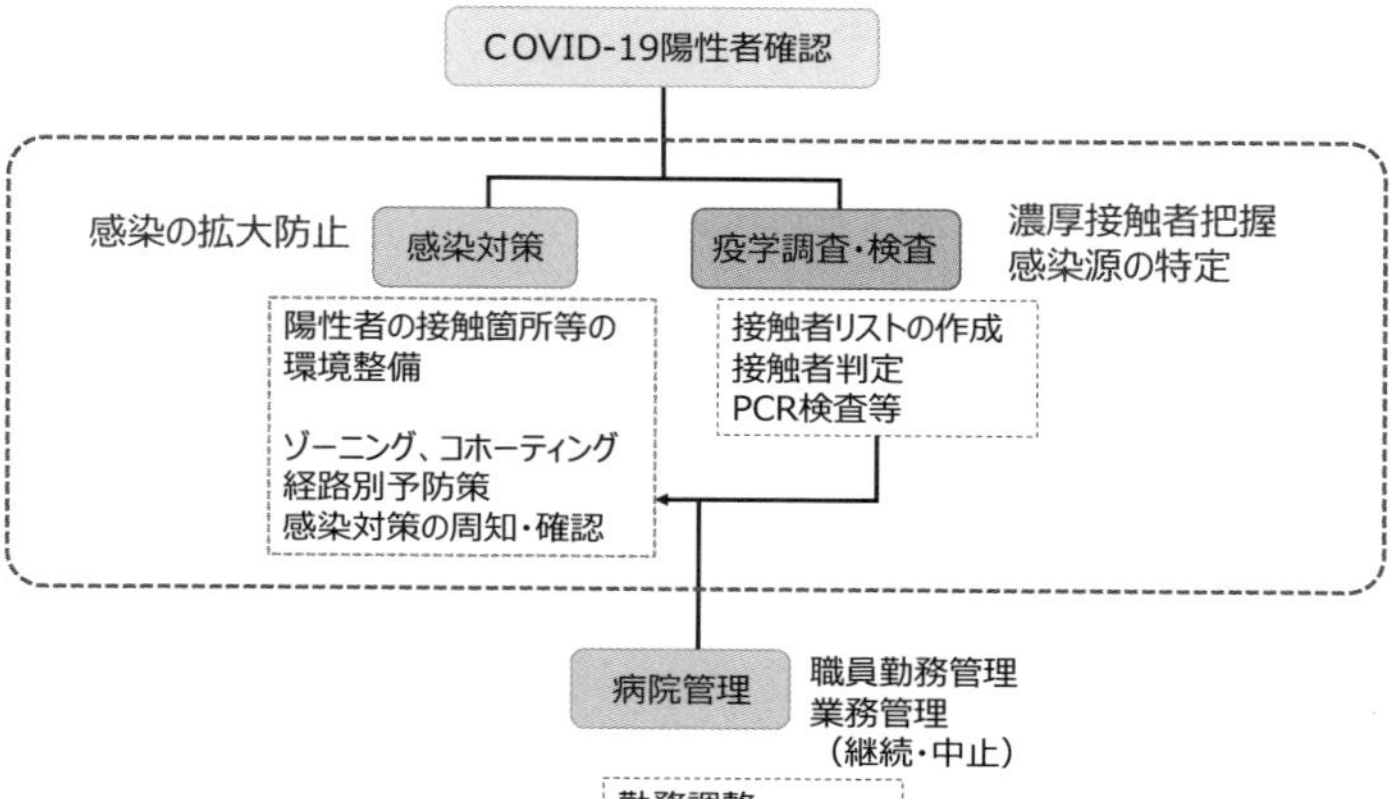

図２　COVID-19陽性者発生時の対応

ＰＰＥに関する情報収集を行い、新規Ｎ95マスクのフィットテスト評価、ファン付き呼吸器防護具、陰圧装置付きの車椅子やストレッチャー等の機材導入の査定、ＰＰＥの適正使用に資する意思決定を担った。

(三) 教育・指導

特に防護具に関する質問や意見、たとえば「フェイスシールドの上にキャップを被せるのか、それとも被さっていなくてよいのか」「ガウンが熱くて動きにくい」等は、絶えず診療に従事するうえでの不安・恐怖感・緊張感等の表出のようにも感じられ、臨床現場でのＰＰＥの着脱訓練を繰り返した。重症患者の早期リハビリでは、患者との接触度合いからタイベック®スーツの使用希望があったが、着脱の実地訓練をともに行い、外し方の難しさを実感することでガウンを使用する手順へと調整する等もあった。

ＣＯＶＩＤ-19診療にあたる看護師は、従事前に「ＣＯＶＩＤ-19サポートパッケージ」を受講する仕組みが整備された。労務関連の説明・メンタルサポート・感染防止研修の三つをパッケージ化したプログラムで、ＩＣＮの効果的かかわりが評価された。

(四) 環境整備

レッドゾーン内の委託業者による清掃が停止した施設は多く、当院も同様だった。そこで重症陽性病棟は医師で構成されたバックヤードチームが清掃や廃棄物の搬出等を担当、その際の手順作成や現場での確認・指導を行った。

20年5月初旬に感染制御部主導で環境培養調査を行い、その結果を上層部と共有し新規委託業者の導入につながった。またＣＯＶＩＤ-19専用病棟から平時使用に戻す際の専門業者による殺菌処理、紫外線照射システムの導入等、実践面での調整を図った。

（五）病棟・外来の準備（ゾーニング他）・運用

病床数の調整によって使用場所の変更があり、その都度のゾーニング、動線や必要資材の設置確認等を担った。既存の設備や安全面等を考慮すると、理想通りにはいかないことも多く、都度従事するスタッフとともに調整を図った。制限・制約があるなかで譲れること・譲れないことを共有し合い、調整案を導き出すことが重要であった。

当初のテント使用による検体採取からコロナ外来診療センターの稼働まで、ゾーニングや資材の準備、運用マニュアル作成等を担った。ＩＣＮが専従配置されており、電子機器を活用した非接触での診療や感染防止教育等、専門的視点で効果的な運用・調整が図られた。

支えられたこと、やりがい

ＩＣＮの活動は、日々発生する事案に追われ続けていた感は否めないが、先述の組織体制に助けられたと感じる部分は多かった。また早期からの職員ＰＣＲ検査の実施、メンタルサポート体制、宿泊場所や休憩場所の確保、広報による情報発信等、職員に対するサポート体制の充実はＩＣＮにとっても大きな支えであった。そして何より、日々難題に直面しつつも柔軟に対応する臨床現場スタッフの姿勢は、大きな励ましになった。時を経た今、水面下の多様な配慮や支援が水面上の臨床診療を支えていたことを改めて感じる。

ＩＣＮはさまざまな立場で役割を遂行した。私は空港検疫支援やホテル療養立ち上げ視察、クラスター対応、介護施設等感染対策実地指導など、外部との連携役割を担う機会も多く得た。広い視野で実態を把握することで、自施設の役割の再確認、地域・高齢者施設との連携強化の必要性等、その時々で多くの気付きや学びがあり、ＩＣＮとしての大きなやりがいになった。積極的にＣＯＶＩＤ-19診療に臨んだ施設だから、組織上層部の社会ニーズの把握や理解があり、幅広い活動につながったと感謝している。

まとめ

重症患者の受け入れ施設のＩＣＮとして、今回のパンデミックから得た示唆は以下である。

①明確なビジョンに基づく組織体制構築・調整の重要性
②「危機管理状況下、求められる対応が実践できる人材」の平時における育成

③防護具の着脱をはじめとする基本的感染対策の実践力向上
④平時からの具体的な地域連携
⑤感染管理に関する情報管理（発信・収集・ネットワーク）
⑥臨機応変に対応できる物品管理
⑦ＩＣＮの役割遂行のためのリーダーシップ力、マネジメント力、レジリエンス、人間関係力の強化

小野 和代　略歴

1986年　岡山大学医学部附属看護学校卒業
同　年　岡山大学病院勤務
1993年　東京医科歯科大学医学部附属病院へ転勤
2001年　日本看護協会感染管理認定看護師資格取得
2002～11年　東京医科歯科大学医学部附属病院
感染対策室（現 感染制御部）感染管理専従　看護師長
2008年　東京医科歯科大学大学院医歯学総合研究科医歯科学専攻
修士課程 医療管理政策学卒業（医療管理学修士）
2013年　同上 看護部 副看護部長昇格
2016年　日本看護協会認定看護管理者資格取得
2020年～　東京医科歯科大学統合診療機構
2024年10月～　東京科学大学病院看護部副看護部長

コラム１

パンデミック最前線の看護師たち

パンデミックの最前線であるコロナ病棟や発熱外来で働く看護師たちの姿は、まさに勇気そのものであった。感染の恐怖や不安が広がるなか、彼ら自身も多くの不安を抱えながら、それでも患者のケアに懸命に取り組んでいた。なかには、コロナ病棟に配属され、家族と離れて病院の寮で寝泊まりしていたスタッフもいた。それでも、常に明るく元気な表情を見せてくれた。カメラを向けると、笑顔でＶサインをしてくれるその姿には、思わず胸が熱くなった。ＩＣＮとして感染対策の指導や支援を行いながらも、実はその看護師たちからも多くの力をもらっていることを実感した。彼らを、けっして感染の危険にさらしたくないという強い思いを抱きながら、ともに困難を乗り越えていった彼らの姿は、私たちにとって何よりも大きな励みとなった。

【Ｓ・Ｈ】

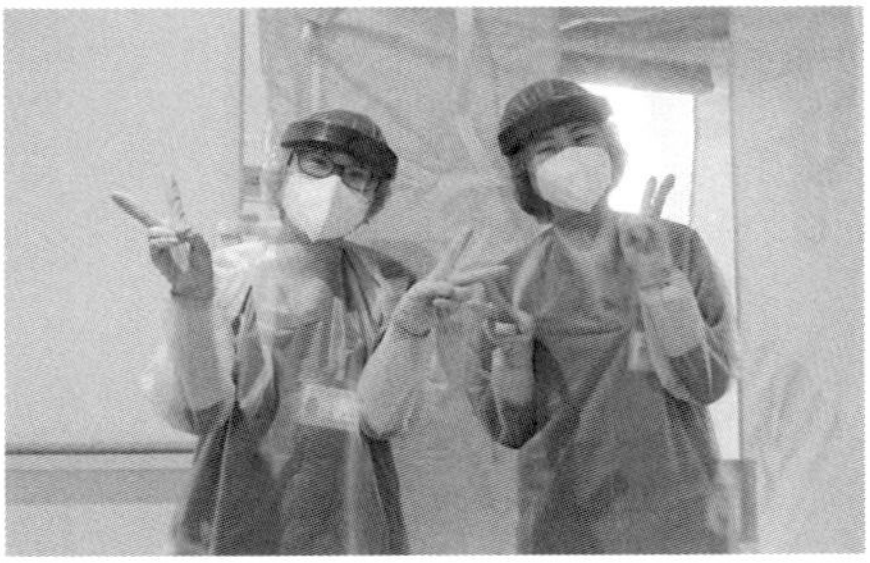

4 重症心身障害児（者）施設のCOVID-19対策（家族支援含む）

高山　直樹
独立行政法人国立病院機構天竜病院
感染対策室 感染対策室副室長
感染症看護専門看護師、感染管理認定看護師

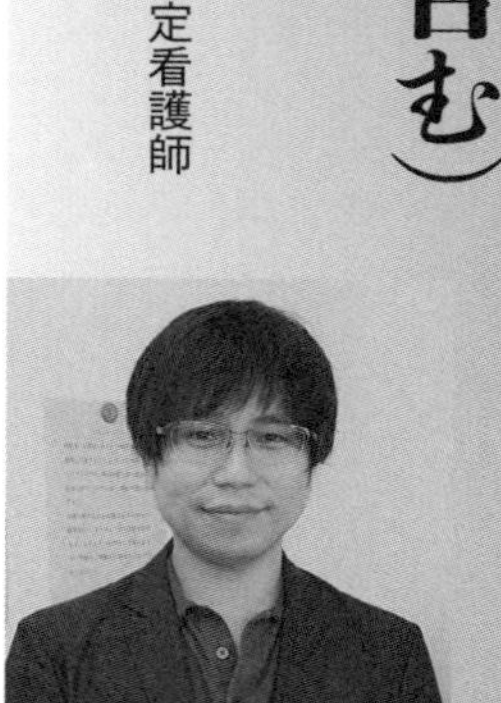

重症心身障害児（者）（以下、「重症児（者）」と言う）施設の目的は、「治す医療」に留まらず、「支える」こと、「命と人生を輝かせること」にある。[1] 新型コロナウイルス感染症（ＣＯＶＩＤ-19）パンデミック下では、多くの病院で医療が優先されたが、医療と福祉の両輪である重症児（者）施設では、医療だけでなく福祉の観点からも感染対策を検討することが必要であった。本稿では、私たちが行った重症児（者）施設におけるＣＯＶＩＤ-19の感染対策について書き留める。

筆者の所属施設の概要

国立病院機構天竜病院は、呼吸器内科（結核を含む）、脳神経内科、内分泌内科、小児科、児童精神科を主な診療科とする全6病棟、計３１６床の病院で、職員数は約３５０名である。

重症児（者）の病棟は二つあり、計１１０床（各55床）を有する。病棟は個室が5部屋、2床室が1部屋、4床室が12部屋である。医師、看護師、理学療法士などの医療職に加え、児童指導員や保育士などの福祉職、さらには近隣の特別支援学校の教諭が重症児（者）のケアにかかわっている。病棟中央にはクッションフロア構造の共有のオープンスペース（**写真1**）があり、療育活動は主にここで行われる。また病棟と併設して療育訓練棟（**写真2**）があり、ここでも療育活動が行われる。

COVID-19が重症児（者）に与える影響

重症児（者）施設は、インフルエンザなどの呼吸器感染症アウトブレイクが

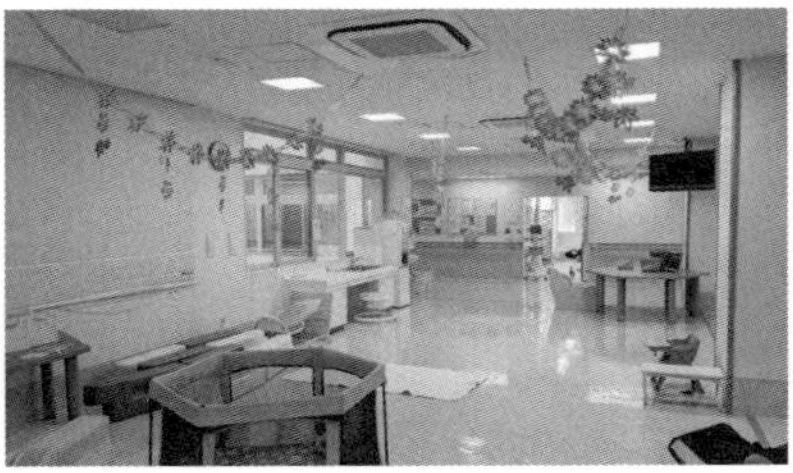

写真1　病棟のオープンスペース

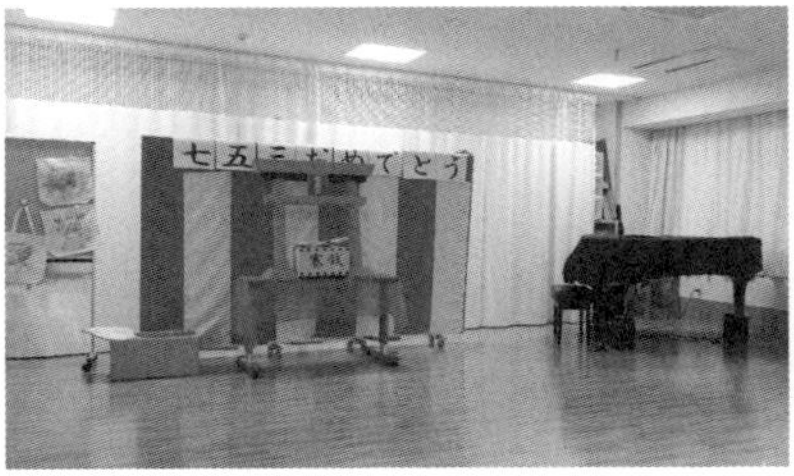

写真2　療育訓練棟

起こりやすい[2]。また、重症児（者）は原疾患の影響から、呼吸器感染症に脆弱であり、インフルエンザなどの呼吸器感染症を契機に肺炎を併発するケースも珍しくない[3]。

重症児（者）施設では、Quality of life（ＱＯＬ）に寄与する療育活動（日中活動）が行われる。療育活動は、患者同士や職員と密集・密接する活動が多く、呼吸器感染症のリスクを伴う活動である[4]。そのため、呼吸器感染症アウトブレイクが発生した際には、対策として療育活動は制限されることが多い[5]。したがって、呼吸器感染症アウトブレイクは、重症児（者）の生命を脅かすだけでなく、ＱＯＬにも重大な影響を与える。

平時からこのような背景を持つ重症児（者）施設にとって、ＣＯＶＩＤ-19パンデミックはきわめて大きな脅威であった。

重症児（者）施設におけるＣＯＶＩＤ-19の発生状況

重症児（者）施設では、患者自身がマスクを着用できないことに加え、気管切開の患者や人工呼吸器を使用する患者が多く、喀痰吸引などエアロゾルが発生する処置が日常的に行われるため、飛沫・空気感染のリスクが高い。さらに、日常生活援助を必要とする患者が多いことや、療育活動が提供されることから、接触感染のリスクも存在する。そのため、重症児（者）施設は呼吸器感染症アウトブレイクのハイリスクグループであるといえる。

２０２３年８月、重症児（者）病棟を有する国立病院機構病院75施設の感染制御医師や感染管理認定看護師など、感染対策に従事する職員を対象にＷｅｂフォームを用いた自記式質問紙調査が行われた。50件の有効回答のうち、直近３年間（20年８月〜23年８月）では78・０％（50分の39）の施設で発症患者数が５名以上の、62・０％（50分の32）の施設で10名以上のアウトブレイクを経験していた。[6] 10名以上のアウトブレイクは、20・０％（50分の10）の施設が２回、８・０％（50分の４）の施設が３回、２・０％（50分の１）の施設が４回経験していた。[6]

以上のように、ＣＯＶＩＤ-19パンデミック下において、多くの重症児（者）施設でＣＯＶＩＤ-19のアウトブレイクが発生した。

「呼吸器症状スクリーニング」による感染症の持ち込み防止

重症児（者）施設では、患者の入退院は多くない。そのため、呼吸器感染症アウトブレイクの感染源は職員であることが多い。[3]

職員および面会者など、重症児（者）病棟に出入りするすべての人々に対し、職員は出勤時に、面会者などは来棟時に、体温、咳嗽、鼻汁、咽頭痛、嘔気、下痢の症状（時期によって嗅覚・味覚障害を追加）

を用紙に記入する対策を行った。職員に症状があった場合には、ＣＯＶＩＤ-19のスクリーニング検査を実施し、面会者などに症状があった場合には、病棟に立ち入ることを制限し、ＣＯＶＩＤ-19の施設内への持ち込み防止に努めた。

初発患者の早期発見

37・５℃以上の発熱あるいは新規で明らかな呼吸器症状を有した患者に対し、ＣＯＶＩＤ-19のスクリーニング検査を実施し、初発患者の早期発見に努めた。また、『重症心身障害児（者）施設向け呼吸器症候群サーベイランス手順書（案）』に準拠した「呼吸器症候群サーベイランス」を実施した。[7] 呼吸器症候群の判定基準は、２日間連続する38・０℃以上の発熱があり、かつ咳嗽、粘液性分泌物の増加、ＳｐＯ$_2$ 93％以下のいずれかの症状を有する場合である。この基準をもとに、施設内におけるＣＯＶＩＤ-19アウトブレイクの兆候を観察した。

ワクチン接種による重症化予防

重症児（者）はCOVID-19ワクチンの接種順位の上位に位置付けられている。[8] 当初は、重症児（者）へのワクチンの安全性について懐疑的な意見もあったが、その後の報告で有害事象の頻度は健常人と同程度であると報告された。[9] 当院では重症化予防の観点から接種を推奨し、同意のあった患者にワクチンを接種した。接種率は、30～40％程度であった。

重症児（者）施設は一般的な施設と異なり、小児から高齢者まで多様な年齢層の患者が混在している。そのため接種するワクチンの種類や投与量の誤りなど、誤接種の防止に配慮が必要であった。また、面会制限下では、家族に対面でワクチン接種の説明をすることが難しく、平時よりもワクチンの同意取得に困難さがあった。当院では、署名済みの予診票の提出を郵送で求め同意取得を行った。

療育活動の継続

20年10月、重症児（者）病棟を有する国立病院機構病院74施設および国立研究開発法人1施設の医師、看護師、療育指導員、保育士の代表者1名を対象に、電子メールを用いた自記式質問紙調査が実施された。38件の有効回答のうち、日常的に行っている療育活動については、全面的に中止している施設はなかったものの、79・0％（38分の30）が人数、時間、回数などを縮小して実施していた。[10] また、多くの人が参加する年中行事の活動については、81・6％（38分の31）の施設が縮小して実施し、15・8％（38分の6）の施設が全面的に中止していた。[10] 療育活動には多様なプログラムがあり、それぞれのプログラムによって感染リスクも異なる。そのため、プログラムの目的や内容を理解し、活動の質と感染リスクのバランスを検討することが重要である。

当院では、各プログラムの特性に応じて活動への参加者数を制限したり、病室ごとに小グループを形成したり、オープンエリアに2メートル間隔で目印を設置して患者どうしの距離を確保したりする対策を行った（写真3）。また、活動内容の一部を変更することもあった。たとえば、COVID-19のリスクとされる喫食場面を伴うおやつ会では、多人数でお菓子を作成した後、従来のようにその場で食べるのではなく病室で個別に食べるようにした。

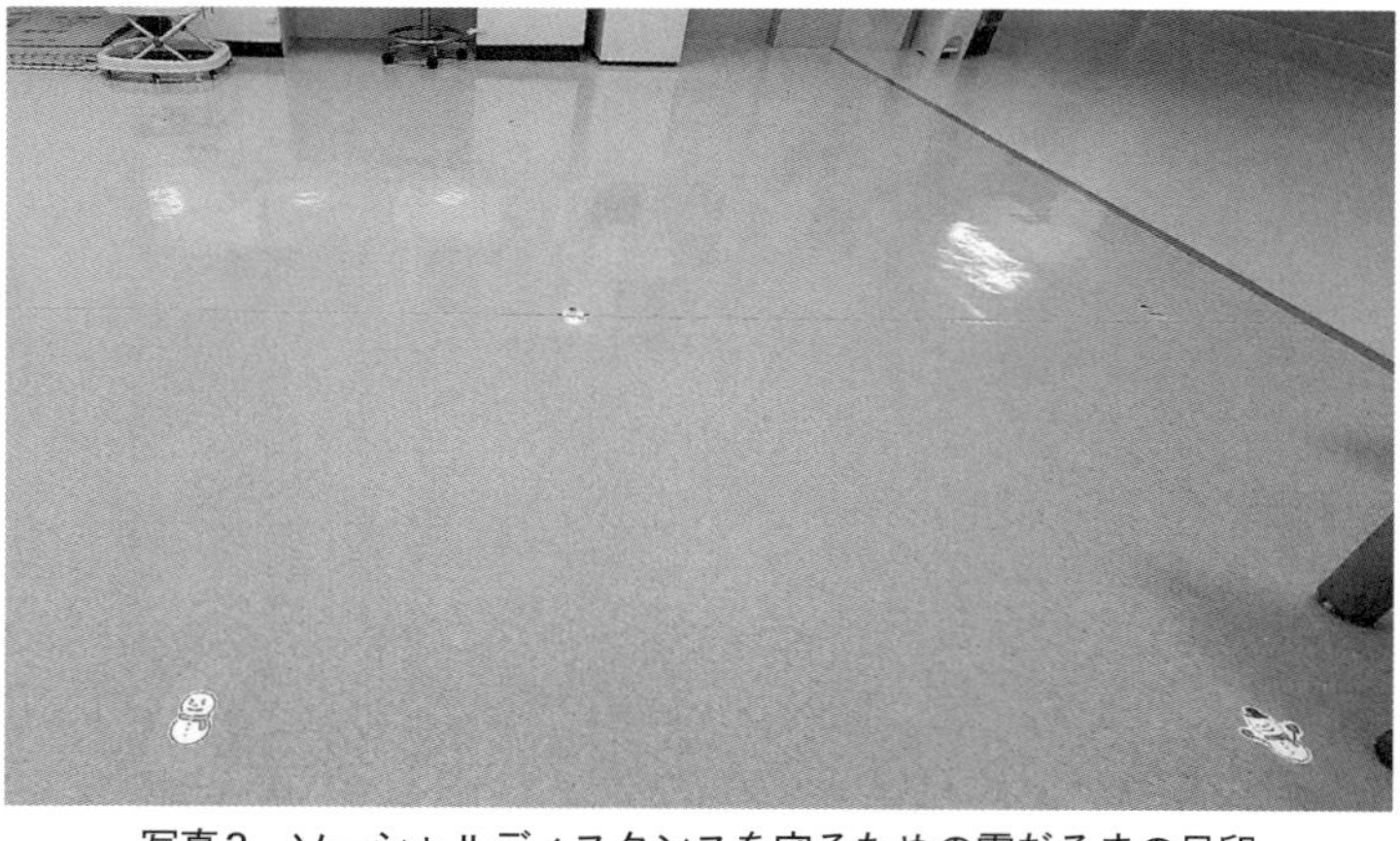
写真3　ソーシャルディスタンスを守るための雪だるまの目印

療育活動で使用する物品の洗浄・消毒

療育活動では、さまざまな材質・形態の物品を使用する。そのため、共有する物品の再処理方法は課題であった。対応策として、①消毒薬が含侵された不織布で清拭可能な材質や形態のものを制作・使用すること、②清拭ができないものは使用後に廃棄する前提で制作・使用すること、③それらが難しい場合は患者が触れることがないように使用すること、の三つを基本方針とした。さらに、再処理が難しい砂場の砂や紙で作った制作物などは、パルス方式キセノン紫外線照射ロボットを活用した。

療育部門および特別支援学校との連携

当院では、平時より感染対策部門と療育部門との間には良好な信頼関係が築かれてきた。重症児（者）の義務教育、高等教育を行う特別支援学校とも同様である。ＣＯＶＩＤ-19パンデミック下では、さらに綿密な連携を図った。療育活動、授業、行事の方法などについて、繰り返し相談や調整を行った。療育部門や特別支援学校とのコミュニケーション、つまり、療育活動、授業、行事の具体的な方法に至るまでの連携プロセスが、重症児（者）施設におけるＣＯＶＩＤ-19対策の重要な要素であることを強調する。

ＣＯＶＩＤ-19と面会制限

ＣＯＶＩＤ-19パンデミックに伴い、多くの施設で面会制限の措置がとられた。21年の重症心身障害学会の基調講演において重症心身障害児・者を守る会の坂田和夫氏は、施設の面会制限に対し、「感染前は会いたい時に会っていた日常が、今は辛く、切なく、哀しく、寂しく、胸が痛くなる思いで毎日を送っています」と述べている。[11] こうした思いに応えるように、施設側も、「病棟の入り口越し・ドア越し・窓越しに姿を見せる」など、[10] 工夫を凝らして面会制限への支援がされた。オンライン機器を使用した面会もその一環であり、オンライン機器を使用した面会は、ＣＯＶＩＤ-19の流行状況に影響を受けずに面会ができる方法であった。[12] 面会制限に伴う家族の思いは、ＣＯＶＩＤ-19パンデミック下における重症児（者）施設の重要な側面である。

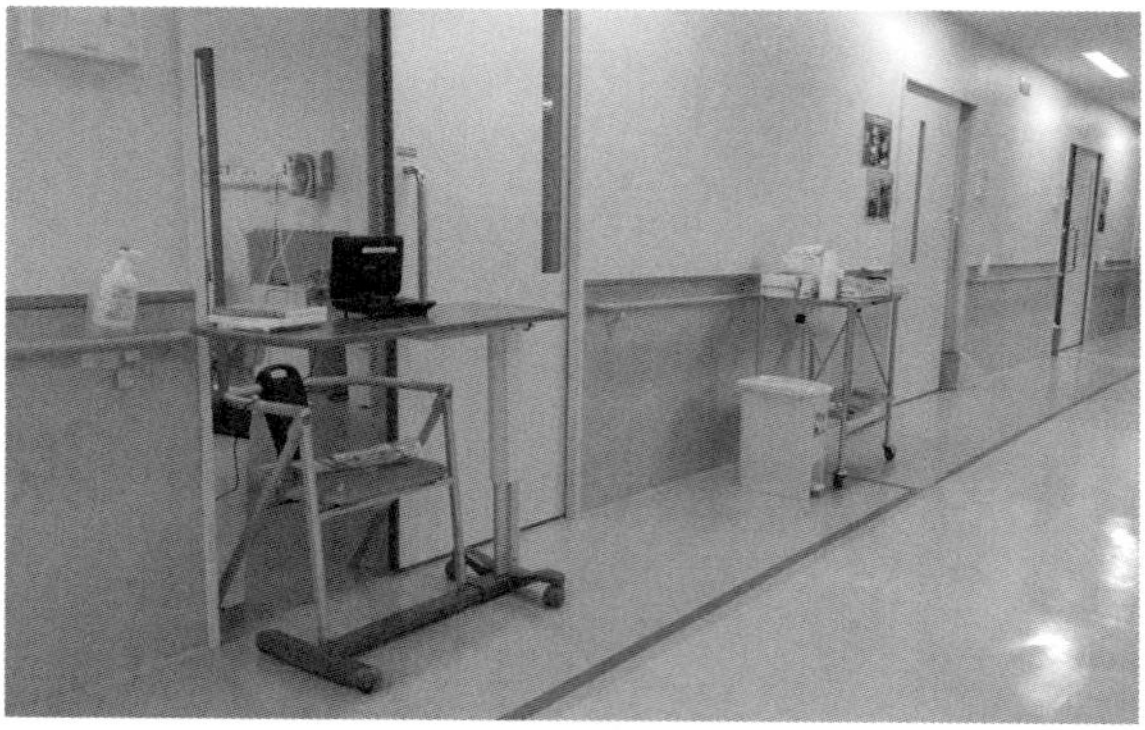

写真４　レッドゾーン時の病棟廊下

空気感染への取組

重症児（者）病棟のＣＯＶＩＤ-19アウトブレイクでは、同室内の患者間での集団感染や、個人防護具を着用していても病室を越えて感染が拡大する現象など、接触・飛沫感染では説明がつかないＣＯＶＩＤ-19の拡散現象が発生した。ＣＯＶＩＤ-19の空気感染についての科学的根拠も論じられるようになり[13]、当院でも空気感染に重点を置いた対策に取り組んだ。具体的には、既存空調設備を最大限に活用するために空調設備を常時稼働させること、空調設備の定期的なメンテナンスを実施すること、病室の扉を常に閉めること（**写真４**）が含まれる。さらに、ユニバーサル・マスキングの実施、陽性患者に対するＮ95マスクの使用、職員へのＮ95マスクの着用方法の教育およびフィッティングテスト、超高性能フィルターと十分な風量を備えた空気清浄機の活用、有症状職員に対する密閉度の高いマスクの使用など、さまざまな対策を講じた。これらの対策は、空気感染のリスクを最小限に抑え、施設内でのＣＯＶＩＤ-19の感染拡大を防ぐために重要な取組であると考える。

ＣＡＲＥＳ（ケアーズ）

最後に、呼吸器感染症アウトブレイクに対する予防戦略であるＣＡＲＥＳ（Concurrent Approach for

Respiratory Epidemiological Surveillance and Symptom Screening）について紹介する。この戦略は重症児（者）施設における呼吸器感染症対策の実態調査と、[5] リスク要因探索調査の結果をもとに筆者らが考案したものである。[4] CARESとは、前述した職員や面会者などに対する「呼吸器症状スクリーニング」と、患者に対する「呼吸器症候群サーベイランス」を同時進行で行う戦略である。呼吸器症状スクリーニングによって職員や面会者による施設内への呼吸器感染症の持ち込みを防止する。そして、呼吸器症候群サーベイランスによって、施設内の呼吸器感染症の流行状況を観察し、呼吸器感染症アウトブレイクのリスク要因となる集団療育の中止・再開の判断を行う。重症児（者）施設では、呼吸器感染症アウトブレイク発生時に、集団療育を中止したり、面会制限をしたり、新規入院の受け入れを制限したりする対策が行われる。これらの対策は、重症児（者）のQOLに影響を与える可能性がある。単施設における前向きコホート研究の結果では、CARESの実施により、集団療育活動の最長中止日数を2日間、面会中止日数を16日間、新規入院の受け入れ中止日数を23日間短縮する効果が示唆されている。[14] したがって、CARESは、呼吸器感染症アウトブレイクを防止するだけでなく、重症児（者）のQOLの向上に寄与する療育活動の継続や家族支援にも焦点を当てた対策であると言える。また、CARESは感染症の診断をベースとした戦略でないことから、未知の新興感染症対策としても実践可能な戦略である。平時から多くの重症児（者）施設で活用されることを望む。

謝　辞

本稿の執筆にあたり、貴重なご意見を賜りました独立行政法人国立病院機構天竜病院 療育指導科 療育指導室長の藤森豊先生に、心より感謝申し上げます。

参考文献

（1）石井光子．重症心身障害医療と福祉の新しい風．日本重症心身障害学会誌 2024; 49: 6
（2）松田 俊二，野田 雅博．重症心身障害児（者）病棟における感染症流行について．医療 2008; 62（12）: 679-683
（3）Takayama N., Sakaki H., Shirai M.et al. Healthcare workers' presenteeism causing an outbreak of respiratory infections in a facility for patients with severe motor and intellectual disabilities. American Journal of Infection Control 2023; 51(4): 420-425
（4）Takayama N., Aminaka M., Mori N. et al. Risk analysis of respiratory infections in facilities for patients with severe motor and intellectual disabilities in Japan. Canadian Journal of Infection Control 2018; 33: 5
（5）高山 直樹，網中 眞由美，森 那美子ら．重症心身障害児（者）施設における呼吸器感染症対策の実態調査. 日本環境感染学会誌 2018; 33(5): 213-219
（6）研究ネットワーク重症心身障害児（者）グループ院内感染対策担当者部会 NHO. 重症心身障害児（者）病棟における感染対策の手引き．https://nho.hosp.go.jp/files/000213961.pdf 2024. 6/20
（7）西岡みどり，高山直樹，網中眞由美ら．2017. 重症心身障害児施設向け呼吸器症候群サーベイランス手順書（案）．https://www.ncn.ac.jp/for/060/020/survey-1_20180205.pdf 2024. 7/18
（8）厚生科学審査会．新型コロナウイルスワクチンの接種順位等について．https://www.mhlw.go.jp/

content/10601000/000755192.pdf 2024. 6/19
（9）武田さおり、久保裕、寺田直人：重症心身障害施設におけるＣＯＶＩＤ-19ワクチンの安全性についての検討．日本重症心身障害学会誌 2022; 47: 7
（10）鈴木 由美：重症心身障害児（者）の受け入れ体制と医療連携　国立病院機構の状況．日本重症心身障害学会誌 2021; 46(1): 25-31
（11）坂田 和夫：家族の立場からコロナ禍における面会の制限．日本重症心身障害学会誌 2021; 46(2): 200.
（12）大塚 貴幸：入所者・在宅者のＱＯＬをいかに保つか　患者の精神安定と家族の安心感を目指したオンライン面会の取り組み．日本重症心身障害学会誌 2021; 46(1): 39-42
（13）Wang C. C., Prather K. A., Sznitman J.et al. Airborne transmission of respiratory viruses. Science 2021; 373(6558).
（14）Takayama N., Sakaki H., Nishioka M.et al. (in press). Exploring Concurrent Approach for Respiratory Epidemiological Surveillance and Symptom Screening (CARES): A New Strategy for Preventing Respiratory Infection Outbreaks in Long-Term Care Facilities. Infect Control and Hosp Epidemiol

高山 直樹　略歴

２０１１年　公益社団法人日本看護協会「感染管理認定看護師」免許取得
２０１８年　公益社団法人日本看護協会「感染症看護専門看護師」免許取得
２０２０年　国立研究開発法人国立国際医療研究センター国立看護大学校研究課程部看護学研究科後期課程（博士課程相当）修了
２０２３年　博士（看護学）学位取得
［職歴］
２０１１年～　独立行政法人国立病院機構天竜病院にて感染管理に従事
２０２３年～　独立行政法人国立病院機構天竜病院 感染対策室副室長（現職）

コラム2

コロナワクチン

コロナウイルス（SARS-CoV-2）ワクチンに新たな形態であるレプリコン（自己増殖型）ワクチンが承認された。SARS-CoV-2ワクチンに対しては非科学的な主張が多い、ワクチン反対派との戦いでもあった。

20年12月、欧米で相次ぎSARS-CoV-2ワクチンの接種が開始され、21年2月には国内でも医療従事者への接種が開始された。これまでには考えられないほどのスピードで開発されたワクチンは、福音となることが期待されたが、同時にメッセンジャーRNAワクチンという初めて臨床で使用されるワクチンの副反応に対する過剰な反応があった。また、「体内に蓄積して遺伝子を書き換えてしまう」「体外へ有毒成分が拡散される」という陰謀論もでてきており、ノイジーマイノリティの意見がSNSでさかんにやり取りされ、ワクチンを推奨する専門家への攻撃が続いた。

当院も他人ごとではなく、反対派の医師がワクチン接種の準備を進めるうえでマイナスな情報をスタッフへ広げていた。

次々と出される文献の情報を読み解くと、感染管理者として当然推奨すべきであり、メリットだけではなく、起こりうる副反応も含めて職員に情報提供をした。さらに院内ラウンドをしていると「師長さん（筆者）はワクチンを打つの?」という質問が多く、その都度「私は接種するし、家族にも勧める」と返答を続けた。院内でのワクチン接種後の副反応についても接種1回目425人、2回目403人に対してアンケートを実施し、実際に発生した副反応について共有して3回目以降の判断材料を提供した。

そしてレプリコンワクチンが承認された今、同じことが繰り返されている。5類変更後も、やはりただの風邪とは言えないこのウイルスとの戦いは続いている。

【O・T】

5　精神科医療における
コロナ専用病床の経験

森田　亮一
兵庫県立ひょうごこころの医療センター
感染対策課

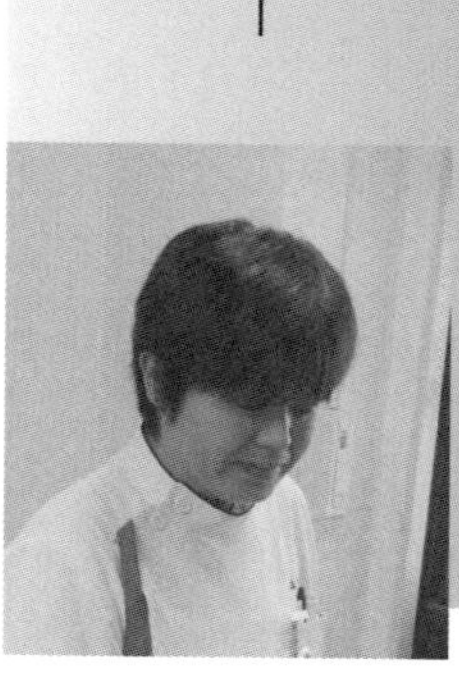

「精神科の患者は、身体は元気だから厳密な感染対策は必要ないのでは？」

私がＩＣＮを取得した前後で、院内スタッフから言われた言葉である。新型コロナウイルス感染症（ＣＯＶＩＤ-19）流行前から、精神科病院では１～２年ごとにインフルエンザ等のアウトブレイクを経験すると言われており、また、ＣＯＶＩＤ-19流行下では大規模クラスターが多数発生した。感染のリスクは高いが、感染対策の意識が適切に根付いていなかった単科精神科病院で、ＣＯＶＩＤ-19流行当初から精神疾患を持つＣＯＶＩＤ-19患者の受け入れを行った。その活動について振り返りを行う。

COVID-19発生から対応開始まで

当院は、県内精神科医療の中核を担う254床の公的医療機関である。2019年に感染対策向上加算1を取得し、ICNの所属は私のみである。私自身の看護歴は大半が精神科看護であるため、感染対策の経験はけっして豊富ではない。

当院では、後にCOVID-19と名付けられる新型肺炎が発生した19年末から20年1月初旬は、19年末に発生したノロウイルス感染症とインフルエンザのアウトブレイク対応の最中であった。年末年始も、私は帰省先からも電話連絡で対応し、1月初旬にようやく終息し、一息ついたところでCOVID-19の国内1例目の報告が出たことを鮮明に記憶している。

当院にはあまり影響はないと考え、日常業務としてマニュアル作成等を進めていたが、徐々に市中からサージカルマスク（以下「マスク」とする）が消え、マスク以外の防護具も枯渇しはじめたことで、COVID-19の流行を実感した。当院では、インフルエンザ流行時期は、勤務中の全職員にマスク着用を義務付けしており、マスクは事前購入していたこと、災害備蓄としてのマスクがあり、一定の在庫はあったものの、納品がストップしたなかで徐々にマスクの在庫が減っていく様は恐怖でしかなかった。

精神科患者向けＣＯＶＩＤ-19対策開始

20年3月初旬の県内精神科病院でＣＯＶＩＤ-19発生に伴う応援看護師の派遣要請や、当院に入院直後の患者が発熱し、「入院前に大阪のライブハウスに行ったかも」等、当院でもＣＯＶＩＤ-19の影響が色濃くなっていった。市中では、発熱や呼吸器症状のある精神疾患患者の診察拒否も増えてきた。そこで、20年3月より、当院でのＣＯＶＩＤ-19患者の受け入れが決定され、「医療保護入院の要件を満たす精神症状がある」かつ「発熱等ＣＯＶＩＤ-19を疑う症例またはＣＯＶＩＤ-19陽性症例」へ特化した対応を開始した。

県立病院としての強み

私は、ＩＣＮとしての知識はあっても、感染対策の実践は少なく、効果的な対策のイメージが困難であった。また、単科精神科のため、内科医等の常勤配置はなかった。しかし、精神科医として診療している医師のうち、精神科以外での診療経験が特に豊富な2名の医師（救急、脳外科等で内1名は感染制御医師（ＩＣＤ））がおり、その存在は非常に心強かった。ＣＯＶＩＤ-19対応を行うにあたって、県からの支援として、他の県立病院Ａから、週1回の感染症内科医師の派遣を継続して受けることができた。力強い支援を受け、システムの構築の相談、当院の対応手順の決定や受け入れにあたってのシミュレーション実施等で、スタッフの技能向上につながり、安全に受け入れるための準備を進めることができた。また、受け入れの窓口は、県の精神科救急情報センター経由とし、他の精神科病院での発熱症例も含め、県内全域からの受け入れを行った。

特に第三～四波の時期では、身体的に重症化する事例も少なくなかった。しかし、重症化の際の対応については、重症化の場合には身体合併症治療連携病院である県立病院Bで対応することが、県の施策として調整されたため、重症化例については大きな混乱を招くことなく転院調整等が可能となった。

スタッフの不安軽減への介入

社会的にも混乱状態にあり、しかたがなかったとはいえ、COVID-19患者対応を行っている病棟職員は、他の所属職員から汚いモノ扱いをされる等の偏見を強く感じていた。そのため、当院の方針でCOVID-19の受け入れであることを伝え、県の施策であることや、安全に受け入れをするための手順等を説明した（**写真1**）。また、正しい知識を得ることでの不安・偏見解消も視野

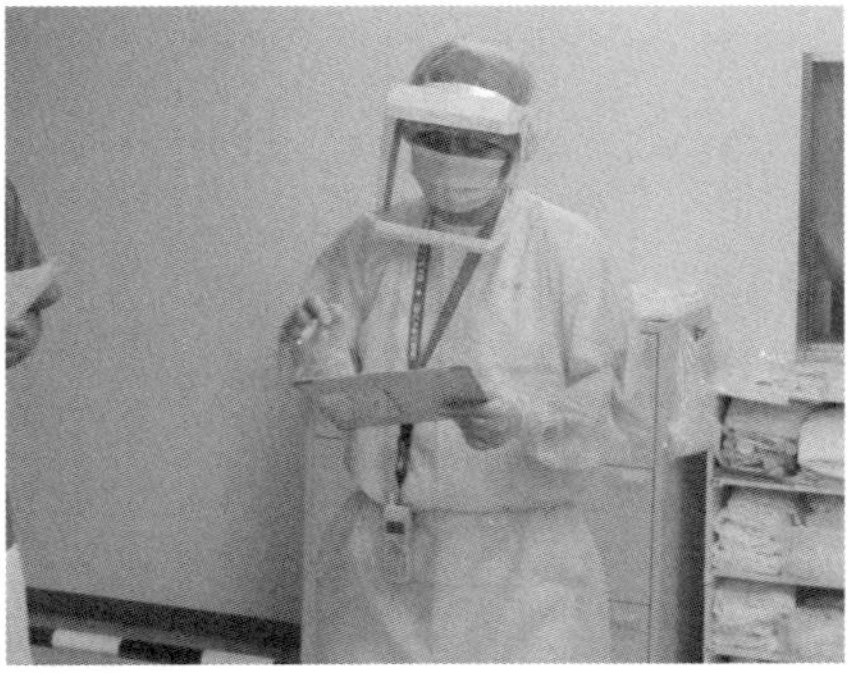

写真1　フルPPE（個人防護具）着用での活動時間の検証

に入れ、ＣＯＶＩＤ-19の疾患や感染経路、時点で想定された感染対策等を、専門家である感染症内科医から職員に向け研修会を行った。さらに、周囲の変化を待つだけでなく、精神科領域でも活用されているピアサポート（仲間同士の支え合い）に準じ、ＣＯＶＩＤ-19対応病棟の職員同士で声を出し合い、当事者同士でストレス緩和を行うことを推奨した。

私や県立病院Ａの感染症内科医等、相談できる専門家が身近にいることで、安心感につながり、また、正しい対応を知ることで、根拠と自信を持った対応となった。適切な対応を行い、感染拡大に至らなかった結果は、さらなる自信と安心感につなげることができた。私自身も周囲に安心感を与えることができるよう、可能な限り現場に出向き、その病棟スタッフとともに対応し、疑問や不安解消を行うことも心がけた。

精神科におけるＰＰＥについて

一般科病院と比較した場合、精神科病院では、侵襲的なケアの少なさ等から、平時における個人防御具（ＰＰＥ）の使用は少なく、配置も多くない。当院では、マスク・手袋こそ一定の配置はあったが、長袖ガウン、アイシールド、Ｎ95マスク等の在庫は少なかった。購入しようにも、日常からの購入履歴が少ないことから、卸業者からの販売優先順位は低く、納入が困難であった。しかし、精神科病院では、精神保健福祉法に則った「隔離（施錠による）」「拘束」の対応があり、この際、患者と職員の安全を守るために、複数名での対応が必要となることや、特に拘束中は精神状態や、拘束部位の皮膚状態等を高頻度で観察する必要があり、接触頻度を減らすことが難しい場面も多い。条件によっては、一般病院よりＰＰＥが必要となる場合がある（**表1**）。県の備蓄分や寄付等でＰＰＥ無しの対応は免れたが、備蓄については今後起こりうる新興感染症に向け、さらなる検討が必要である。

行動制限

患者側も未知の感染症に対しての不安が強く、強い精神症状や不穏が出現し、多くが精神保健福祉法における隔離や拘束の対象となった。適切に対応するため、対応病棟の受け入れ上限数は大きく制限したが、慣れない追加業務や、未知の感染症への対応を強化するため、職員配置数は変更せずに対応を継続したことは、対策に必要な人員の確保につながった。

一般病院でも療養期間中は個室から出られない行動制限を受けている背景もあり、対応開始当初は施錠を伴う隔離をせざ

表1　PPE使用量の差（擬似症の場合）

	身体科（軽症例）	精神科（隔離拘束対応）
訪室頻度（患者1人あたり）	**各勤1回程度⇒3回/日** 訪問回数を減らすことが可能 ・検温は患者に行ってもらいナースコールで聞き取り ・勤務帯1回程度(症状に応じ増減)の対面での観察　等	**30〜60分/回⇒48回/日** 精神保健福祉法に則った直接観察が必要（高頻度） ・指示に従えない患者の存在 ・直接観察が必要
対応職員数	1名対応可	原則2名以上対応
配置人数	多い	少ない（精神科ルール）
必要PPE数（患者1人あたり）	訪室回数×対応人数 3回×1名＝**3セット/日**	訪室回数×対応人数 48回×2名＝**96セット/日**

COVID-19は軽症対応でも、精神科では重症対応以上のヒトやモノが必要な場合も！

るを得ないとの声も多かった。しかし、一定数の陽性患者に対応しても、職員が感染しなかった体験は、自分たちの感染対策への自信につながった。その結果、感染対策下においても、日常の精神看護の視点での創意工夫したケアの提案等の意見交換を行い、精神症状の安定や、快適な療養環境提供のためにゾーニングの検討を繰り返した。病棟全体を専用病棟としたため、陽性者であっても食堂等の開放的な環境での療養を提供できるようになった（**写真2**）。その取組は、患者の精神的な安定につながり、拘禁反応等による暴力行為等の減少に効果があったと考える。

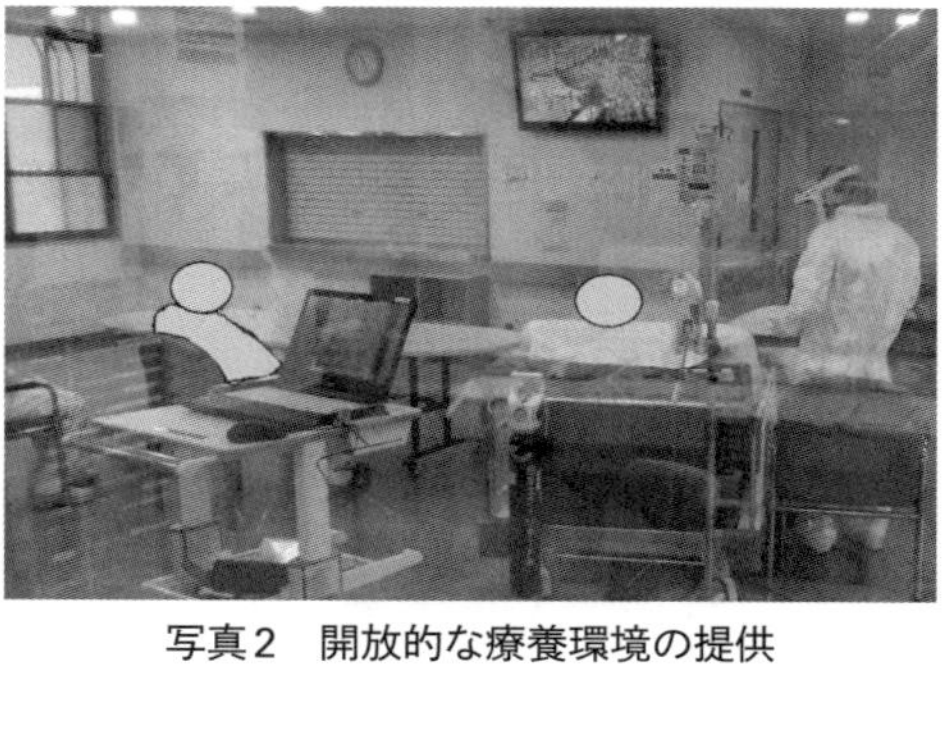

写真2　開放的な療養環境の提供

面会の受け入れ

原則、ＣＯＶＩＤ-19罹患患者の面会については制限したが、重症例で看取りの可能性があったケースについては、精神科病院の環境特性（出入り口の二重扉等）を活用し、安全に面会できる環境を整えたことで、終末期における直接対面による家族面会を実施することができた。

おわりに

感染対策の意識が根付いていない単科精神科病院でのＣＯＶＩＤ-19患者の受け入れは、まさに手探りの対応であった。大規模クラスターやインフルエンザ等のアウトブレイク等、精神科病院の環境は感染に対してハイリスクである。しかし、この経験は当院においての感染対策の意識を向上させるためのチャンスでもあった。「感染症は精神科では看られない」「重症例は設備的に無理」という考えから、「どうすれば対応できるか」「どのような環境であれば患者は安楽に過ごせるか」という視点で、全職種全職員が一丸となって対応できた。直接患者に対応する医療職だけで病院が回っているわけではないことを深く感じられた期間であった。

また、人員も、ＣＯＶＩＤ-19対応中は余裕のある人数配置であった。平時はいわゆる「精神科特例」で人員の配置が少ない精神科病院だが、「行動制限」の部分でも述べた通り、やはりＣＯＶＩＤ-19対応として、一定の人員確保ができたことで、手厚く開放的な環境での療養が提供できたことは大きな成果だと考える。この成果が、今後の精神科の適切な人員配置につながり、感染対策だけでなく、隔離や拘束といった精神科病院での問題解決の糸口となることを祈る。

どうしてマスクは不足したのか

ＣＯＶＩＤ‐19流行期は、家庭用・医療用等のあらゆる種類のマスクが不足した。ＮＨＫでは、2020年1月28日に静岡県内のドラッグストアでマスクの販売個数制限を行うと報じている。(1) この頃は日本国内の感染者数は数人であったが、すでに例年と比較してマスクの売り上げが数倍に伸びていた。マスク不足はなぜ起きたのか。

マスクが不足した第一の理由は、急速な需要の増加である。感染拡大を防ぐためにマスク着用が呼びかけられたことで一般市民のマスク需要が増加した。ちなみに、本来のマスクは咳エチケットとしての役割が大きいが、口や鼻に飛沫を侵入させないための役割と認識されていた。転売目的で大量購入する者もおり、法外な値段で取引が行われた。また、日本はマスクの国内需要のおよそ8割を輸入に頼っており、(2) 各国が輸出制限をかけたり、売値を引き上げたことも要因の一つであったと考える。

森田亮一　略歴
2000年　兵庫県立総合衛生学院　看護学科第1部　卒業
2000年　兵庫県立光風病院（現兵庫県立ひょうごこころの医療センター）入職
2017年　日本看護協会感染管理認定看護師　取得
2018年　兵庫県立ひょうごこころの医療センター　感染対策専従看護師　現在に至る

コラム３

この状況を鑑み、国民生活安定緊急措置法に基づくマスクの転売規制が行われた。[3] さらに、20年4月以降に政府からガーゼ製布マスクが全世帯に2枚ずつ配布された（通称「アベノマスク」）。

医療機関でもサージカルマスクおよびN95マスクの不足が生じたため、適切なタイミングで交換ができなかったり、代替品に頼らざるを得なかった。特にN95マスクは規格をクリアしていない代物も多く、その検品作業に多くの時間を費やすこととなった。

20年5月頃よりマスクが店頭に並び始め、[4] マスク不足は収束していった。今回の教訓としては、平時から備蓄を行う必要があること、国内生産を含めた多様な供給網を確立しておくことではないだろうか。適切な資材が適切な場所で使用できる生産・流通・販売の管理体制が望まれる。【M・H】

引用文献

（1）ドラッグストア　マスク販売で個数制限も　NHK　https://www3.nhk.or.jp/news/html/20200128/k10012262281000.html（２０２４年10月14日アクセス）
（2）マスクの生産（国内生産・輸入）数量 推移　一般社団法人　日本衛生材料工業連合会　https://www.jhpia.or.jp/data/data7.html（２０２４年10月14日アクセス）
（3）国民生活安定緊急措置法に基づくマスクの転売規制について　消費者庁　https://www.caa.go.jp/policies/policy/consumer_research/price_measures/pdf/price_measures_200310_0001.pdf（２０２４年10月14日アクセス）
（4）マスク　都内一部地域で店頭に大量に並ぶ　NHK　https://www3.nhk.or.jp/news/html/20200512/k10012426991000.html（２０２４年10月14日アクセス）

6　パンデミック中の妊産婦の対応
～コロナ患者の分娩を経験して～

中村　麻子
国際親善総合病院感染防止対策室副室長・看護師長
感染症看護専門看護師・助産師

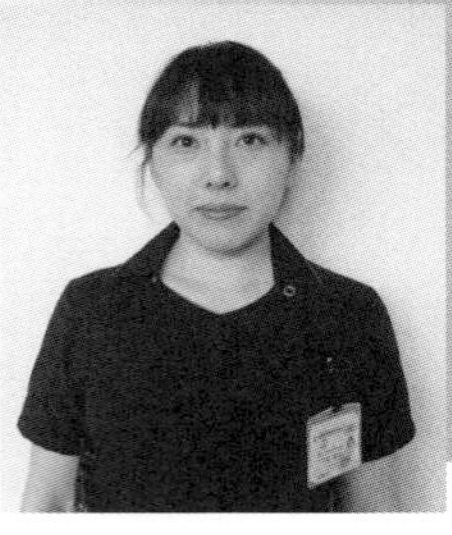

２０１９年12月、私は横浜市内にある病床数２８７床の二次救急拠点病院である国際親善総合病院の産科混合病棟の師長として勤務していました。そして、院内の感染防止対策室の副師長も兼務していました。中国で武漢コロナウイルスと言う新興感染症が発生したというニュースが流れていましたが、対岸の火事と思っており、感染対策を考えることもなく平和な日々を送っていました。しかし、20年２月３日にダイヤモンド・プリンセス号が横浜港にはいり、その数日後に偶然通りかかった車内から実際に停泊している船を見て急に緊張が走りました。

身近な医療機関がダイヤモンド・プリンセス号から新型コロナウイルス感染症（ＣＯＶＩＤ-19）患者の受け入れを始めた２月初旬、私のもとに突然衝撃的な事実が舞い込みました。当院から転院搬送した患者がコロナ陽性だったと報告がはいったのです。患者は台湾から来たお客さんをタクシーに乗せたと話すタクシードライバーであり、呼吸状態が悪く近隣の開業医より当院に紹介受診した患者でした。入院翌日には当院から高次医療機関へ転院搬送となり、そこで陽性が判明したのです。

ＣＯＶＩＤ-19の市中感染事例が市内で1例も報告されていないなか、まさか当院から1例目が出るとは思っておらず、病院全体が凍りついた瞬間でした。かかわった職員全員が濃厚接触者となり、その職員たちが感染する不安と戦うなか、病院には鳴り止まないほどの電話がかかるようになりました。「コロナ患者はどこの病棟にいるのか？」「うちの家族が入院しているが、感染しないか心配だ」「コロナの患者が通った場所を教えてくれ」「コロナに感染したくないから別の病院を紹介してくれ」など連日その対応に追われました。なかには、患者の住所を聞く人もおり、個人情報であるためお話しできないと伝えると、「隠すんじゃない！」「感染したらお前らの病院を訴えてやる」など罵声を浴びさせられることもありました。産科を持つ当院は、かかりつけの妊婦の不安も多く、「心配だからコロナの検査をさせてほしい」「感染したらお腹の赤ちゃんはどうなるのか」など妊婦の対応にも追われました。今回、パンデミック中に経験した妊婦への対応、分娩時の対応、妊産婦の思い、そして自身の思いについて振り返ったのでここに記したいと思います。

パンデミック中の妊婦の不安

(一) コロナが与えた妊婦の不安や影響

20年4月、緊急事態宣言が発出され社会全体が自粛モードにはいりましたが、妊婦たちは健診を受けるために屋外へ出なくてはならず、さまざまな不安が発生していました。「妊婦健診に行ったら感染しそうで怖いから行かなくてもよいか」「妊婦健診につけていくマスクが手に入らない」「今コロナになったらお産はどうなるのか?」「(利用予定の) 陣痛タクシーにコロナ陽性になった場合のことを聞いたら対応できないと言われた」等、プチパニック状態の電話が続きました。しかし、こちらの準備もできておらず、保健所の対応も検討中であり、明確な回答ができないことばかりで、相談してきた妊婦へ安心感を与えられず悩むことばかりでした。

(二) ひとりで受ける妊婦健診、社会から孤立した妊婦

感染対策を強化するため、妊婦健診時の家族の付き添いや両親学級、無痛分娩教室の中止を決定しました。しかし、「出産の準備がよくわからない」「友達もつくれないから相談もできない」と言う声が増え、さらに、「里帰り出産をする予定だったが断られた」「実家の親に来たら困ると言われた」「育児サークルが中止になり相談できる人がいない」等々、周囲からのサポートを受けられず孤立する妊婦が増えていきました。

このままではよくない、何か手立てはないかと悩み、現場の助産師と相談しました。そして、まずは両

親学級の内容を1組ずつ予約制で短縮して実施してみることにしました。この個別の両親学級は、想像以上に効果があり、「夫が今まで以上に助けてくれるようになった」「父親になるという実感がもてた」など嬉しい声が多く聞かれました。感染対策を理由になんでも中止するのではなく、工夫して形を変えて実施することの大切さを改めて感じた瞬間でした。

パンデミック中の妊婦の感染

市中の感染者数が増えてきたころ、当院のかかりつけ妊婦がコロナに感染したという連絡がはいりました。まだ7か月にもかかわらず咳嗽でお腹が頻繁に張るという連絡でした。子宮収縮抑制剤の内服をしても張りがおさまらず入院が決定しました。コロナ専用病棟の職員は切迫早産の妊婦の管理経験がなく不安な様子でしたが、毎日助産師が訪室し一緒に管理することができました。

入院管理よりも困難に感じたことは、感染した妊婦の外来受診でした。切迫早産兆候がある場合は、診察を待つことができず、特に日中はまずどこで診察をすればよいか非常に悩みました。通常の外来ブースには他の妊婦がいるため使用できず、外から直結で院内にはいれる場所で、換気がよく臥位が取れる場所が必要でした。当院でこれに該当する場所は霊安室のみでした。日常的に線香の煙がでることからこの部屋はどこの部屋よりも換気がよかったのです。霊安室の荷物をすべて移動させ、空にした部屋にストレッチャーと経腹エコーを入れ、診察はストレッチャーの上で行い、懐中電灯を用いてクスコ診などもしました。今思えば非常識な環境下ですが、その時できる最大限の環境だったと思います。

パンデミック中の分娩

(一) ひとりで出産する心理

コロナ禍ではパートナーや家族の立ち合い出産ができず、産婦はひとりで出産することに対して大きな不安を抱えていました。「そばにいてほしい」「手を握っていてほしい」「腰をさすってほしい」という産婦に対して、ずっと付き添うことは難しく、助産師自身も大きな葛藤がありました。出産時はできるだけ産婦に声をかけ不安を感じさせないよう配慮し、出産後も家族に代わって外回りの助産師がたくさん写真を撮りました。これまで以上に丁寧に対応することで産婦や家族だけでなく助産師自身も精神的に支えられていたように感じます。

(二) エアロゾル発生の環境下における医療従事者への感染管理

自施設では無痛分娩を取り扱っていましたが、無痛分娩を担当できる医師（A）が1名しかおらず、そのA医師が感染すると多くの無痛分娩希望者が無痛で出産できなくなるという問題を抱えていました。経腟分娩は、陣痛による声もれや分娩時の努責等、エアロゾルが発生する環境下であり、このA医師を感染させないためにも介助する医療従事者に対して十分な感染対策が必要でした。

　現場の助産師やA医師とも繰り返し相談し、まず空調の流れを確認して風上に医療従事者が立てるようにしてはどうかと考えました。そのため分娩台の配置換えをして分娩介助者が産婦の風上に立てるよう試みました（図1）。さらに、分娩台では産婦の顔の両サイドに高性能エア（HEPA）フィルターを設置し、産婦の呼気が医療従事者側にこないように強制換気をしました。一見ものものしいなかでの出産で抵抗はありましたが、予め説明することで意外と産婦の受け入れもよく、このスタイルでの分娩が継続されました。

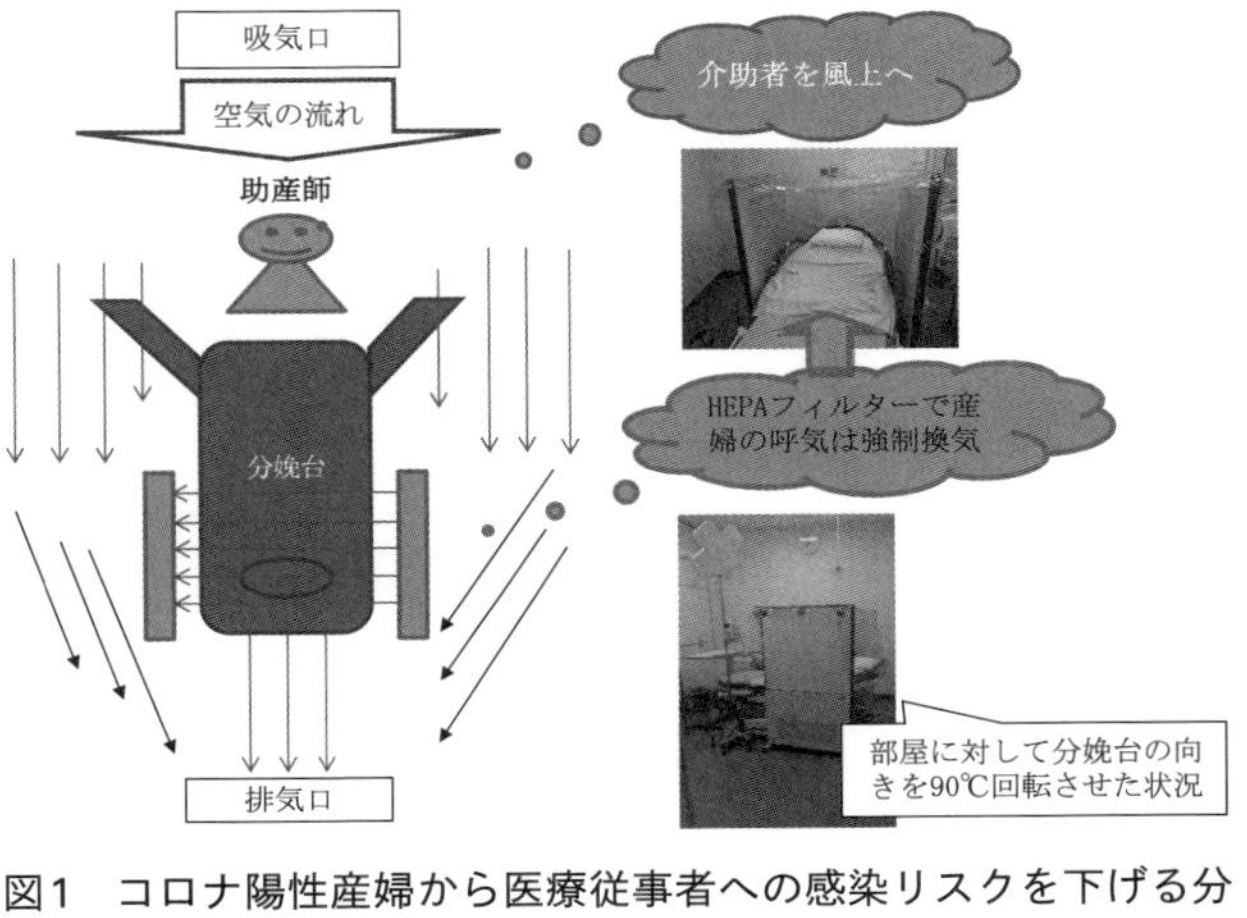

図1　コロナ陽性産婦から医療従事者への感染リスクを下げる分娩台配置

（三）コロナ陽性者の分娩

　パンデミックから1年、自施設では「陽性妊婦の出産は取り扱わず搬送すること」と周知されていました。しかし、感染者数が増加してきた21年8月19日、「コロナ感染の妊婦が入院できず自宅で出産し新生児が死亡」という大変ショックなニュースが報道されたことにより状況は一変しました。

陽性妊婦の搬送は期待できないと痛感し、すぐに自施設で陽性妊婦の出産ができるよう準備を進めました。そして、その直後に1例目の陽性妊婦の出産（帝王切開）を経験しました。産後、母親は我が子の写真を見て安堵し微笑んでいましたが、次第に「産んだ気がしない」とこどもに興味を示さなくなりました。日がたつにつれ「帰りたい」「（こどもなんて）どうでもいい」と医療従事者との会話も拒み食事も摂らない状況に陥りました。原因として、産後の母児分離による精神面のケアと育児技術の獲得に向けた支援が不足していたことが考えられました。その背景に助産師が他病棟の隔離エリアに訪室する負担から1日数回しか訪室できていなかったことや、コロナ病棟の看護師もケア度の高いコロナ患者に時間を取られており、この母親へのケアが後回しになっている状況がありました。すぐに現場の看護師と助産師間でカンファレンスを開き介入した結果、この母親は穏やかな心を取り戻すことができ退院しましたが、このような状況を作ってしまったことに当時はかなり落胆しました。しかし、その後も陽性妊婦の出産は続いたので、この経験を次へ活かすことで少しずつ乗り越えられたと思います。

おわりに

今回振り返りをするなかで、コロナ禍での妊娠出産は、大変厳しい環境だったと改めて感じました。私は、そんな妊産婦の不安を傾聴することしかできませんでしたが、コロナ禍という特殊な環境においては、それも大きな役割だったと思います。ＩＣＮとしての戦いもありましたが、それ以上に得るものも多くありました。いつも手探り状態の対策を遅くまで一緒に悩み考えてくれた現場の職員や、個人防護具が不足する時期にゴミ袋でガウンを作成して届けてくれた地域住民、手作り石けんを届けてくれた近隣のこどもたち、たくさんの方の温かい心に触れました。多くの人に支えてもらって今があるということを忘れず、この経験を今後に活かしていきたいと思います。

中村麻子　略歴

２０１１年　東邦大学大学院医学研究科　感染制御看護分野を修了し、同年、感染症看護専門看護師の資格を取得。当時、唯一の助産師の感染症看護専門看護師であり周産期領域を中心に活動を開始。

２０１２年　国際親善総合病院の産婦人科混合病棟師長に就任。同時に感染防止対策室副室長となる。

２０２０年５月、新型コロナウイルス感染症の感染拡大により産科病棟を離れ、感染防止対策室の専従となり現在に至る。

自施設だけでなく他の医療機関や産科クリニック、高齢者施設、在宅、保育園や小学校などからも相談を受け、地域を含めた活動をしている。また、助産師学校や看護学校、感染症看護専門看護師や感染管理認定看護師を目指す学生の教育にも携わっている。

7　終わっていない5類移行後も続く新型コロナウイルス感染症との闘い

小西　直子
救世軍ブース記念病院看護部長・病院感染管理者
感染管理認定看護師

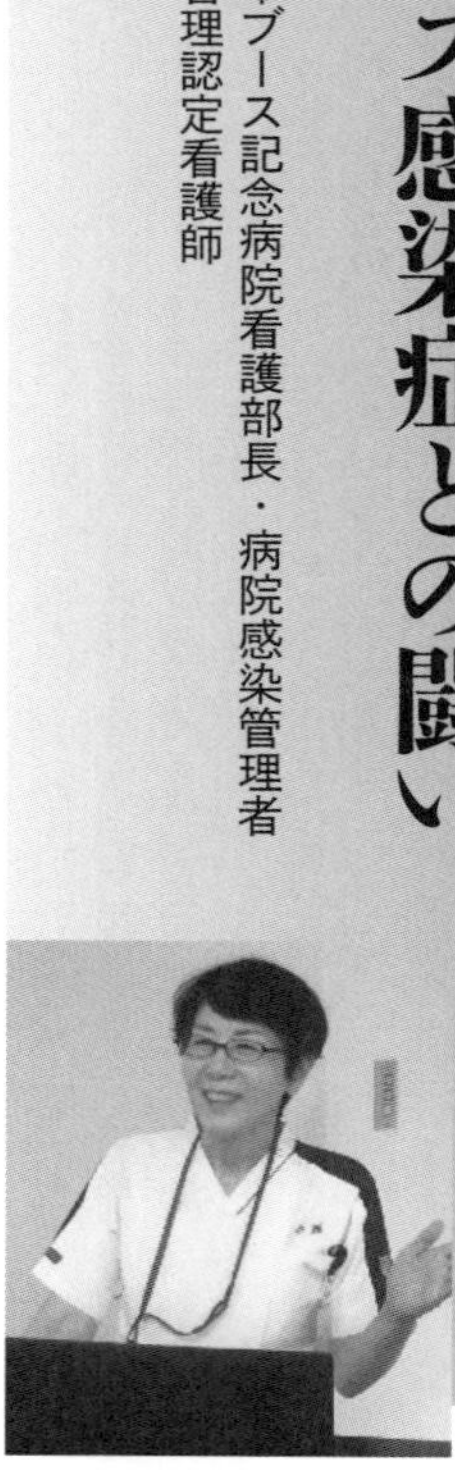

5類感染症へ移行後に感じる世間とのギャップ

私は、2020年4月1日に現在の病院に入職した。感染症を専門とする医師も感染管理認定看護師も不在の病院で、職員は新型コロナウイルス感染症（COVID‐19）にどう立ち向かえばよいかわからず、戦々恐々とした状況が見て取れた。初日より、「発熱患者来院時の動線や待機場所の確認をしてほしい」「マニュアルもなく自分たちはどのように行動すればよいのかわからない」等、さまざまな相談がはいり、待ったなしの活動が始まった。まずは、有熱者の待機場所や職員食堂、更衣室等の院内環境を整備し、4月13日には、COVID‐19感染対策マニュアルを作成し院内感染対策委員会で承認を得た。職員に正しい情報と最新の知識を伝え、不安を軽減させることが重要と考え、ＣＯＶＩＤ-19対策の病院方針や最新情報ニュースを作成し伝達するとともに、全職員へＣＯＶＩＤ-19対策の出前講義・個人防御具（ＰＰＥ）着脱訓練も繰り返し行った。５月には、職員健康管理体制を整備し、体調に関する相談を受けるようになった。抗原定性検査実施のための体制づくりと検体採取訓練も行った。10月から病院幹部をはじめとする多職種参加のＣＯＶＩＤ-19合同検討会を毎週開催し、ＰＣＲ検査の導入や発熱外来開設について議論やシミュレーションを重ね、12月から発熱外来開設となった。21年３月からは、ワクチン接種に向け、各職員と協働し、接種者の確保と筋肉注射の練習、副反応発生時対応などの実施体制を構築し４月から接種を始めることができた。22年１月から、当院でもクラスターが発生し始め、その度に対応に追われる日々となったが、複数回の経験を経て職員も慌てずに粛々と対策が実施できるようになっている。

ここからは、５類感染症へ移行後の取組を振り返り述べる。

新型コロナウイルス感染症（ＣＯＶＩＤ-19）は、23年５月８日に感染症法「新型インフルエンザ等感染症」２類感染症相当から５類感染症へ移行された。これを機に、世間では加速的に感染対策が緩和され、人混みでのマスク着用者は明らかに減り、密集した電車内でも唾を飛ばしながら大声で話す人、咳エチケットも行わずにくしゃみをする人を当たり前のように見かけるようになった。人の移動や集まりも活発に行われるようになり、海外からの旅行者も大幅に増えた。最近では、「コロナは終わった」という言葉がメディアからも聞かれるようになり、過去のことと捉えられている風潮がある。しかし一方で、当院のような感染弱者を多く抱えた慢性期医療機関や高齢者施設においては、未だクラスターがたびたび発生し対応に追われる日々が現在進行形であり、大きなギャップを感じている。院内の感染責任者である私は、5類感染症移行後も思い切った緩和策に舵を切ることができず、石橋を叩きながら日々模索中である。

5類感染症への移行で変わった国の方針

23年4月27日に当時の加藤厚生労働大臣が、「COVID-19に係る新型インフルエンザ等感染症から5類感染症への移行について」で、23年5月8日から「5類感染症」に位置付けることを公表した。この中で移行の理由を、①国内では、オミクロン株の亜系統の占める割合が増加する等の動きはあるものの、これらの変異株について重症度が上昇していることを示す知見は国内外で確認されていないこと、②感染状況は足元で増加傾向だが、水準は昨年夏の感染拡大前を下回る状況が継続し、病床使用率や重症病床使用率は全国的に低い水準にあることから、病原性が大きく異なる変異株の出現等の科学的な前提が異なるような特段の事情は生じていないことが確認されたため、と説明した。5類感染症への移行により、これまでの法律に基づいて行政がさまざまな要請・関与をしていく仕組から、個人の選択を尊重した自主的な取組を基本とする対応に転換された。しかし、一般市民はもちろん、医療従事者でさえ、さまざまな場面において適切な判断のもと行動するのは難しい。医療提供体制も限られた医療機関での特別な対応から、幅広い医療機関での対応に変わり、当院のような限られた診療しか行えない慢性期医療を担う中規模病院においても病床を確保して患者を受け入れることを求められるようになった。

５類感染症移行後の当院のコロナ対応の考え方

当院は、療養病棟、地域包括ケア病棟、ホスピス病棟１９９床を有する中規模病院で、ＣＯＶＩＤ-19に罹患した場合、重症化リスクが高くなる高齢者、免疫力の低下したがん患者等、いわゆる感染弱者で占められている。23年８月21日に厚生労働省から発行された『新型コロナウイルス感染症ＣＯＶＩＤ-19診療の手引き第10・０版』には、オミクロン株になり、毒力は低下し、重症化する症例の割合は減ったが伝搬性は非常に高くなったこと、高齢者や基礎疾患を有する方などにとって健康上の脅威であることに変わりはないことが記載されている。確かに、デルタ株の流行期には、当院でもＣＯＶＩＤ-19に罹患後、１週間程度で呼吸不全に陥り、死亡に至る事例が発生していたが、オミクロン株中心の流行になってからは、隔離期間中に死亡する患者はいなくなった。その代わり、院内におけるクラスター発生件数は増加し、感染した患者さんが、隔離期間が終了した後も日常生活動作や体力が回復しないまま全身状態が悪化し寿命を縮める事例が複数発生するようになった。改めて、持病を複数抱え医療的処置が不可欠で、生活の全般にわたって介助が必要な当院に入院しているような高齢患者さんにとって、コロナの感染は命にかかわる大きなダメージとなることを思い知らされている。そのため、当院では、入院患者さんに人生の最期の大切な時間を穏やかに過ごし、寿命を全うしていただくためには、5類感染症へ移行後も一定の感染対策を継続させ、患者を感染から守ることが最重要と考え、社会との大きなギャップを感じながらも感染対策の緩和については、慎重に進めることを方針としている。

緩和策推進に対するジレンマ

20年1月にCOVID-19患者の国内初症例が報告されて以降、ワクチン接種、COVID-19罹患による免疫状態の変化や新しい変異株の出現により、臨床像は変化しながら流行は今も繰り返されている。当然のことだが、感染症法の扱いが2類感染症相当から5類感染症に移行したからと言って、コロナウイルスの特徴が急に変わるわけではない。厚生労働省からは、発症後5日間経過すればウイルスの排出は大きく減少するものの、コロナ発症から10日間が経過するまではウイルス排出の可能性があるため、不織布マスクの着用、高齢者等ハイリスク者との接触は控えるよう伝えられている。

しかし、患者家族からは、5類感染症に移行したから、「面会は毎日」「患者と一緒に飲食も」と、5月8日を境にCOVID-19の脅威がなくなったかのように、コロナ流行前の対応に戻すことを求められるようになった。医療従事者でさえも世間の緩み具合を肌で感じるなかで、自分たちもそろそろという思いが出てきて食事会やイベントに参加する職員も増えている。病院幹部からは、「面会制限が理由で入院を断る患者や家族がいる。入院患者数減少の一因となっているため、収益アップのために面会をもっと緩和できないか」とたびたび言われるようになった。

また、当院はキリスト教の団体が経営する病院のため、礼拝やイベントへの参加者も多い。礼拝には、讃美歌の合唱は必須の行為であるが当然、感染リスクも高まる。5類感染症移行前は、こういった信仰上、重要な行為についても、どうにか折り合いをつけながら制限をかけてきた。院内での宗教に関連した儀式や行事の場では、都度、感染リスクをアセスメントしたうえで、信仰の妨げとならないよう、必要最小限の感染対策とするよう努力してきた。たとえば、毎日の礼拝は、院内テレビの視聴に切り替え、召天された患者さんのご遺族のグリーフケアを目的に行う召天者合同記念会は、職員のみが参加して執り行い、その模様をインターネット限定配信で視聴していただく方法にした。司式者と最前列までの距離をとったうえで、讃美歌も司式者のみの一部歌唱に留めるなど、信仰に欠かせない一つひとつの行為を理解し、チャプレン（病院付き牧師）と話し合いながら、可能な感染対策を模索している。確かに、私も感染対策重視による弊害の大きさ、コロナ禍以前の生活に戻していく必要性は強く感じている。しかし、院内クラスターはどうにか防ぎたいし、持ち込まれたとしても最小限に抑えたい。これ以上、患者さんの命を縮めたくはないと強く思う。感染対策に関する意識が大きく低下している社会で生活する職員や外部者はどうしても感染リスクが高くなっているし、無症候性感染者も一定数存在する。個人の判断、医療機関ごとの判断による対応が求められる今、当院はどこまでガードを下げられるのか、どのようにすれば当院の患者さんを感染から守っていけるのか、非常に難しい選択を強いられている。

これからも続く緩和策の検討

当院では、５類感染症移行を見据えて、昨年４月頃から毎月のように面会方法や外出・外泊対応、発症患者や職員の隔離期間、無症状のコロナ陽性職員の就業停止期間、濃厚接触職員の自宅待機期間、自宅等から入院する患者へのＰＣＲ検査の実施、コロナ休暇等々、今までの感染対策の緩和について検討を繰り返してきた。たとえば、これまでクラスター発生時は、スクリーニング検査を行うことで、感染拡大範囲を把握し、早期に感染者を特定して隔離対応や業務実施範囲を決定してきた。しかし、５類感染症移行後は、無症状者への検査費用が病院負担となることや、ＰＣＲ検査で陰性を確認した翌日に発症し、抗原定性検査で陽性になる患者や職員が複数出たという経験から、見直しを迫られた。そこで、スクリーニング検査を行わないで対応する場合のメリット・デメリットを費用・所要時間・感染リスク・職員の感染対策実施レベルの面から示し、検討の結果、検査は有症状者だけに実施することとなった。

また、濃厚接触者については、今までのクラスター発生時の患者・職員の接触日から発症または陽性判明日までの日数等をもとに、無症状の同室患者についても検査は実施せず、５日間フルＰＰＥ（個人防護具）での対応に変更した。濃厚接触職員についても検査はせず、３日間感染患者の担当や感染対策の徹底を行い就業しながら、観察強化することを可能とした。

このような検討にあたっては、厚生労働省や東京都、感染関連学会から発出される最新の知見や行政の対応に関する動向を確認し、感染対策向上加算の連携病院や近隣の医療機関の対応状況について情報収集するなどをしたうえで、感染制御チーム（ＩＣＴ）で検討し、院内感染対策委員会での提案・承認を経て、病院の決定として職員に周知しているが、こういった検討はこれからも繰り返されることになる。

おわりに

世間がコロナは過去のこととしてコロナ前の日常に戻っても感染弱者と日々かかわる私たちにとって、ＣＯＶＩＤ-19との闘いは終わりではない。これからも流行は繰り返される可能性があり、院内でクラスターが起こることも想定し、患者や職員を守るために、屋内でのマスク装着、換気、手指消毒、身体的距離を適切に保つ等、基本的な感染対策は可能な範囲で維持しなければならない。緩和策の推進にあたっては、患者・家族・職員の心情も考慮し、過剰な対応にならないよう、十分検討し、折り合いをつけながら緩和していくよう努めていきたい。今回のＣＯＶＩＤ-19の到来で、改めて日常の標準予防策の重要性を突き付けられた。ひとり一人の実践レベルを上げ、次の未知なる感染症が来ても対応できるようにしていきたい。

参考文献
（1）厚生労働大臣．「新型コロナウイルス感染症（COVID-19）に係る新型インフルエンザ等感染症から5類感染症への移行について」令和5年4月27日
（2）厚生労働省．「新型コロナウイルス感染症COVID-19診療の手引き第10・0版」2023年8月21日．
（3）尾身茂著『1100日間の葛藤』、日経BP、2023年

小西直子　略歴
2003年　感染管理認定看護師の資格取得。東京厚生年金病院（現JOHO新宿メディカルセンター）で感染管理専従者として感染管理・感染管理教育、臨床実習指導に従事
2016年～日本看護協会看護研修学校認定看護師教育課程感染管理学科専任教員
2017年　特定行為研修修了
2018年～認定看護師制度再構築準備室にて特定行為研修を含めた認定看護師教育カリキュラムの構築に従事
2020年～救世軍ブース記念病院副看護部長兼病院感染管理者
2021年10月～現職
日本環境感染学会評議員、CITA（臨床感染症看護教育研究会）運営委員

コラム4

日本で初めての緊急事態宣言

２０２０年３月「新型インフルエンザ等対策特別措置法（特措法）」を改正し暫定的に新型コロナウイルス感染症を適用対象に加え、４月７日特措法に基づく『緊急事態宣言』を初めて発出した。総理大臣が都道府県知事・国民に対し、緊急的な措置をとることを宣言するものである。感染症の流行に伴い発令されるため、国民の健康を守り、医療を確保することが目的である。海外で実施されたロックダウンとは、道路・交通の遮断があり、遵守しない場合に罰則が伴う点が大きく異なる。

主な内容としては、不特定多数が集まる場所は休業・閉鎖、人の生活に影響する業態は継続する。

日本人は罰則がなくても守ろうと努力した反面、マスク警察・自粛警察のような同調圧力と正義感の誤った例も問題になりはじめた。流行初期に感染者や医療従事者への偏見や差別も、自分自身や周囲の人を危険に晒したくないという不安からくるのだろうが殺伐とした状況になった。社会・経済に影響を及ぼしたとしても『緊急事態宣言』で感染症の流行を緩徐にすることができたかもしれない。しかしウイルスの恐ろしさよりも同じ人間が恐ろしいような事態は二度と繰り返してはならない。もし次のパンデミックが起きるならば、私たちＩＣＮの活動により、少しでも人々の不安が取り除かれることを願う。

22年以降の『まん延防止等重点措置』は、地域での封じ込めのため都道府県知事により具体的な対策内容を実施できるが、都道府県により異なった内容となることで、特に隣接した地域などで混乱も生じた。

この期間は、市中・施設内外でも厳しく、寂しい絶望的な想いにとらわれていた印象や記憶が強いが、ＹｏｕＴｕｂｅの『新しい時代』をみると「緊急事態宣言」時の美しい日本、閑散とした風景とともにマスクの下に笑顔をたたえる人々をみることができる。ＩＣＮはこの笑顔を守っていかなければならない。

【Ｔ・Ｙ】

8　5類移行後に感じた違和感は発生したクラスターで明らかになった

勝平　真司
医療法人伯鳳会赤穂中央病院
感染管理特定認定看護師

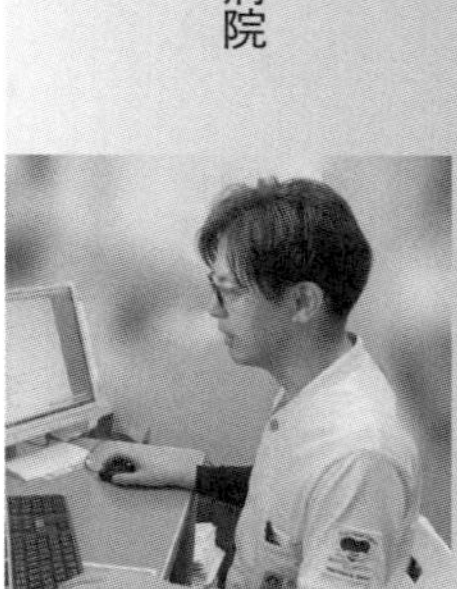

感染症法では感染症について感染力や感染した場合の重篤性などを総合的に勘案し1～5類等に分類し、感染拡大を防止するために行政が講ずることができる対策を定めている。新型コロナウイルス感染症（COVID-19）の位置付けは、当初「新型インフルエンザ等感染症（2類相当）」とされていたが、2023年5月8日から「5類感染症」になった。これにより法律に基づき行政がさまざまな要請・関与をしていく仕組から、個人の選択を尊重し、国民の自主的な取組をベースとした対応に変わった。5類移行のポイントは、

①基本的な感染対策は政府として一律に対応を求めない

②感染対策の実施は個人、事業者の判断が基本
③感染対策の実施にあたっては感染対策上の必要性に加え経済的、社会的合理性や持続可能性の観点も考慮して感染対策に取り組む等

主にこの三つである。これを見ると政府からの指示はすべて各個人、事業者に委ねられたことがわかる。5類に移行することは経済を回すうえで重要であると認識していた。しかし、経済を回すことで人の動きが活発になり、多くの感染者が発生することにつながるため、5類移行はきっと厄介なものになると、この時、感染管理を担う誰しもが強く感じていたのではないだろうか？

COVID-19に立ち向かった記録

当院は兵庫県南西部、西播磨地域赤穂市にある地域の基幹病院で298床のケアミックス病院である。周辺人口は15万人で患者は赤穂市、相生市、西は岡山県東部からも来院する。当院周辺には赤穂健康福祉事務所（当院隣）、第2種感染症指定医療機関である赤穂市民病院があり日々連携を図っている。

当院ではCOVID-19が流行することを念頭に第一波から発熱外来、帰国者接触者外来を設置、第三波では協力医療機関（4床）、第五波では重点医療機関（8床）を設置、ワクチン接種協力医療機関等、地域の基幹病院として役割を果たしてきた。感染対策も創意工夫を重ね、さまざまな対策を考え第六波まで

クラスターを起こさなかった。第七波（22年9月）に初めてクラスターを起こしたが、迅速な対応で終息できたのも全職員に感染対策が浸透し、対策を遵守してくれたからだと胸を張って言える。

COVID-19が流行するまでの感染症は、感染対策チーム（ICT）主導で対応してきた。しかし、感染状況を知るたびにCOVID-19は今まで対応してきた感染症とは違い、ICTだけで抑え込むことは難しいと感じていた。そのため第一波発生後、全職員で対応できるようにCOVID-19対策チームを立ち上げた（メンバーは私を含む各部門長等で構成し、そのなかから4名のコアメンバーを選出した）。毎週定例のCOVID-19会議（緊急開催あり）を開催し現状報告、今後の感染対策の方向性を話し合う場を設け、意思の疎通を図り、会議内容は職員食堂の白板（**写真1**）に残すなど職員にも対策の方針を情報提供していた。

この会議で特に力を入れて取り組んだことは、全職員が感染対策に興味を持ち、永続的に実践してくれるさまざまな感染対策の創意と工夫である。同じ対策を継続するなかで職員に飽きがこないようさまざまな対策を打ち出した。感染対策10箇条（**図1**）の唱和、ゴートゥートラベルを参考にしたゴートゥーランプ検査（**図2**）、外来患者増減で感染対策に強弱をつけるステージ運用等などである。これらの対策を職

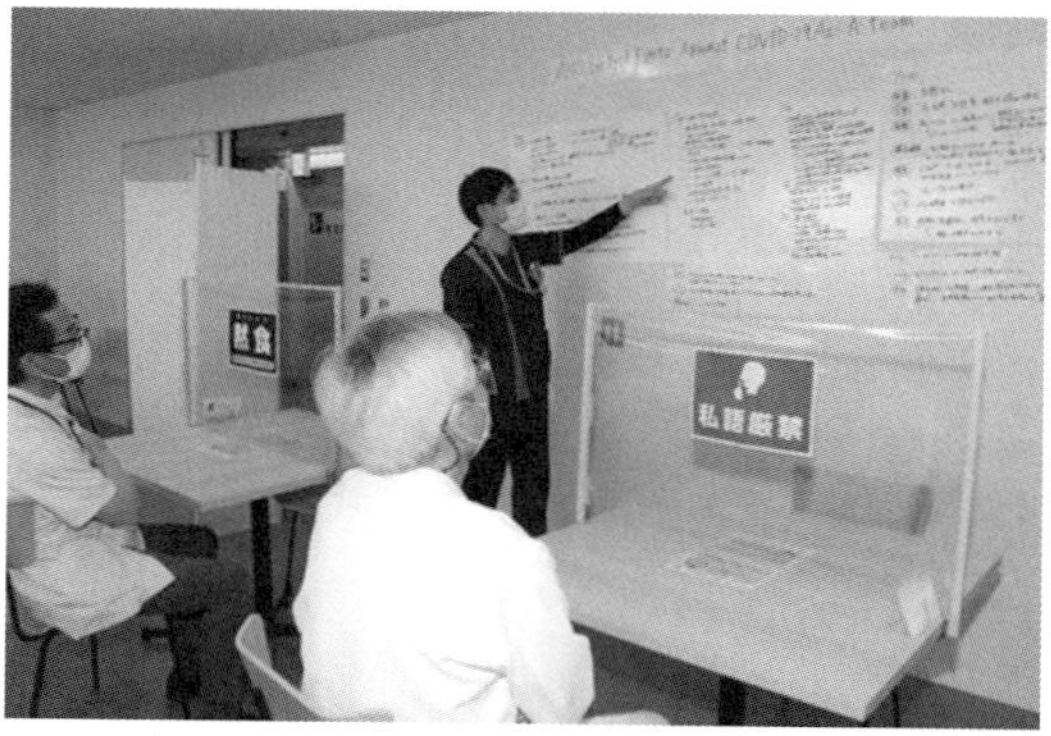

写真1　COVID-19会議内容を職員食堂で共有

員は遵守し、ＣＯＶＩＤ-19に真摯に向き合ってくれた。

また当院では、ＣＯＶＩＤ-19が流行する前から職員参加型の研修を多く取り入れていた。たとえば、手洗いの歌大合唱（写真2）、手洗いポスターコンクール、手洗い選手権、手洗い大使選抜、感染川柳コンテスト等である。手洗いポスターコンクールで最優秀賞を獲得した職員Ｓ・Ｋには賞獲得後から感染対策すべてのポスターを作成してもらっていた。さらに、リンクナース（看護師、医療関係者で構成）、院内感染制御実践看護師資格取得者と積極的にラウンドを行い感染対策に興味を持ってもらえるようコミュニケーションをとり感染対策を浸透させる取組を行っていた。そして職員の適性を見抜き、個人防護具着脱訓練（この訓練に合格しなければレッドゾーンへの侵入禁止）の教官に任命し、テストから指導まで責任を持つ役割を与えた。責任感を持ち対応してくれている姿を見て、私も絶大な信頼を

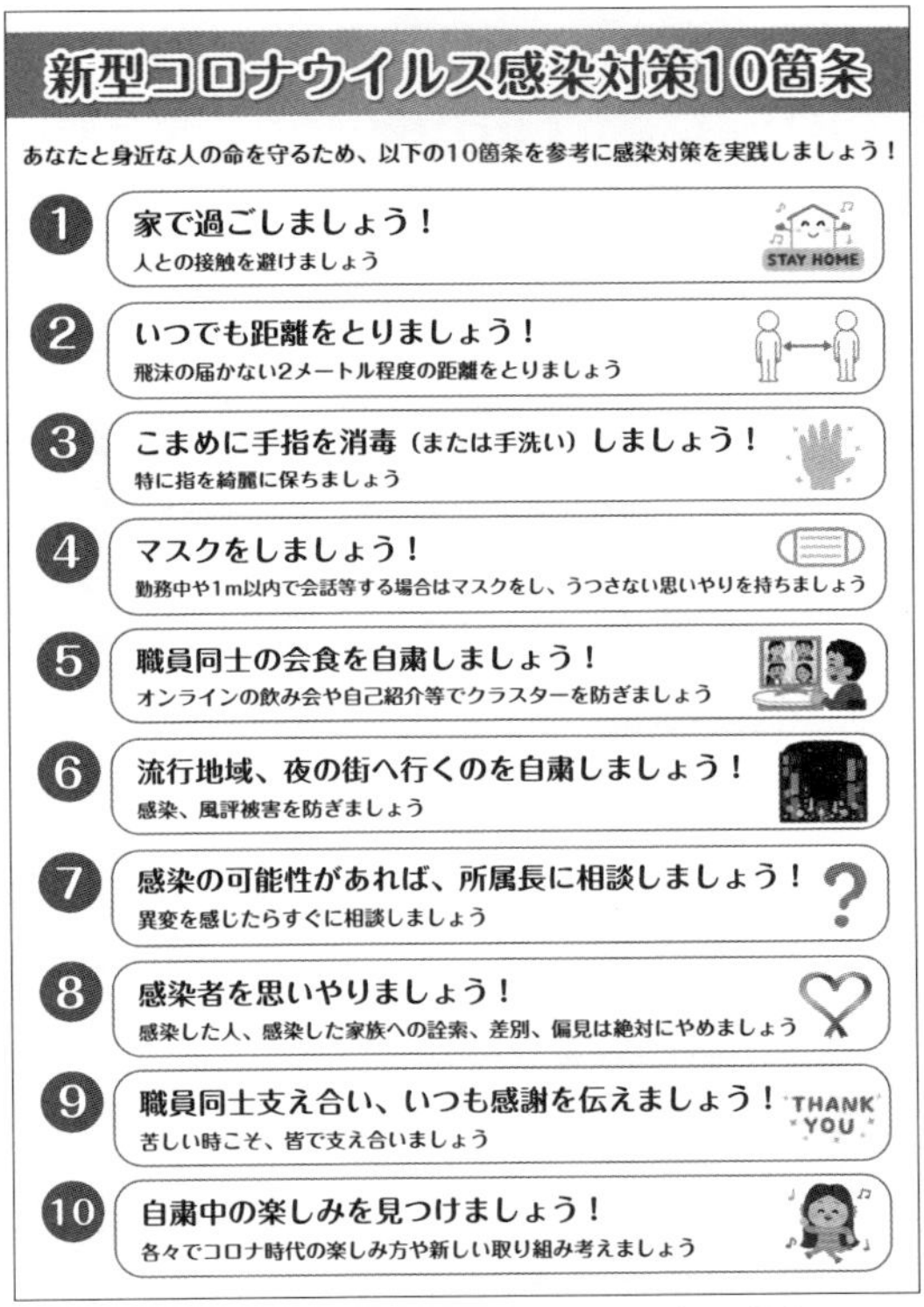
新型コロナウイルス感染対策10箇条
あなたと身近な人の命を守るため、以下の10箇条を参考に感染対策を実践しましょう！
1 家で過ごしましょう！
人との接触を避けましょう
STAY HOME
2 いつでも距離をとりましょう！
飛沫の届かない2メートル程度の距離をとりましょう
3 こまめに手指を消毒（または手洗い）しましょう！
特に指を綺麗に保ちましょう
4 マスクをしましょう！
勤務中や1m以内で会話等する場合はマスクをし、うつさない思いやりを持ちましょう
5 職員同士の会食を自粛しましょう！
オンラインの飲み会や自己紹介等でクラスターを防ぎましょう
6 流行地域、夜の街へ行くのを自粛しましょう！
感染、風評被害を防ぎましょう
7 感染の可能性があれば、所属長に相談しましょう！
異変を感じたらすぐに相談しましょう
8 感染者を思いやりましょう！
感染した人、感染した家族への詮索、差別、偏見は絶対にやめましょう
9 職員同士支え合い、いつも感謝を伝えましょう！
苦しい時こそ、皆で支え合いましょう
THANK YOU
10 自粛中の楽しみを見つけましょう！
各々でコロナ時代の楽しみ方や新しい取り組み考えましょう

図1　職員が毎朝唱和した感染対策10箇条

寄せていた。

感染担当者がポスター作成、教育等すべてを担うのではなく、職員の特技や特徴を把握し依頼、協働することは、結果、担当した職員のモチベーションアップにもつながり、感染対策も強化できた。その結果、感染対策に精通したメンバーが各部署に点在していたことは当院のアドバンテージとなり、さらなる現場レベルでのチーム力向上につながっていた。そのため職員はＣＯＶＩＤ-19が流行する前と比べると感染

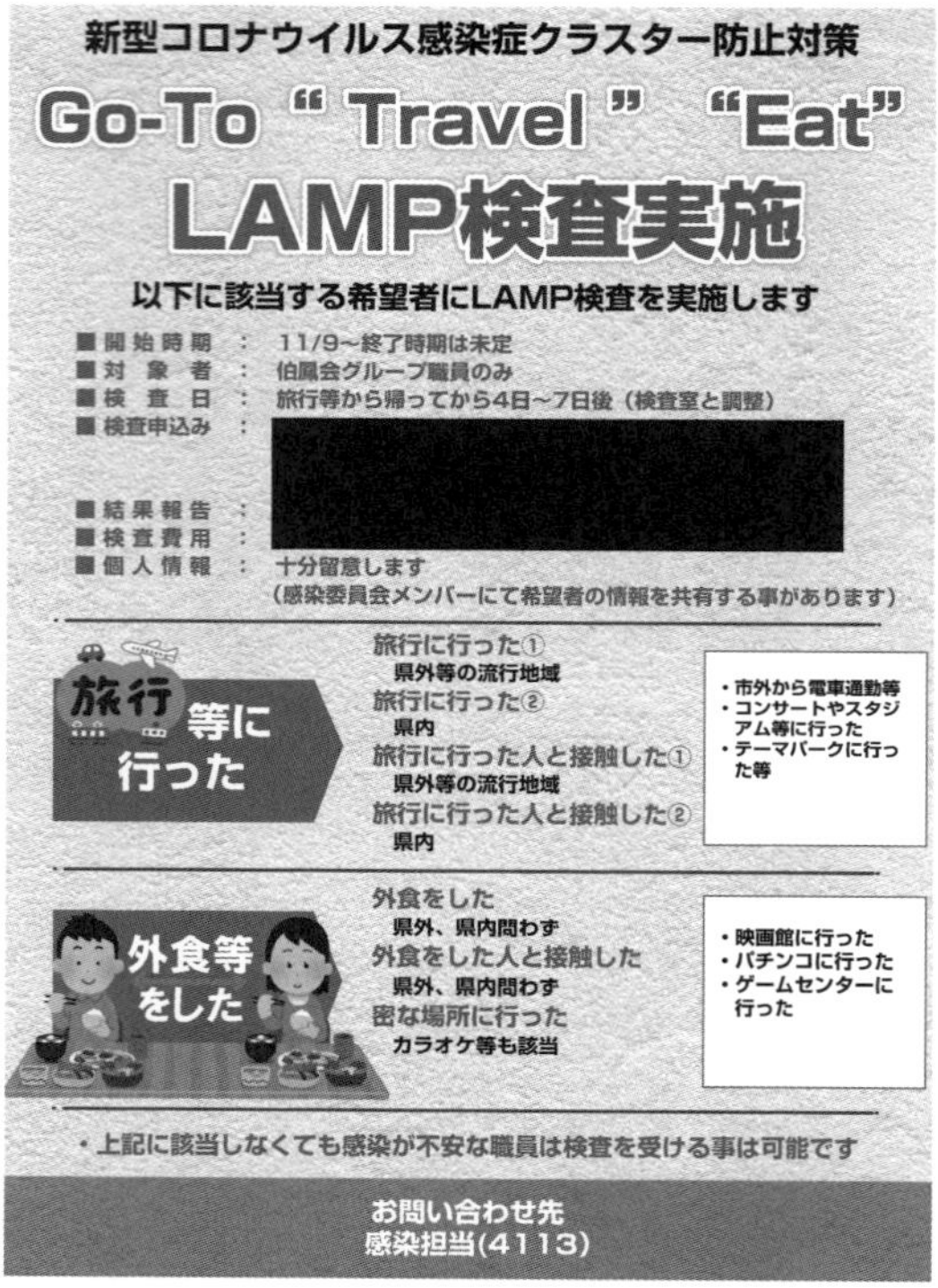

図2　職員が気軽に検査できる！ ゴートゥーランプ検査

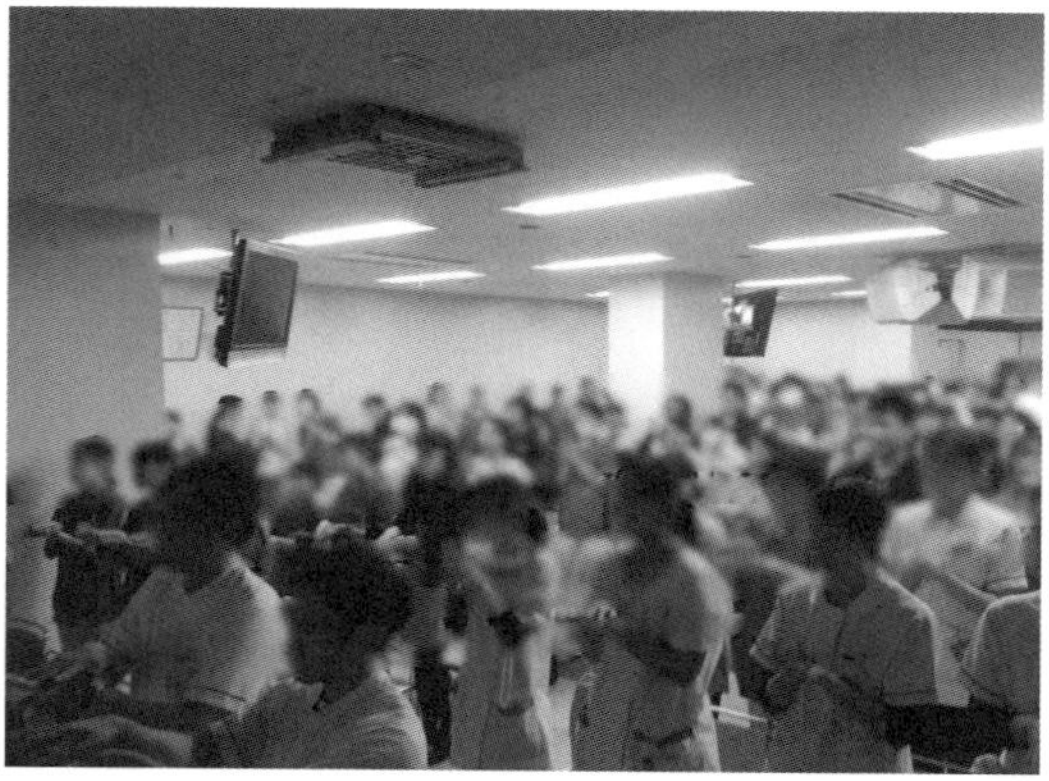

写真2　手洗いの歌、大合唱（手洗い手技の徹底）

についての意識は格段に向上した。これも歳月を経てCOVID-19対策を職員とともに積み上げてきた成果であると認識していた。しかし、政府からの5類移行発表頃から職員の言動、行動に変化が見られ、風向きは悪いほうへ変わりつつあった。

5類移行発表から職員の変化で違和感……そしてクラスターへ

5類移行について政府から発表があると、職員から、「感染対策は緩和されるよね?」など、ラウンド時にさまざまな部署で5類移行を歓迎する声が聞かれた。私は、「3年以上、感染対策を遵守してきてくれた職員の気持ちはもう限界なんだろう……」と思うようになっていた。職員の気持ちはよく理解できる反面、感染管理を担う者として感染対策が脆弱になり、「今まで積み上げてきたものがどうなるんだろう」という思いを強く感じた。そのため5類に移行してもCOVID-19が変わるわけではなく、逆に感染力は増し、感染リスクは高くなっている旨を伝え続けていた。

当院は5類移行時に混乱が起きないよう23年1月頃より感染対策緩和を開始した。面会時間延長、パーテーション撤去、濃厚接触者の待機期間を廃止、COVID-19患者に接触する際のマスクをサージカルマスクに変更等の緩和策を打ち出し運用したが、特に混乱はなくスムーズに運用変更できた。違和感は勘違いであるかのように月日は経過し、同年6月から9月にかけて外来感染者は増加したが、院内でクラスターになることはなかった。

しかし、ついに同年12月、抱き続けていた嫌な予感は的中し、院内発生から瞬く間にクラスターとなった。

「A病棟よりコロナ陽性者が出ました。それも4名」

私は耳を疑った。今まで単発の報告を耳にしたことはあったが4名同時報告は初めてであったからである。またその1時間後に、B病棟から「コロナ陽性が出ました。それも3名」。

また、複数報告であった。現場に行き状況を確認すると、「職員が熱はないが上気道炎症状があるのに勤務、面会者がコロナ陽性者で……」と耳を疑うような答えが所属長から返ってきた。過去にクラスターを経験しあんなに辛い思いをしたのに……。対策も遵守できておらず、これでは拡大してもしょうがない……という惨状であった。報告があった頃には感染は拡大し、次々と職員が感染したことで現場は疲弊し、取り返しのつかない状態になり、迅速に終息させることはできなかった。確かに株が変化し感染力は強くなっているとはいえ、瞬く間に感染が伝播していくのは感染力だけではない。5類前と比べCOVID-19と戦う職員の士気が下がったことは私自身の責任である。2か月かかり各病棟のクラスターは終息したが、このままではまたクラスターが発生する可能性が高いと考え、職員にクラスター発生の問題点、対策強化についてアンケートを行った。回答は任意で回答率は55・4％（職員数512名、回答者数284名）であった。

職員に、「なぜコロナクラスターが発生したと思うか？」と聞くと、順に、①ウイルスの感染力、②手指衛生遵守不足、③職員自身の健康管理、④個人防護具着脱不十分、⑤職場の人員不足、⑥環境消毒徹底不足、⑦病室の換気性能が悪い、⑧現場のコミュニケーション、⑨所属長の指示不足、⑩感染対策チーム指示不足、であった。この結果を見るともっとも多い回答が、ウイルスの感染力になっており、ウイルスと戦う前に諦めてしまっていることがわかる。解釈にもよるが、職員へのフィードバック時にはウイルスのせいにせず、次に回答の多かった「手指衛生の遵守はじめ感染対策の徹底を継続していきましょう！」と熱く呼びかけを行った。

さらに、職員からはＩＣＴの評価や多数の自由回答をもらった。ＩＣＴの評価は職員の感染教育（手指衛生、個人防護具着脱等）、情報共有の方法（メール、ＩＣＴ ＮＥＷＳ等）等五つの項目について満足度を5段階で評価してもらったが4以上が回答者の過半数を占めた。ただなかには「院内でコロナ患者さんが発生しても面会を続け、なぜそこは継続するのか謎でした。現場は疲弊しています」等の回答もあり、ＩＣＴからの指示がスタッフレベルまで行き届いていないこともよくわかった。そのため職員の意見を今後の感染対策に役立てていくことを約束した。

今後の課題　標準予防策、感染経路別予防策を全職員が遵守すること

ＣＯＶＩＤ-19を経験したことで職員の感染症に対する意識は格段に向上、率先して感染対策を実践する職員が増えてきたが、5類移行に伴い脆弱化した。感染対策でよくたとえにされるのが「１００－１＝

0」である。ひとりでも感染対策を怠れば瞬く間に感染は拡大し、クラスターを引き起こす。当院のクラスターの原因もこの「1」を作ってしまったことが原因である。感染症に立ち向かうため、感染症の特性を知り、全職員が一丸となり、持ち込まない、拡げない、持ち出さない、を念頭に感染対策の基本である標準予防策、感染経路別予防策を遵守することで感染症を予防、終息させることができる。

今後はアンケートでもらった職員からの意見も参考に、感染対策の教育を継続、さらに強化できるよう、さまざまな感染対策が練習できるシミュレーションルームをオープンする予定である。

おわりに

COVID-19に全職員で立ち向かった歩み、5類移行後に発生したクラスター、今後の課題について述べた。今実践しているさまざまな対策のメンテナンスはもちろんだが、新たな対策を生み出しながら5類移行前の姿に戻れるよう、全職員とともに対策を強化していきたい。

そして院内の情報を地域に還元しながら、地域の感染対策をレベルアップさせる取組も開始し、クラスターが発生しない地域づくりにも着手していきたい。

参考文献

（１）厚生労働省　新型コロナウイルス感染症の５類感染症移行後の対応について
（２）勝平真司　ＣＯＶＩＤ-19第２波に向けての市中病院での取り組み　INFECTION CONTROメディカ出版２０２０、10-15
（３）厚生労働省．「新型コロナウイルス感染症ＣＯＶＩＤ-19診療の手引き第10・０版」

勝平　真司　略歴

１９９５年　看護師免許取得
２００３年　現所属入職
２００８年　感染管理認定看護師資格取得
２０１２年　感染管理専従者（医療安全管理室）
２０１９年　特定行為感染症モデル修了
２０２２年　日本環境感染学会評議員
同　年　ＣＩＴＡ（臨床感染症看護教育研究会）運営委員

第Ⅱ章　新型コロナウイルスから市民を守る

1 ダイヤモンド・プリンセス号の対応を経験して

美島　路恵
東京慈恵会医科大学附属病院 感染対策部
感染管理認定看護師

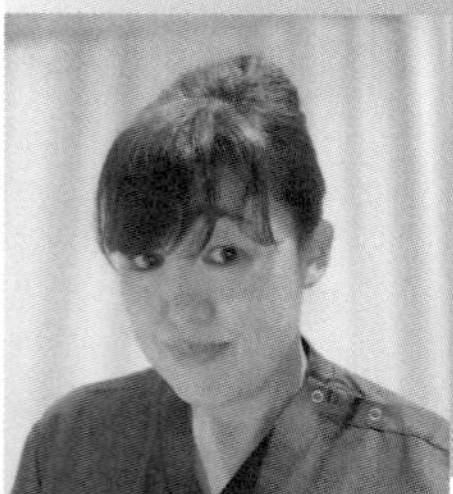

新型コロナウイルス感染症（COVID-19）パンデミックにより、医療体制も含めた世の中の情勢が一変してしまった。感染症のパンデミックは一定の周期で繰り返されてきたが、まさか自分がICNの立場でこれほど大規模なパンデミックに対峙するとは思ってもいなかった。2020年以降ICNとしてCOVID-19対応におけるさまざまな経験をする機会があった。そのなかでも、ダイヤモンド・プリンセス号（以下「ダイヤモンド号」とする）に乗船して感染対策における支援・指導を行うという貴重な経験ができた。ダイヤモンド号における活動時間はわずか24時間程度であったが、その活動とその経験について報告する。

ダイヤモンド・プリンセス号に乗船するまでの経緯

当院は東京都港区に設置されており、渡航歴のある患者（旅行者および海外渡航歴のある日本在住者）が多く来院する背景がある。そのことから、輸入感染症対策はＣＯＶＩＤ-19流行前より強化して実施していた。

しかし、20年1月下旬より渡航歴のある発熱患者対応が相次ぎ、いつＣＯＶＩＤ-19が院内に持ち込まれてもおかしくない状況となり、院内整備、調整に追われていた。そんななか、ダイヤモンド号からのＣＯＶＩＤ-19患者受け入れの打診があり、2月11日に患者受け入れが決定した。その直後に日本環境感染学会災害時感染制御支援チーム（Disaster Infection Control Team：DICT）より、ダイヤモンド号の感染対策支援について依頼があり、2月11日は午前中に患者受け入れ対応（**写真1**）を実施し、その後病院から横浜検疫所に向かい他のＤＩＣＴメンバーと合流し、大黒ふ頭に向かった。

大黒ふ頭に到着しても乗船するか否かは最終的に決定していない状況であった。しかし、乗船しないことには船内の様子がわからなく、感染対策の支援は行えないとの判断があり、乗船する判断がくだされた（**写真2**）。乗船後は厚生労働省職員、国立感染症研究所職

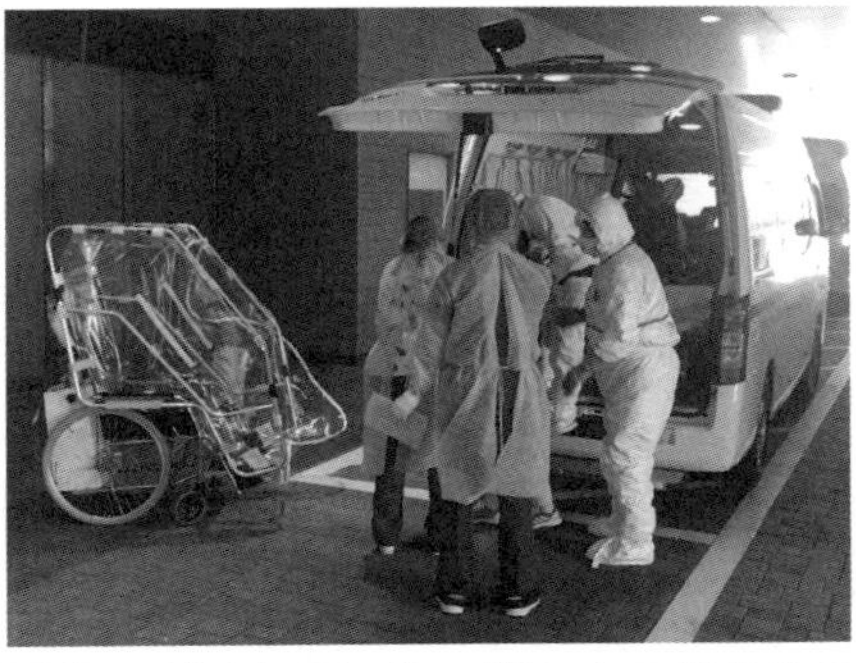

写真1　ダイヤモンド・プリンセス号からのCOVID-19患者受け入れ

員、災害派遣医療チーム（ＤＭＡＴ）、災害派遣精神医療チーム（ＤＰＡＴ）等が船内本部を構えているエリアに案内され、ＤＩＣＴもそこに本部を構え活動拠点とすることになった。

　ダイヤモンド号は港に数日停泊した後、生活排水処理のため24時間は外洋に出る必要があり、外洋に出てしまうと再び港に戻るまで電波の届かない状態となってしまう。乗船した2月11日はまさに外洋に出るタイミングの日であった。乗船して数時間で出航する時間となり、下船も打診されたが何も活動ができていない状況であったため、乗船を続けることとしたため、船内で宿泊し（写真３）活動を継続することとなった。

情報収集

　ダイヤモンド号は世界57カ国から乗客２６４５人、クルー１０６８人の計３７１３人が搭乗しており[1]、18階もある巨大な船内は情報が錯綜しており、指示命令系統も含めて混乱している状況であった。また、乗船した2月11日時点では乗客の感染者のみならず、クルーへの感染も拡大してい

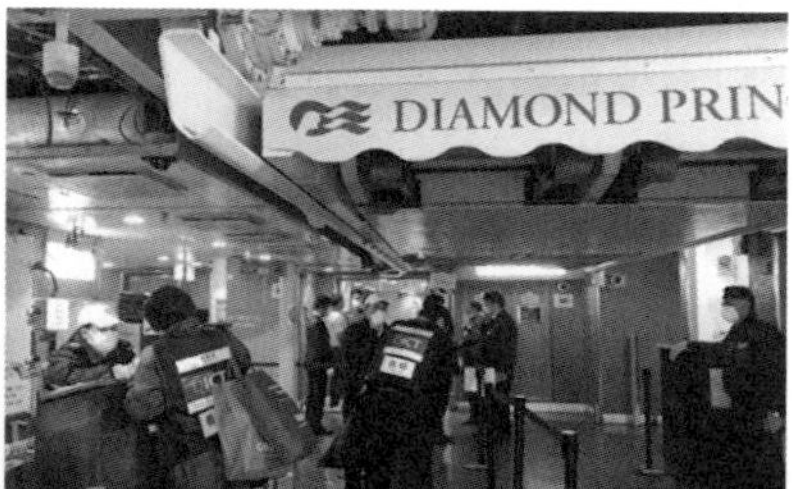

写真２　ダイヤモンド・プリンセス号乗船口

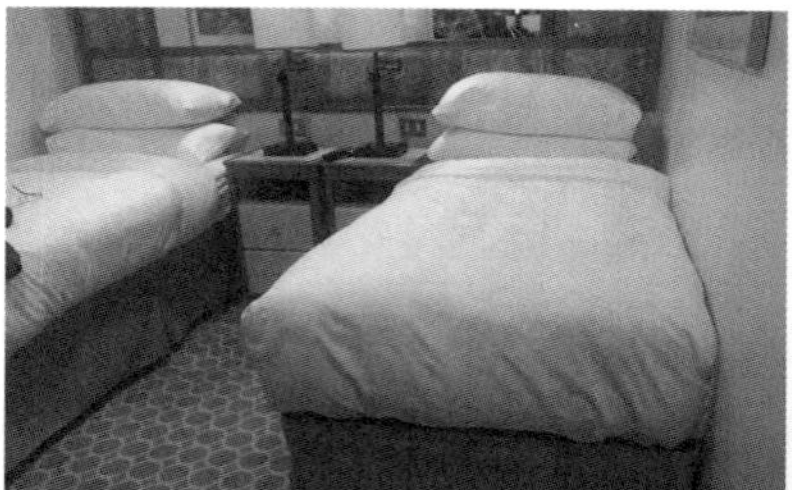

写真３　ダイヤモンド・プリンセス号客室

る状況であった。

乗船してまず情報収集とその整理を行っていった。国立感染症研究所の先生から、現段階で実施されている対策として、乗客は各客室内で隔離されており、順次ＰＣＲ検査が実施されている。ＰＣＲ陽性者はＤＭＡＴがその搬送先の調整を行っていることなどの情報が提供された。さらに、クルーの責任者、船医ともミーティングを行うことができた。ダイヤモンド号はアメリカの船であり、感染対策はアメリカ公衆衛生局（ＵＳＰＨ）が制定した基準に則って実施しているとのことであったが、マニュアルは感染性胃腸炎対策がメインの内容であった。検疫より感染対策のためにマスク、手袋の着用は指示されていたが、その使用方法について混乱が生じているとのことであった。

乗客が下船しない限り、クルーの仕事は継続することから、クルーに対する感染対策の指導を行っていく必要性があると考えた。また、船内の動線について清潔と不潔が交差してしまう箇所が複数あり、動線の区別についても提案していったが、最終的にキャプテン判断になるとのことで、すぐに提案した内容を修正できない状況もあった。

船員への感染対策指導

クルーたちは検疫からの指示に従い、Ｎ95マスクと手袋を着用して乗客への食事の提供、清掃などの業務を続けていた。しかし、その適切な使用方法については指導が行われていなく、サージカルマスクの上からN95マスクを着用していたり、手袋を着用したまま業務を続けていたりと適切に着用、使用ができていない状況であった。また、速乾性手指消毒薬の配置が少なく、共有スペースの環境面の消毒も実施されていない状況があった。まずは、速乾性手指消毒薬や環境クロスについて、日本環境感染学会企業会員へ製品の提供を依頼し、船内に設置していき、具体的な共有スペースの高頻度接触面の清掃方法と頻度について提示を行った。さらに、清掃担当者のオフィスに出向いてCOVID-19の感染経路である飛沫感染と接触感染について動画で解説し、正しい防護用具の着脱方法と注意点についてレクチャーを実施した。クルーたちは真剣にレクチャーを聞いてくださり、レクチャー内容を動画撮影し、参加できていないクルーにも見せる、と意欲的な姿勢であったことが非常に印象的であった。しかし、クルーたちは船内の感染拡大状況がどのようになっているかわからず、情報がないことが不安だ、とも訴えていた。筆者の立場ではクルーの思いを傾聴するしかできなかったが、傾聴することも大事な役割であったと考える。

乗船活動している医療スタッフへの感染対策指導

ダイヤモンド号にはDMAT、DPAT、自衛隊等複数のチームが乗船して活動を行っていた。さまざまな病院等から派遣されている状況もあり、派遣依頼元もさまざまであることから、着用している防護用具はバラバラであり、タイベック®を着用しているスタッフ、手袋を着用したまま活動しているスタッフなどクルー同様に適切に防護用具が着用、使用できている状況ではなかった。そのことから、乗船活動している医療スタッフへの防護用具着脱の指導（写真4）も併せて実施していった。クルーが防護用具の着脱方法を理解していないことは当然ではあるが、乗船活動をした医療スタッフが防護用具の着脱方法を習得していなかったことには愕然とした。

ＤＭＡＴ隊を有する病院に勤務するＩＣＮは、平時より救急現場においては救命とともに感染対策を実施することが特別なことではなく、標準的なパッケージとして実施できるように関わっていく必要がある。また、感染リスクが生じる現場へ派遣する前には防護用具の適切な使用とともに、着脱方法の教育を実施する対応を行っていくことが必要である。さらに、現段階では対応COVID-19は、飛沫感染対策、接触感染対策が実施できれば対応は十分可能な感染症であることが判明しているが、20年2月時点では治療法も確立していなく、致死率も高いことが報告されている段階であったことから、乗船活動する支援スタッフの防護用具の選択を含めた感染対策が統一されていなかったことは危機管理上問題であったと考える。

後日、アメリカよりアメリカ国籍の乗客についてチャーター便が

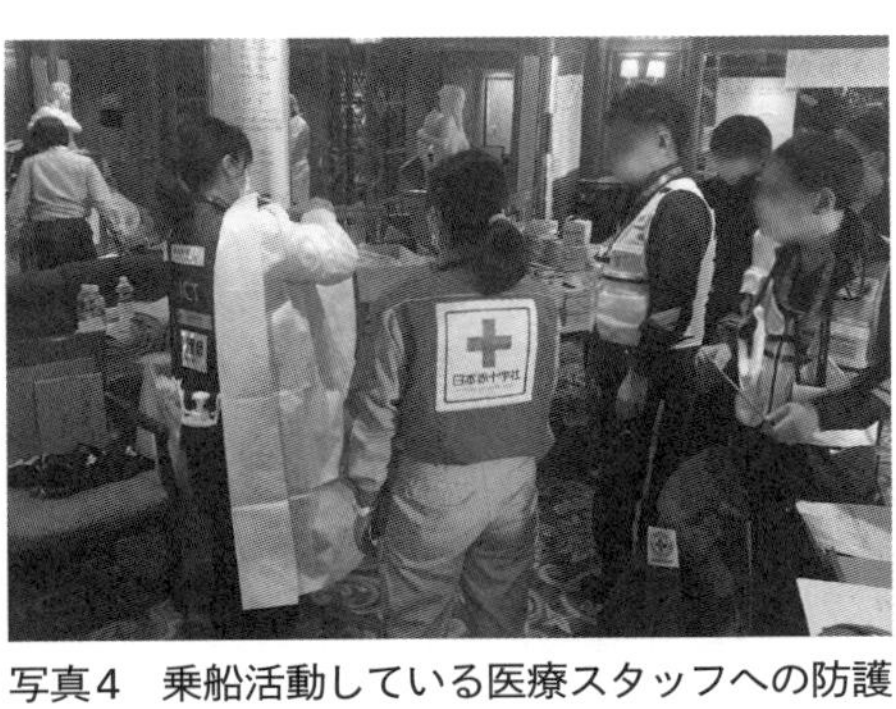

写真4　乗船活動している医療スタッフへの防護用具着脱指導

手配され、帰国の対応がされた際には、ＣＤＣの部隊がその対応に当たっていた。まだ不明点も多い感染症ということで、対応に当たるスタッフは全員タイベックを着用し、ＰＡＰＲ（Powered Air-Purifying Respirator）を装着していた（**写真５**）。もちろん日本とは違い準備性を持って対応できる時間的余裕があったため、感染対策の方針を統一できたものと考えるが、今後のパンデミック時の初期対応時には、日本においても統一した対策がとれるシステム構築が望まれる。

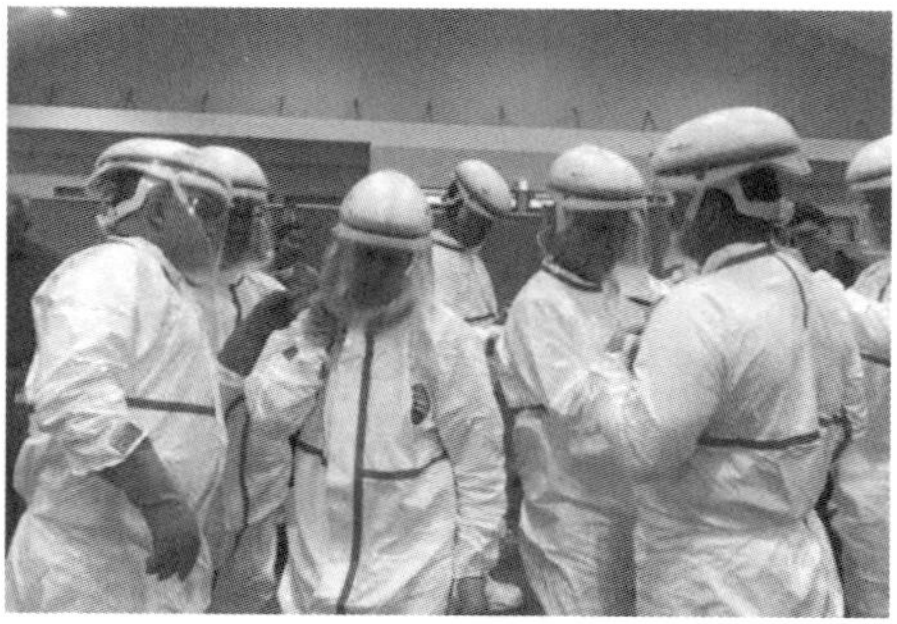

写真５　CDC部隊

おわりに

ダイヤモンド号に乗船して行ったことは、船内の状況を把握するための情報収集と現場ラウンド、クルーや医療スタッフへの教育であり、院内で実施している内容とほぼ同様で特別な活動は行っていない。しかし、ＤＩＣＴという立場で施設とは違い船という特殊環境、国籍を越えた人たちを対象に支援活動を行うことは、相手を尊重しながら慎重に対応する必要があり、さらに必要な対策は実施できるレベルで明確に指示・指導を行っていくことが求められる。乗船できた時間内ではもちろん十分な支援活動が行えたとは言えない状況であり、中途半端な状態で後ろ髪をひかれながら下船をしたのを覚えている。ＩＣＮとして、いつ、どのようなシチュエーションの活動依頼がくるかはわからないが、自己研鑽を積み、臨機応変に感染対策の支援、指導が行える準備を行っておくことが必要であると改めて感じている。

参考文献

（1）国立感染症研究所：ＩＡＳＲ Ｖｏｌ・41 ｐ106‐108：2020年7月号．ダイヤモンド・プリンセス号新型コロナウイルス感染症事例における事例発生初期の疫学 https://www.niid.go.jp/niid/ja/typhi-m/iasr-reference/2523-related-articles/related-articles-485/9755-485r02.html

美島路恵　略歴
2005年　感染管理認定看護師資格取得
以降専従で感染管理業務に従事
現職　東京慈恵会医科大学附属病院　感染対策部　副部長

2　宿泊療養施設に対する支援

立花　亜紀子
公益社団法人日本看護協会 看護研修学校
認定看護師教育課程 専任教員

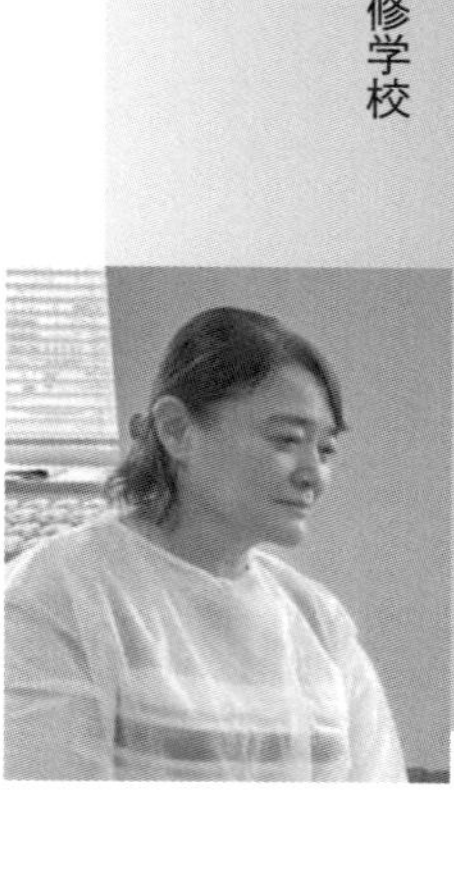

２０２０年４月２日、新型コロナウイルス感染症（ＣＯＶＩＤ-19）の感染者が急増し、入院医療提供体制の移行が行われることとなり、厚生労働省新型コロナウイルス感染症対策推進本部から『新型コロナウイルス感染症の軽症者等に係る宿泊療養及び自宅療養の対象並びに自治体における対応に向けた準備について』（事務連絡）（**資料1**、本文１３５ページ参照）が通知された。その頃病院では、コロナ病床確保要請を受けた設備の対応や、外来や入院時の患者対応の整備、院内立ち入り時の有症状者トリアージ開始の準備などに追われていた。そして自治体も次々に変わる状況への対応に苦心していたと思う。Ａ県では４月15日に１棟目の宿泊療養施設を開設した。この宿泊療養施設開設準備と保健医療班の一員として、約２か月間運営にかかわる機会を得た。当時の状況や困難だったこと、次のパンデミックに向けて感じることを述べる。

一　宿泊療養施設開設準備にかかわった経緯について

私は当時Ａ県立病院に勤務していた。ＩＣＮとして専従で8年、兼任で3年務めた後、4月から病棟の副師長職に就いたばかりだった。病院の感染制御チーム（ＩＣＴ）は、3月末、病院に1例目のＣＯＶＩＤ-19患者の入院があり、現場との調整や整備に取り組んでいた。同時期に病院の入り口での入館時健康チェックも開始することとなり、4月9日、私は看護部長から「健康チェックの準備と対応をしてほしい」と命を受け、対応ブースや物品、対応マニュアルの準備を外来師長と一緒に進め、4月13日から健康チェック業務を開始した。

その当日午前中の健康チェック業務が終了したところで再び看護部長に呼ばれ、Ａ県の1棟目の宿泊療養施設開設が決まったこと、そして「その準備に明日行くように」と告げられた。最初に告げられたのは集合時間のみで、そこで県庁の担当者と合流して指示を仰ぐということだった（数時間後、病院長が同行することになり、当日は2人でＢホテルに向かった）。こうして宿泊療養施設の開設にかかわることになったため、その時点で公表されていた事務連絡やマニュアルを確認し、できる限りの準備をして当日を迎えた。

二　開設準備から患者受け入れ、支援について

４月14日病院長とＢホテルに到着すると、そこには開設準備のために県庁各部署から選抜された職員が参集していた。また、陸上自衛隊による教育支援として、施設内のゾーニングや個人防護具（ＰＰＥ）の着脱訓練が行われることが決定していた。そこで、陸上自衛隊職員と県職員とともに行動し、準備を行うこととなった。

㈠ゾーニングの検討

ゾーニングやＰＰＥは４月２日に医務連絡で通知された『新型コロナウイルス感染症の軽症者等の宿泊療養マニュアル』で示された「ゾーニングの考え方」に則って検討を行った。そこには「清潔区域と汚染区域、ＰＰＥの着脱場所を明確に分ける」と示されており、宿泊する患者と対応する職員の動線が交錯しないように検討した。

Ｂホテルは本館の他にもう一つ宿泊棟（以下、「別棟」と言う）があったため、本館を職員が利用するエリア、別棟を患者の宿泊エリアと分けることができた。別棟の出入り口は本館からつながる通路を職員用、駐車場につながる非常口を患者用とした。

ゾーニングのなかで困難だったのは、職員が別棟から出る時にＰＰＥを外す場所の設定だった。職員の出入り口は建物の内側と外側が自動ドア一つで分かれており、風防エリアのような中間となる場所がな

かった。当初はＰＰＥを内側で外し、外側に出てＮ95マスクを外す、と考えたが、翌日に参加した医師から汚染区域でＰＰＥを外すことへの不安を訴えられた。着脱のサポート場所も限られたため、再度検討し、外側でＰＰＥを外すことに変更した。

(二) ＰＰＥについて

ＰＰＥは『新型コロナウイルス感染症の軽症者等の宿泊療養マニュアル』や日本環境感染学会が発表した『医療機関における新型コロナウイルス感染症への対応ガイド(第1版)』でも長袖ガウンでよいことが示されていたが、当時入手が難しく、県が準備したのは全身を覆う防護服（以下、「防護服」と言う）のキットだった。防護服は特に外し方が難しい。ＰＰＥ着脱トレーニングが自衛隊職員により実施されたが、当日参加した県職員が実際に患者受け入れに対応すると決まっておらず、マニュアル化と伝達指導が必要となった。

(三) 運営担当の状況と保健医療班業務の整備

宿泊療養施設の運営スタッフは統括責任者、総括ロジ班、食事班、生活支援班、物資等配布回収班、保健医療班で構成される。保健医療班以外は県職員で構成され、1チーム10日間の交代勤務となっていた。保健医療班は、県立病院、県内大学病院、県看護協会、県医師会が曜日交代で担当することとなった。保健医療班の医師は日勤のみ駐在し、夜はオンコール体制となった。

４月14日の業務終了時点では、ＰＣＲ検体採取場所や方法、検体運搬方法、患者急変時の対応など、医療関連の手順はまったくできていなかったため、同行していた病院長から翌日も準備業務を継続するよう指示を受けた。４月15日、視察に来た県看護協会職員と医師とともに、保健医療班のマニュアル作成を行った。保健医療班は患者の医療情報管理、一日２回の健康状態調査（個別に内線電話で実施）とＰＣＲ検査の検体採取が主な業務であったが、別の施設に所属する複数の担当者が短い時間で業務を引き継ぐ状況だったため、詳細なマニュアル作成が必要だった。作成したマニュアルは、ＰＰＥ着脱マニュアル、ＰＣＲ検査実施マニュアル、急変時対応マニュアル、保健医療班業務フローである。特に汚染区域で直接患者に接触する検体採取業務マニュアル（図１）は、写真で場所や動きを詳細に示した。

（四）患者受け入れ

４月15日午後、「本日夕方、15名の患者を収容する」と決定した。県職員チームも保健医療班も慌ただしく受け入れ準備を進め、患者と職員の動線やＰＰＥ着脱手順の確認を行った。夕方患者が到着し、それぞれの部屋へ収容された。患者は２回のＰＣＲ検査陰性確認までホテルの部屋のみで生活をすることが説明されていたが、皆一様に不安な様子が見て取れた。一人幼児の患者が父親に手を引かれて来ていた。子どもは一家で陽性となり、それまで両親とは別の病院に一人で入院し個室隔離をされていた。父親はＰＣＲ検査で２回陰性を確認し退院していたが、子どもと一緒にホテルで過ごすことを選択した。よって、初日は患者15名付き添い者１名の入所となった。

1　PCR検査用検体採取の場所への動線
①本館から別館の階段で2階へ（図面）
②2階から別館に入館しEVで3階へ（図面）
③3FのPCR検査検体採取の場所へ（図面）
④終了後PCR検査用検体採取の場所からエレベーターで2階へ（図面）

2　PCR検査用検体採取の流れ

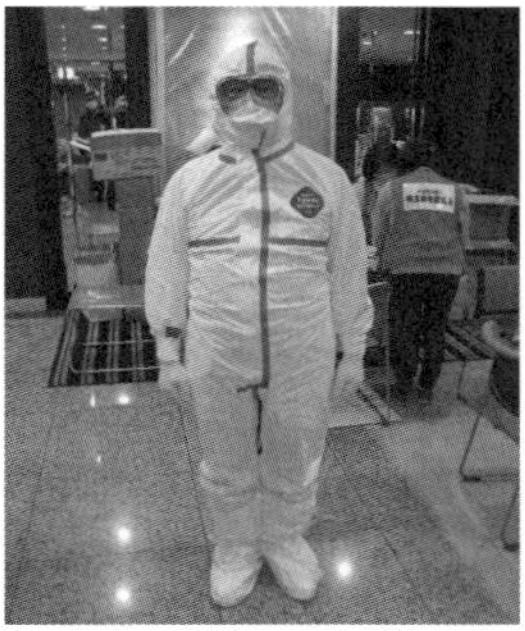

①ホテル1階ロビーで写真のPPE（医師、レッドゾーン看護師）、イエローゾーン看護師はガウンセット着用。全員手袋は2重。
②2階まで階段、EVで3階へ移動

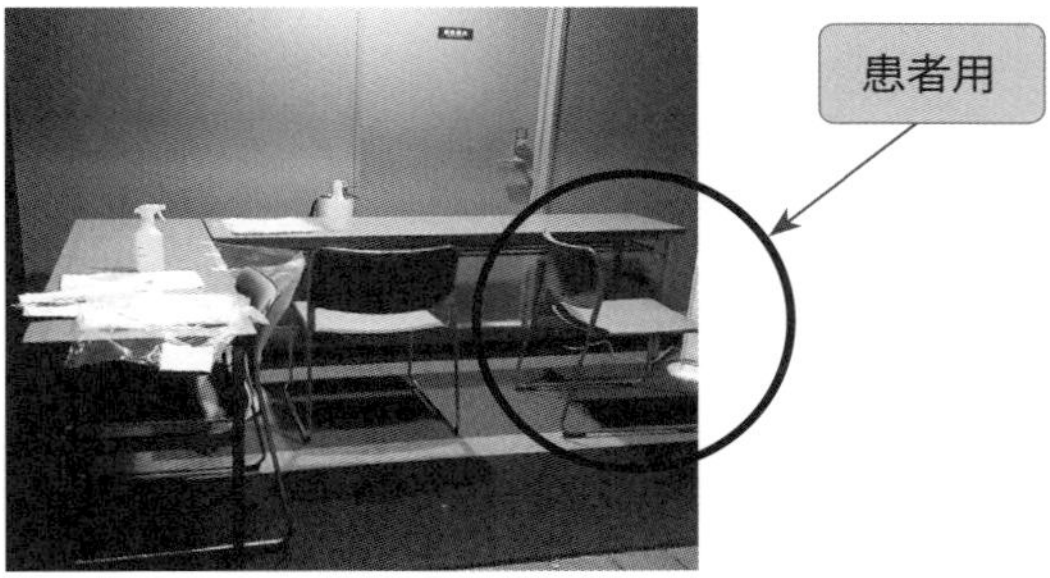

③看護師がごみ袋を設置し、2枚目のごみ袋（終了後看護師が回収す

図1　医療保健班PCR業務マニュアル（一部抜粋・改変）（1）

る際に使用）・手袋・アルコール・検体採取用綿棒・スピッツを入れる袋がテーブル上にあることを確認する。

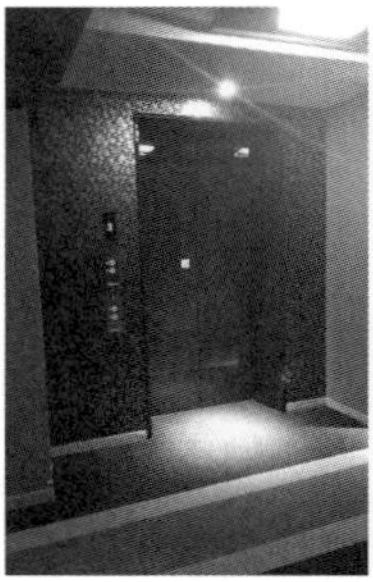

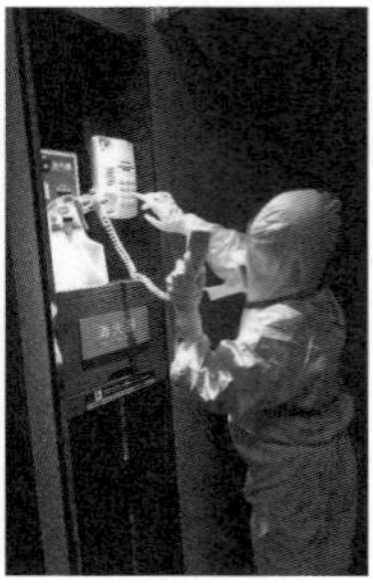

④医師が患者ごとに着脱する3枚目の手袋を装着

⑤看護師がEV横の内線電話で「9」番をコールし準備完了を告げる。
事務局が内線電話で患者呼び出し

⑥患者が来たら看護師はエレベーター前で、患者氏名と検査スピッツに貼付したラベル氏名の一致を確認し、キットを手渡しする（写真）。

⑦患者の誘導
患者にマスクをはずさず、廊下に並べられた椅子に座って順番を待つよう伝える。先の患者の検体採取が終わっていればそのまま検体採取椅子へ（写真）。

⑧検体採取の実施
袋・スピッツ・綿棒で1セット
患者は客室側を向いて着席する（医師と向かい合わないように）
マスクから鼻のみ出してもらい検査施行（奥まで挿入）（写真）。

⑨綿棒を折り、スピッツに収容、袋に収納（1スピッツ1袋）（写真）。

⑩全患者の検体採取後、レッドゾーン看護師がごみ袋の内側を触れないように回収し口をしばる。さらに机上に置いてあるもう1枚の袋に入れて、「終了しEVで降りる」ことを内線9に電話（写真）。

図1　医療保健班PCR業務マニュアル（一部抜粋・改変）（2）

⑪2重にしたゴミ袋を2階の患者弁当ごみ置き場に捨てる（写真）。

⑫医師：全患者の検体を2階に持っていく。イエローゾーンにおいてある専用の缶の蓋をイエローゾーンの看護師に開けてもらい、レッドゾーンから手を伸ばして、缶に触れないようにスピッツを袋のまま入れる。1缶に3本まで。蓋はイエローゾーンの看護師がしめて床に置く。スピッツ1本の場合は衝撃吸収目的に新聞紙（イエローゾーンに持参）などを隙間に埋める（写真）。

⑬イエローゾーンの看護師がレッドゾーンから出てきた医師・看護師のPPEを脱がせる。
（自分自身で脱衣するのは足袋の紐、最後の手袋2枚とゴーグル・N95マスク　ゴーグルやマスクに触らない事　自衛隊の手袋の脱ぎ方指導内容が医療従事者にとって日常やる方法とは少し異なるので注意）

⑭イエローゾーンの看護師が缶の外側をアルコール消毒し、レッドゾーンからグリーンゾーンに出た看護師に渡して、グリーンゾーンの収容ケースに入れる（写真）。

⑮検体送付書を記載。2例目以降は写真右側の一覧に記載（写真）。

⑯イエローゾーンの看護師が自身のPPEを脱ぐ（写真）。

図1　医療保健班PCR業務マニュアル（一部抜粋・改変）(3)

（五）運営開始後の支援

4月16日はゾーニングや動線、諸々のマニュアルが実際に即しているか確認し、適宜修正を行った。4月17日以降は病院で勤務し、保健医療班として勤務したのは4月22日からであった。毎週水〜金曜日の3日間を4名での日勤・夜勤シフトで、5月末まで支援を行った。保健医療班で連続勤務をするのは県立病院のみだったので、勤務の間に消毒薬やPPEなどの物品管理（在庫整理や保存状況整備など）、事務局の衛生管理（食品保管場所の整理など）も行うよう業務に組み込んだ。

自身はＢホテル勤務以外にも、別の宿泊療養施設準備について県庁職員や県看護協会から助言を求められ、適時対応した。建物の構造や周囲環境によりゾーニングに工夫を要するが、それを関係者間で正しく共有することが難しかった。実際に他の施設で、業務のしやすさを優先してゾーニングが変えられていることなどがあり、安全重視で決定したことが伝達されておらずに焦ったことがあった。

三　当時を振り返って

(一) よかったこと

Ａ県では県内のＩＣＮネットワークが充実しており、当時も継続して情報共有ができていた。各自施設の課題や県内中小病院への支援の方法などをメールやオンラインミーティングで検討し、一緒に考えることができたことは本当に心強かった。また、家族の協力は大きな支えとなった。宿泊療養施設支援を行うことに理解を示し、留守にすることにも何も言わずに協力してくれたことに感謝している。

(二) 困ったこと

当時一番困ったのは、病院で自部署への立ち入りが制限されたことだった。免疫力が低い患者集団の病棟だったため、診療部長から病棟への立ち入りが禁止されてしまった。そのため異動直後の４月半ばから

5月末まで、病棟業務ができずに健康チェックと宿泊療養施設での勤務となっていた。また、上司から他施設支援に対する理解が得られず、しかし県庁からの指示で行くことが決まった時には気まずかった。

当時のICNは、所属や立場が違っても、今までにない不安のなかで多くの業務に取り組んでいたと思う。今回手帳を見返したら20年4月のページに「やるべきことを淡々とやる」と書かれていた。自身もそう思いながら過ごしていたのだと改めて感じた。

四　今後に向けて思うこと

今回のCOVID-19パンデミックを教訓にして、次のパンデミックに備えることは必須である。パンデミックで患者数が大幅に増加した時に、軽症者を収容する臨時の医療施設の設置を予測し、入院可能な施設や対応する医療者の確保を行うことは既に多くの有識者が述べている。有事の際にこれらに即応できるよう、人材育成が重要と考える。専門家の育成だけでなく、医療者全体が感染対策の知識を持ち実践できるよう広く教育することで、一部の人材に負担が偏ることなく、パンデミックに対応することができると感じている。

参考文献

（1）一般社団法人日本環境感染学会. 医療機関における新型コロナウイルス感染症への対応ガイド 第1版～第3版．一般社団法人日本環境感染学会.2020. http://www.kankyokansen.org/modules/news/index.php?content_id＝328（参照 2024-6-28）

（2）厚生労働省新型コロナウイルス感染症対策推進本部事務連絡．「新型コロナウイルス感染症の軽症者等に係る宿泊療養及び自宅療養の対象並びに自治体における対応に向けた準備について」令和２年４月２日付．https://www.mhlw.go.jp/content/000618525.pdf（参照 2024-6-28）

（3）厚生労働省新型コロナウイルス感染症対策推進本部事務連絡．「『新型コロナウイルス感染症の軽症者等の宿泊療養マニュアル』の送付について」令和２年４月２日付．https://www.mhlw.go.jp/content/000618526.pdf（参照 2024-6-28）

立花 亜紀子　略歴

２００３年　感染管理認定看護師取得

２００８年　聖学院大学大学院人間福祉学研究科修士課程修了

主に小児専門病院で専従、兼任ＩＣＮに従事

２００４年４月より現職

事　務　連　絡
令 和 ２ 年 ４ 月 ２ 日

各 〔都道府県 保健所設置市 特別区〕 衛生主管部（局）　御中

厚生労働省新型コロナウイルス感染症
対策推進本部

新型コロナウイルス感染症の軽症者等に係る宿泊療養及び自宅療養の対象並びに自治体における対応に向けた準備について

「地域で新型コロナウイルス感染症の患者が増加した場合の各対策（サーベイランス、感染拡大防止策、医療提供体制）の移行について」（令和２年３月１日付け務連絡。以下「対策移行の事務連絡」という。）の「４．医療提供体制（入院医療提供体制）、（２）状況の進展に応じて講じていくべき施策②」及び「６．各対策の移行に当たっての地域の範囲」において、地域での感染拡大の状況によっては、高齢者や基礎疾患を有する者など以外の方で、症状がない又は医学的に症状が軽い方（以下「軽症者等」という。）には、PCR検査陽性であっても、自宅での安静・療養を原則としつつ、高齢者や基礎疾患を有する者等への家庭内感染のおそれがある場合には、入院措置を行うものとする旨、お示ししたところである。

今般、医療提供体制（入院医療提供体制）の対策の移行が行われた際の軽症者等の宿泊や自宅での療養の対象者並びに都道府県、保健所設置市及び特別区（以下「都道府県等」という。）並びに帰国者・接触者外来等における必要な準備事項について、下記のとおり取りまとめたので、貴職におかれては現段階から準備を行い、その対応に遺漏なきを期されたい。

なお、宿泊や自宅での療養を行う場合の患者へのフォローアップ、受入施設での対応等については、本事務連絡とあわせて、「新型コロナウイルス感染症の軽症者等の宿泊療養マニュアルの送付について」（令和２年４月２日付け事務連絡）及び「新型コロナウイルス感染症患者が自宅療養を行う場合の患者へのフォローアップ及び自宅療養時の感染管理対策について」（同日付け事務連絡）を事前準備及び対応の参考にされたい。

また、今後の感染状況や、対策移行の事務連絡に基づいた「医療提供体制（入院医療提供体制）」以外の対策の移行後の取扱内容に応じて、下記の内容を変更する場合には、追って連絡する予定であることを申し添える。

1

資料１『新型コロナウイルス感染症の軽症者等に係る宿泊療養及び自宅療養の対象並びに自治体における対応に向けた準備について』（1）

記

1.　医療提供体制（入院医療提供体制）の移行に関する基本的な考え方

○　対策移行の事務連絡の「４．医療提供体制（入院医療提供体制）、（２）状況の進展に応じて講じていくべき施策②」で示した対策の移行が行われるということは、重症者等に対する医療提供に重点を移すこととなる。各地域の状況が、「地域での感染拡大により、入院を要する患者が増大し、重症者や重症化するおそれが高い者に対する入院医療の提供に支障をきたすと判断される場合」に当たるかの判断については、その時点の地域の感染拡大状況や患者受入れ状況のみならず、今後の感染者の増加の兆候として、クラスター（患者集団）が断続的に発生し、その大規模化や連鎖が生じていることや感染源（リンク）が分からない患者の継続的な発生数などの状況及び入院医療提供体制の整備状況等も踏まえて、将来生じうる入院治療が必要な患者数を見越して判断すること。

○　対策移行の事務連絡において、「サーベイランス／感染拡大防止策」、「医療提供体制（外来診療体制）」、「医療提供体制（入院提供提供体制）」の対策の移行については、それぞれの対策ごとに、都道府県内の対象区域を設定した上で、都道府県知事が判断するものと示しているが、それぞれの対策は相互に関連すること、特定の地域で対策の移行が行われたとしても住民の往来があれば他の地域の対策に影響を与えてしまうことに留意して、移行後の対策内容を検討すること。

○　例えば、「医療提供体制（入院提供提供体制）」の対策については、移行するが、以下のように「サーベイランス／感染拡大防止策」「医療提供体制（外来診療体制）」の対策について移行しない場合には、地域での感染状況や新型コロナウイルス感染症対策の全体像などを踏まえて、自宅療養の取扱いを検討すること。

・「サーベイランス／感染拡大防止策」の移行（全件 PCR 等病原体検査を実施すると重症者に対する検査に支障が生じる恐れがある場合）が行われていない場合については、まん延を防止するための対策を、引き続き重点的に実施いただき、自宅療養者に対しても感染拡大防止策を徹底していただく必要があること。

・「医療提供体制（外来診療体制）」の対策の移行（地域での感染拡大の増加により、既存の帰国者・接触者外来等で受け入れる患者数が増加し、患者への医療提供に支障をきたすと判断される場合）が行われていない場合については、自宅療養中に症状が悪化した場合には、一般の医療機関ではなく帰国者・接触者外来（又は必要に応じて入院治療が可能な医療機関）を受診していただくことが基本となること。

○　都道府県は、保健所等と連携して宿泊療養にかかる体制や自宅療養を行う患者へのフォローアップを実施する体制を整備した上で、対策の移行を行うこと。

2

資料1　『新型コロナウイルス感染症の軽症者等に係る宿泊療養及び自宅療養の対象並びに自治体における対応に向けた準備について』(2)

2．宿泊療養・自宅療養の対象及び解除の考え方

（1）対象者

○　以下の者については、必ずしも入院勧告の対象とならず、都道府県が用意する宿泊施設等での安静・療養を行うことができる。

・無症状病原体保有者及び軽症患者（軽症者等）で、感染防止にかかる留意点が遵守できる者であって、

・原則①から④までのいずれにも該当せず、帰国者・接触者外来又は現在入院中の医療機関の医師が、症状や病床の状況等から必ずしも入院が必要な状態ではないと判断した者※

①　高齢者

②　基礎疾患がある者（糖尿病、心疾患又は呼吸器疾患を有する者、透析加療中の者等）

③　免疫抑制状態である者（免疫抑制剤や抗がん剤を用いている者）

④　妊娠している者

※　発熱、呼吸器症状、呼吸数、胸部レントゲン、酸素飽和度 Sp02 等の症状や診察、検査所見等を踏まえ、医師が総合的に判断する。

○　軽症者等である本人が重症化するおそれが高い者（上記①から④までに該当する者をいう。）（以下「高齢者等」という。）に該当しない場合であっても、当該軽症者等と同居している者の中に高齢者等がいることが確認された場合には、利用可能な入院病床数の状況を踏まえて入院が可能なときは、入院措置を行うものとする。

○　軽症者等が高齢者等に該当する場合の退院基準については、「感染症の予防及び感染症の患者に対する医療に関する法律における新型コロナウイルス感染症患者の退院及び就業制限の取扱いについて（一部改正）」（令和２年４月２日付け健感発 0402 第１号）のとおりとする。

○　上記の対応を進めてもなお、地域における入院を要する患者の増大により、入院治療が必要な者や重症化するおそれが高い者に対する入院医療の提供に支障をきたすと判断される場合には、次の対応を行うこととする。

➢ 宿泊での療養

・都道府県が用意する宿泊施設での安静・療養を行う（以下「宿泊療養」という。）。

・その際、地域における軽症者等の人数を踏まえ、宿泊施設の受入可能人数を超えることが想定される場合等は、以下の①及び②の者について、優先的に宿泊施設を確保すること。特に、これらの者のうち、以下「自宅療養」に記載する空間を分ける対応ができない者については、確実に宿泊施設を利用することができるように配慮すること。

3

資料１『新型コロナウイルス感染症の軽症者等に係る宿泊療養及び自宅療養の対象並びに自治体における対応に向けた準備について』(3)

①　高齢者等と同居している軽症者等

②　医療従事者や福祉・介護職員など、その業務において、高齢者等と接触する者（以下「医療従事者等」という。）と同居している軽症者等

➢ 自宅療養

・入院病床の状況及び宿泊施設の受入可能人数の状況を踏まえ、必要な場合には、軽症者等が外出しないことを前提に、自宅での安静・療養を行う（以下「自宅療養」という。）。その際、軽症者等が、適切に健康・感染管理を行うことができるよう、「新型コロナウイルス感染症患者が自宅療養を行う場合の患者へのフォローアップ及び自宅療養時の感染管理対策について」（令和２年４月２日付け事務連絡）を参考とすること。

・当該軽症者等が高齢者等と同居している場合には、軽症者等と同居家族等の生活空間を必ず分けること。トイレについては、軽症者等が使用する都度、次亜塩素酸ナトリウムやアルコールで清拭する、換気するなどの対応を取れる場合には共用することができる。入浴等については、「新型コロナウイルス感染症患者が自宅療養を行う場合の患者へのフォローアップ及び自宅療養時の感染管理対策について」（令和２年４月２日付け事務連絡）のとおりとする。

・加えて、例えば、近くに親戚宅等があり、高齢者等が一時的に当該親戚宅等に移動することができる等の場合には、こうした対応を取ることも考えられる。ただし、この際、当該高齢者等は、基本的には濃厚接触者に当たるため、移動に際しての対応、移動後の健康管理等については、保健所の指示に従うこと。

・軽症者等が医療従事者等と同居している場合にも、高齢者等と同居している場合と同様に、生活空間を必ず分ける等の対応をとること。

・なお、自宅療養を行う場合、軽症者等と同居する家族については、基本的には濃厚接触者に当たるため、当該家族の健康観察等については所管する保健所と相談すること。

（２）解除に関する考え方

○　原則として、退院基準と同様の基準により、宿泊療養又は自宅療養を解除するものとする。

※退院については、症状の軽快が確認されてから 24 時間後に PCR 検査を実施し、陰転化が確認された場合には、当該検査に係る検体採取から 24 時間以後に再度検体採取を実施。２回連続で PCR 検査での陰性が確認された場合に、退院可能となる。

○　ただし、宿泊療養中又は自宅療養中の軽症者等に PCR 検査を実施する体制をとることにより、重症者に対する医療提供に支障が生じるおそれがある場合には、宿泊療養又は自宅療養を開始した日から 14 日間経過したときに、解

4

資料１『新型コロナウイルス感染症の軽症者等に係る宿泊療養及び自宅療養の対象並びに自治体における対応に向けた準備について』(4)

除することができることとする。その際、当該 14 日間は、保健所（又は保健所が委託した者）が健康観察を実施し、症状に大きな変化がある等の場合は、医師の診察を受け、必要な場合には入院することとする。

３．具体的な流れ

① 帰国者・接触者外来等において、新型コロナウイルス感染症の疑いのある患者の診療、PCR 検査を実施。

その時点で入院を要する症状でない場合には、同居家族等の状況等 PCR 検査結果が陽性の場合の対応に必要な情報を聞き取る。

あわせて、当該患者に対し、宿泊療養や自宅療養に関する留意事項等を記載したリーフレット等を配布。

※ 都道府県等においては、事前に患者に伝達すべき事項及び患者から聞き取りを行う事項をまとめたリーフレットを作成の上、帰国者・接触者外来等に配布しておく。

② 帰国者・接触者外来等から医療機関所在地の都道府県等の調整窓口に対し、患者の基本的な情報、同居家族等の状況、PCR 検査結果が出る期日など、都道府県等の準備のために必要な情報を共有。都道府県等の調整窓口で、帰国者・接触者外来等から把握した情報をもとに、必要な準備を行う（宿泊療養先の候補の選定等）を行う。保健所設置市及び特別区の調整窓口にあっては、宿泊療養が必要な場合には、都道府県の調整窓口に情報を共有するほか、医療機関所在地と居住地の都道府県等が異なる場合には、居住地の都道府県等の調整窓口にも情報共有しておく。

また、検査結果が出るまでの間、患者は、自宅療養に関する留意事項に留意して過ごすとともに、宿泊療養・自宅療養の準備を行う（日用品の準備等）。

③ 帰国者・接触者外来等において、確定患者かつ軽症者等と診断。

帰国者・接触者外来等から医療機関所在地の都道府県等の調整窓口に対し、患者の検査結果を報告するとともに、陽性の場合には、自宅療養中の留意事項、連絡先など、フォローアップ等のために必要な情報を共有。都道府県等の調整窓口で、必要な情報を把握する。

④ 都道府県等は、把握した情報をもとに、宿泊療養・自宅療養のために必要な調整を行い、療養場所を確定させる。

自宅療養の場合で、当該軽症者等の居住地が医療機関所在地の都道府県等と異なる場合には、医療機関所在地の都道府県等が居住地の都道府県等へ連絡する。

自宅療養の健康状態のフォローアップ等の対応を行う都道府県等においては、必要に応じ、市町村（福祉部門）とも連携するなど、関係機関との調整を行う。

宿泊療養を行うこととする場合、帰国者・接触者外来等から連絡を受けた調整窓口が都道府県である場合には、宿泊療養の調整を実施する。医療機関所在地の保健所設置市・特別区にあっては、医療機関所在地の都道府県の調

5

資料１『新型コロナウイルス感染症の軽症者等に係る宿泊療養及び自宅療養の対象並びに自治体における対応に向けた準備について』(5)

整窓口へ連絡し、宿泊療養に関する調整を依頼する。

⑤　入所時に帰国者・接触者外来等から連絡を受けた都道府県等の調整窓口が宿泊療養の調整を行う調整窓口と異なる場合（保健所設置市・特別区の場合や県をまたぐ移動を伴った場合）には、軽症者等が宿泊施設から退所する際に、宿泊療養の調整を担当した都道府県の調整窓口から、入所時に調整した都道府県等の調整窓口へ連絡する。

連絡を受けた都道府県等と軽症者等の居住する都道府県等が異なる場合には、連絡を受けた都道府県等が、居住地の都道府県等へ連絡する。

４．都道府県等における準備

○　宿泊療養の調整窓口の設置

都道府県に、宿泊療養等に関して保健所設置市・特別区の窓口と調整する窓口を設置する。なお、この調整窓口は、外部委託することも可能であるが、軽症者等を把握した場合の連絡・調整を円滑に行える体制を確保することが必要。

○　宿泊療養に関する準備

宿泊療養については、都道府県がとりまとめることとするため、管内の保健所設置市及び特別区分もとりまとめて枠組みを検討する。ただし、都道府県と市区において協議が整った場合、異なる取扱をとることは差し支えない。

「新型コロナウイルス感染症の軽症者等の宿泊療養マニュアルの送付について」（令和２年４月２日付け事務連絡）の内容も参考に、主に次のような準備が必要。

・　宿泊療養が可能な宿泊施設の確保、搬送手段の確保、当該施設における人員体制及び物品等の準備等。
・　その際、必要と見込まれる居室について、自治体の保有する研修施設等のほか、地域の公共的な施設（国の研修施設等）の確保を検討するとともに、確保が困難な場合には、ホテル等の民間宿泊施設等の借り上げ等を検討
※国の研修施設等に関しては、適宜厚生労働省へ相談する。
・　同居家族等、福祉的支援を要する者について適切な支援につなげるため、管下の市町村の連絡先及び連絡経路を確認。

○　自宅療養の調整窓口の設置

都道府県等に自宅療養のフォローアップに必要な事項に関して帰国者・接触者外来等と調整する窓口を設置する。なお、この調整窓口は、本庁部門や保健所のほか、外部委託することも可能であるが、帰国者・接触者外来等において軽症者等を把握した場合の連絡・調整を円滑に行える体制を確保することが必要。

○　自宅療養に関する準備

地域におけるフォローアップの体制や体調急変時の対応、市町村の福祉部門との連携などの関係機関との調整を行う。「新型コロナウイルス感染症患

6

資料１『新型コロナウイルス感染症の軽症者等に係る宿泊療養及び自宅療養の対象並びに自治体における対応に向けた準備について』(6)

者が自宅療養を行う場合の患者へのフォローアップ及び自宅療養時の感染管理対策について」（令和２年４月２日付け事務連絡）も参考として、特に次の点に留意の上、地域の実情に応じて、関係機関との調整を開始すること。

・軽症者等の健康管理
・症状が悪化した際に速やかに適切な医療機関を受診できる体制の確保
・適切な感染管理対策の実施

５．帰国者・接触者外来等における準備

○　帰国者・接触者外来等は、上記のように都道府県等と連携して対応することとなるため、事前に都道府県等と連絡体制等の調整を行う。

以上

資料１『新型コロナウイルス感染症の軽症者等に係る宿泊療養及び自宅療養の対象並びに自治体における対応に向けた準備について』（7）

3　院内感染対策から地方自治体における コロナ対策、行政との連携

赤峰　みすず
大分県福祉保健部
健康政策・感染症対策課

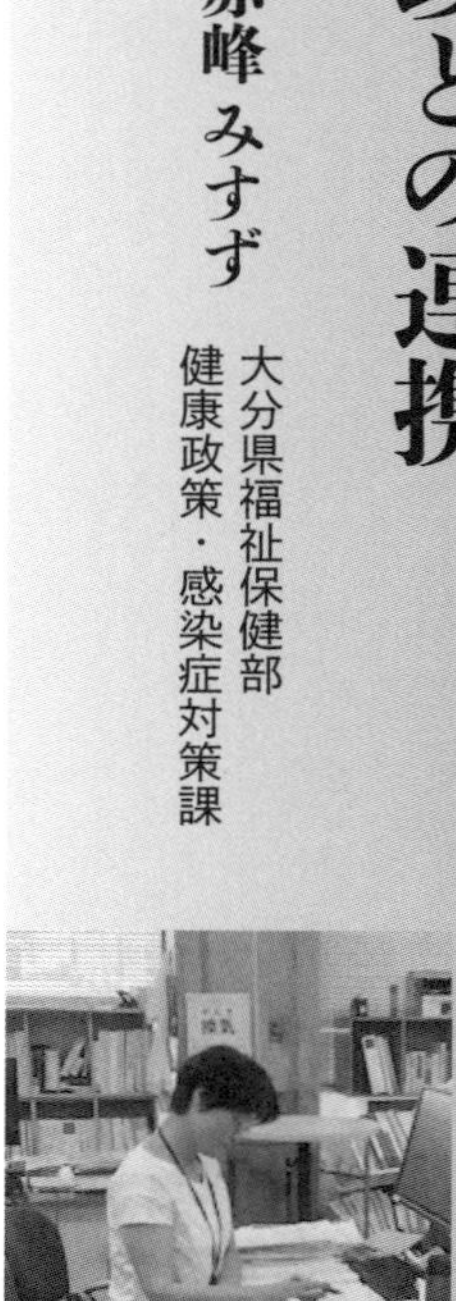

セカンドステージの職場で

大学病院退官後しばらくして、病床数200床以下の社会医療法人である地域の基幹病院に入職した。近くには、系列の介護老人保健施設や有料老人ホーム、デイサービス、訪問看護ステーション、健診センターなど、地域を包括的に取り巻く活動の場があった。病院は二次救急指定病院で感染予防対策加算2（現、感染対策向上加算2）を取得しており、院内すべての職種から「感染リンク担当者」として、会議参加やラウンドへの協力があったのは幸いであった。しかし、感染管理を専門に担う医師や看護師は不在であり、感染症に対する取組の組織力は弱く、その改善や教育に取り組むため専従で従事していた。

２０２０年１月、日本が未知なるウイルスに対峙することになり、私はまず、病院組織の一体化に着手することにした。それは迫りくる感染症に対し、やみくもな対応に追われる病院管理者らが騒ぎ立てることで、収拾がつきにくくなることを案じたからである。つまり、リスクコミュニケーションをしっかり行うことを決めた。まずは今後の病院の感染対策の方針について、病院管理者への説明会を開いた。予想外に法人内の管理者が多数集まり、誰もが不安と恐怖から、何をすべきかを知ろうとしていた。改めてこの感染症との闘いについては、職員の安全を一番に守らなくては、という強い思いでいっぱいになった。

説明は大雑把であるも、09年の新型インフルエンザ流行時の発生動向を参考に、今後の発生段階として、横軸に国内、九州、県、市内、院内などのフェーズに区分し、縦軸に手術・内視鏡等の検査区分、職員会食時の人数、面会制限から禁止の時期などの感染対策のあり方を一覧表に示した。特にリハビリ職員などが、系列施設内の組織をまたぐような人員配置を避けるよう、行動の統制ができることを一番に考えた。この一覧表の中身は、徐々に具体的かつ詳細になっていく（**表1**）が、幸いにも法人内施設間のネットワークが充実していたため、毎週の病院管理者会議で確認を行った後に、管理者、職員の双方に方針と対策の一覧表を配信した。このような病院組織の対応や情報提供については、混乱を招くことや感染管理担当者への不満や不評にはつながらず、むしろ信頼を得た感が強かった。

＊以下は2021年（度）6月15日時点の対応。周辺状況に応じて臨機応変に修正予定のため、作成日を確認すること。
＊検討項目については、管理者会議での決定内容によるものとする。

	フェーズ3		フェーズ 4		フェーズ 5	アウトブレイク
	d	e	a	b		
	医療圏内流行 ステージ Ⅰ・Ⅱ	医療圏内流行 ステージ Ⅲ以降	自施設関連で発生		自施設で発生	
			職員家族、透析患者などの外来患者・家族に発生	職員・入院患者・利用者に発生		
				有症時、勤務なし	保健所指導に基づく勤務	保健所指導に基づく勤務体制
			0	0	1〜3	≧
			0	1	1〜3	≧
発熱外来、電話再診促進				外来対応大幅縮小、初診制限（緊急、重症例のみ）などの検討	受診最小限	停 止
年間通して、外来患者/入院患者のユニバーサルマスク （病状的に弊害がある、自己の取り外し困難、幼児は除く）						
肺炎入院患者観察とベッド調整				院内発生動向調査		
感染対策の基本として、職員、患者、面会者に年間通して実施 （出勤、退勤時、患者を触れる前後、退室時など）						
	ユニバーサルマスキング、手指衛生、環境清掃などの標準予防策徹底					
1日2回（高頻度接触部位					1日3回消毒（当該部署）	
				1日4回の換気		常時換気
		いつも一緒にいる家族などとの食事会のみ、不要不急の県外移動制限		カンファなど可能な限りチーム内の接触を最低限		
				該当者（有症時、濃厚接触者）自宅待機		
		全患者2検（＋患者状態）の検討				
1日2回（出勤前・退勤時）、来院時				1日3回（昼も追加）		
		最小限の外来リハ、通所リハの検討		訪問リハ中止の検討	中止の検討	
			担当病棟制限、条件による認定調査、退院前訪問中止検討	中止、一部退院支援あり		
			緊急入院受入や入院制限の検討		入院中止	
		新規予約CAG、OP等の中止の検討		緊急CAG、OPのみ実施	院内発生の緊急CAG、OPのみ実施	
		CT、MRI検査などの予約制限	条件により、外部からの紹介検査検討	対象検査縮小の検討		
		呼吸機能および生理検査縮小の検討		生理検査縮小		
			条件により、服薬指導	服薬指導中止		
			条件により、栄養指導予約	栄養指導中止		
	病院面会禁止（タブレットなどの使用）			面会禁止		
	1日2回、送迎の乗車前（朝・夕）、手指消毒強化				食事提供中止	
	施設内対応（HP含む）、他施設情報			現況の情報		
	新規実習は条件付き	ステージⅢ一PCR確認後受入、県外からは中止、ステージⅣはすべて中止		実習中止		

表1　病院　COVID-19フェーズ別対策一覧

		フェーズ1	フェーズ　2	フェーズ　3 a	b	c
警報レベルと発生状況	発生動向の目安 県のステージ	国内発生なし	国内流行	九州管内患者発生	県内発生	市内発生
	院内患者数	0				0
	職員感染者数	0				0
擬似・有症者対応	外来診療体制	通常通り	発熱外来、電話再診促進			
	患者マスク着用	年間通して、外来患者/入院患者のユニバーサルマスク（病状的に弊害がある、自己の取り外し困難、幼児は除く）				
サーベイランス		COVID −19 発生動向	肺炎入院患者観察とベッド調整			
手指衛生		感染対策の基本として、職員、患者、面会者に年間通して実施（出勤、退勤時、患者を触れる前後、退室時など）				
飛沫・接触感染予防策	マスク	症状ある時のみ	ユニバーサルマスキング、手指衛生、環境清掃などの標準予防策徹底			
	環境消毒	通常通り	1日2回（高頻度接触部位）			
	換気					1日3回換気
	職員行動制限	3密を避けた行動		距離を確保した食事・休憩、仮眠、4人以上食事会自粛 県外への往訪を上司へ報告・相談		
体調管理	患者	通常通り				
	職員・業者		1日2回（出勤前・退勤時）、来院時			
集団活動、各検査・治療などの制限	リハビリ	通常通り		職員一部病棟兼務		体調管理、換気強化、病棟担当固定制
	地域連携相談	通常通り		病棟一部兼務、臨時面談室利用		
	病床管理	通常通り				
	治療・CAG、OP等	通常通り				
	放射線科	通常通り				CT、MRI検査などの予約制限
	検査科	通常通り				
	薬剤科	通常通り				
	食養科	通常通り				
面会制限		通常通り	条件付き面会制限	病院面会禁止（タブレットなどの使用） 主介護者のみ許可		
＊透析患者		通常通り	1日2回、送迎の乗車前（朝・夕）、手指消毒強化			
情報共有		ホームページやニュースを活用したCOVID-19 の情報		施設内対応（HP含む）、他施設情報		
実習受入		通常通り				

コロナ病棟開設へ

20年3月3日、大分市内で初の感染者報道があり、中旬には市内の公的医療機関でクラスターが発生し、他人事ではない現状に緊張の日々を過ごしていた。コロナ患者の入院受け入れは、「わしがいなくなるまで入れてくれるな」と言い続けていた病院長が11月に退職され、さまざまな場所でクラスターが発生していた第三波のなかの12月1日に専用病棟を開設した。当時、感染者の増加に伴い、保健所保健師からの入院患者情報の声は、かなり枯れて逼迫していた。

この頃私は、既に医療機関や高齢者施設のクラスター支援にはいった他県のＣＮＩＣたちの報告や、感染対策に精通している坂木晴世さんや坂本史衣先生の講話から、標準予防策の強化としてのユニバーサルマスクやゾーニングの考え方の知識を広め、換気や陽性者曝露リスクの評価と対応など、強化すべき対策について知見を深めていた。そして、毎週の厚生労働省専門家会議の情報や、ＳＮＳから発信される多くの専門家の考えや論文などを通し、今後起こりうることの事前準備としての心構えをしていた。ＣＮＩＣなどの仲間たちからの配信では、ともに乗り越えていこう、というメッセージに励まされた。

医療機関から行政機関（県庁）へ異動

勤務する病院での目標は二つあった。一つは、ＣＮＩＣを育成すること。これは既に認定課程履修中であった。もう一つは、院内感染対策の標準化であったが、コロナ禍で達成はしていなかった。しかし、繰り返す流行によって少々疲れも出ていた。

第五波が落ち着こうとしていた頃、大分県感染症対策課課長との話のなかで、「もう飽きました」と言う私に対して、「こっちに来る?」、「はい」と、課長とは面識はなかったが、妙なタイミングで即座に返事をしてしまった。行政の多忙さに対し、自分にできることはないかと思案しているところでもあった。どちらにしても、病院は後任予定のＣＮＩＣに任せることにして、第六波が収まった22年7月、県福祉保健部感染症対策課（現、健康政策・感染症対策課）に入職することとした。思いもかけず、サードステージとして行政職となり、高齢者施設を中心にクラスター対応を行うことになった。

地方自治体のコロナ対策

第六波が収まったのも束の間、直ぐに第七波がやってきた。行政機関は、地域の医療体制を支える大きな核である。感染対策に関する地域の医療機関の状況把握や、医療機関をまたぐ支援においても、行政による実践的な取組や協力体制が果たす役割は大きい。地域全体の感染対策を進めるためには、既存の体制・枠組を持つ行政と、感染対策の専門家たちとの間での連携体制が不可欠であると思っていたが、県庁、県保健所、大分市保健所のいずれにも専門家チームはなかった。大小さまざまな組織連携体制がある県もあったが、体制づくりが遅れている県も多く見られていた頃であった。

感染症対策課では、県型保健所とのネットワークが充実しており、リアルタイムに感染症発生場所や動向などが共有できていた。しかし、中核市である大分市保健所からは、アナログ的に毎日の感染者データが大量に送られ、県全体の集約したデータとなっていた。

大分市保健所のＣＯＶＩＤ班では課殺する仕事量のなか、保健師が体調を崩したりするなど、職員の入れ替えがかなり起きており、ほぼ2～3年目の若い保健師を配置していた。爆発的に増加する感染者対応などに追われ、クラスター施設の現地確認もできていない現状であった。私の入職後は、クラスター発生の社会福祉施設への派遣依頼が毎日のようにあり、大分市の保健師と2人で訪問することが私の主な仕事となった。施設の事前情報が十分取れていないこともあり、当日の車中で確認しながら、訪問後に疫学調査を行うこともしばしばあった。

県庁入職前の21年1月、県内初の高齢者施設で集団感染が発生した際、民間ＣＮＩＣの立場で私は初めて支援にはいった。基本を理解しているとは言え、これがクラスターかと身に迫るものがあると同時に、体系的な対策がない施設ではパニックと疲弊感、いつまで続くのかという見えないものへの怒りと諦めが併存し、混乱している印象を持ったことがある。県庁入職後もクラスター対応で多くの施設を訪問した。

コロナ対応は初動が大事だが、感染者がいっきに拡がっていると修正が必要な過重な働きをしているところが多い。事業継続計画の作成さえも不十分な施設が多く、精神的にも余裕のない施設への介入は、介護者の負担を少なくする工夫の提案でさえ、時として十分な支援とは言い難かった。

一口に高齢者施設と言っても、施設の種類や規模、建築構造の相違、医療従事者の常駐や感染対策の専門家に相談できる体制がないなどさまざまである。また、施設には情報がはいりにくく、通知文が多すぎて更新に気づきにくい。実際、二酸化炭素濃度計が県内すべての高齢者施設へ配布されたが（22年7月）、机の中から未開封で出てくることもしばしばであった。

感染者がさらに増加していくと、保健師も多忙で所内から出ることができない。気になる施設への同行訪問をお願いするも、既に手の打ちようがないという市の姿勢には、人出不足などの根本的な問題による、やむを得なさがあるとは言え、虚しく、もどかしい気持ちがあった。私の所属は保健所かと思うほど行動してきたが、個人での動きはかなわず、気がかりなまま、庁内で発生動向を見ていくしかなかった。

専門性を活かして

クラスター対応で観た課題は、県高齢者福祉課と協働でＰＰＥケアごとの着脱、換気の仕方などのリーフレットを改めてホームページへ掲載した（図1、2）。また、診療所や訪問看護師向けの対策チラシを

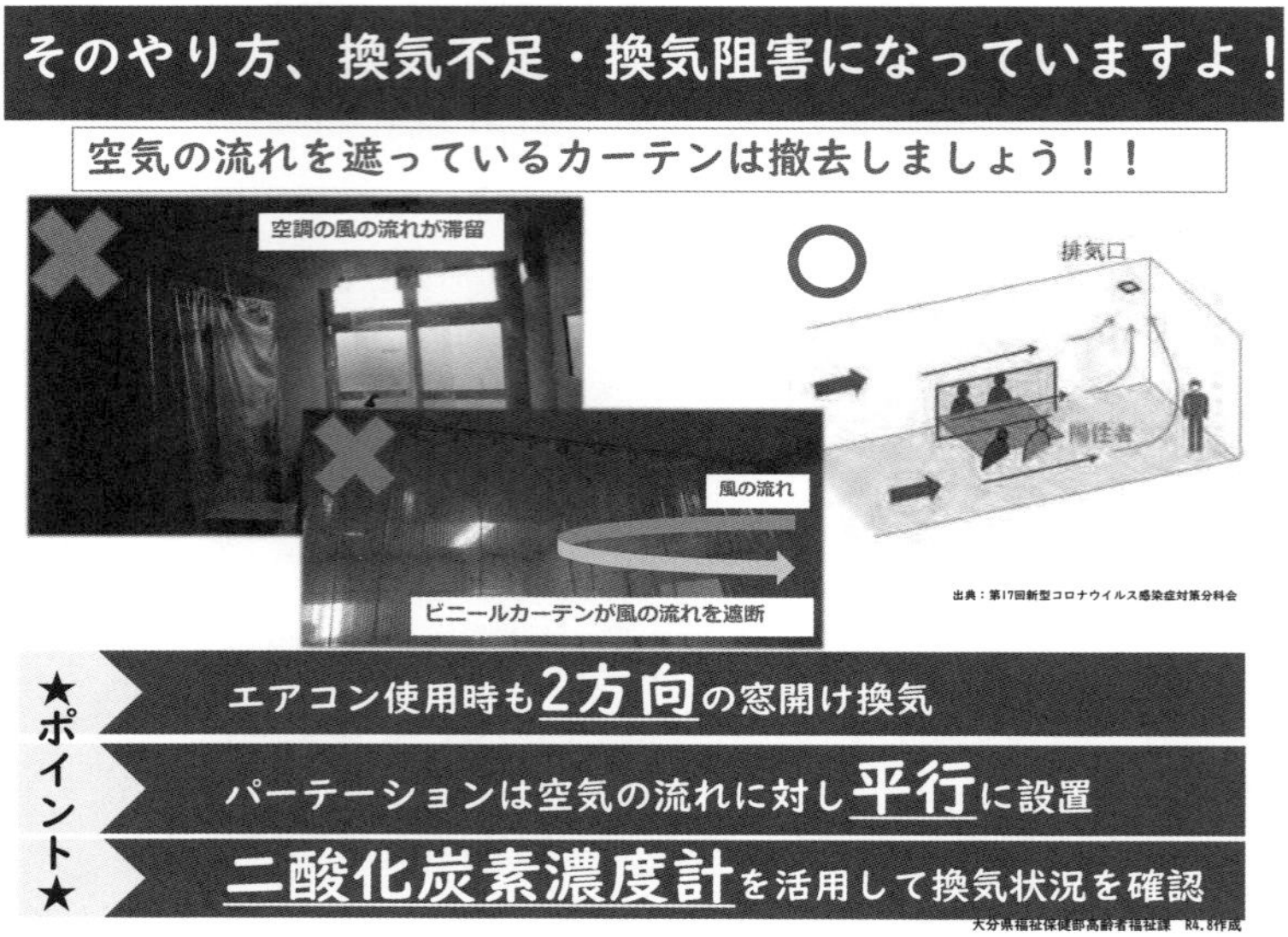

図1　リーフレット（1）　大分県福祉保健部高齢者福祉課　令和4年8月作成

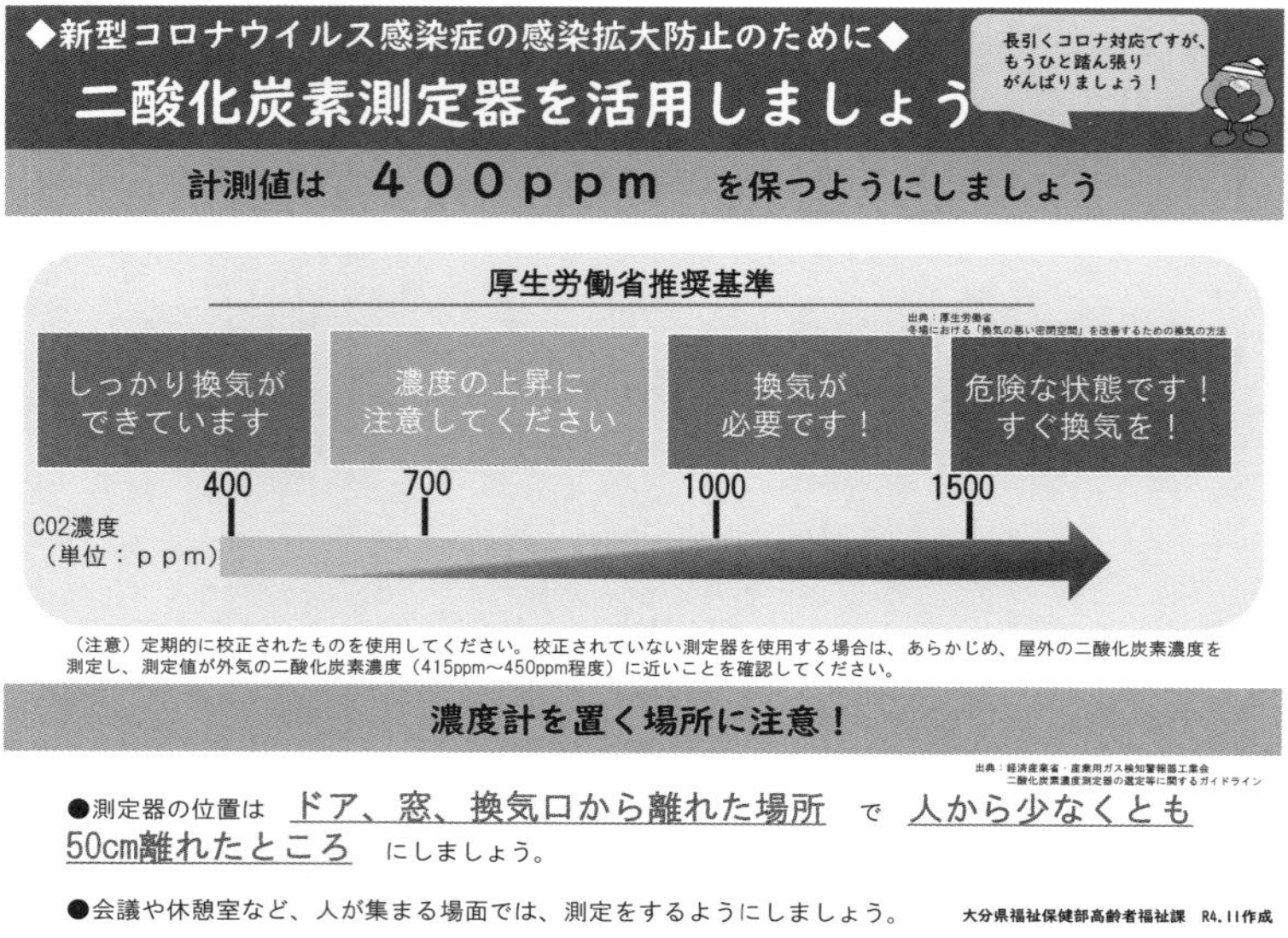

図2　リーフレット（2）　大分県福祉保健部高齢者福祉課　令和4年11月作成

課内で作成した（図3、4）。その他、社会福祉施設対象のコロナ感染予防のチェックリストの作成やその内容説明、コロナ感染対策の研修なども行っていった。宿泊療養施設の増設では、ゾーニングなど職員への対策確認や、県型保健所への支援に出ることもあった。

第七波から第八波では、入院受け入れ医療機関の拡大がさらに必要であり、新規にコロナ病床の確保を申請された医療機関に対し、大分市の管理保健師とともに院内の準備状況の確認に行くこともあった。なかには大がかりな工事を予定していた医療機関もあり、そのような感染対策上の必要性はなく、通常閉じられている窓を開放し、風の流れを阻害しないという代替案を提示するなどの行政としての活動を行っていった。同時に、訪問医療機関の感染対策も確認するが、現場レベルでの感染対策に関する知識等の不足やアップデートの遅れは、ＣＯＶＩＤ-19には太刀打ちできないと感じずにはいられなかった。

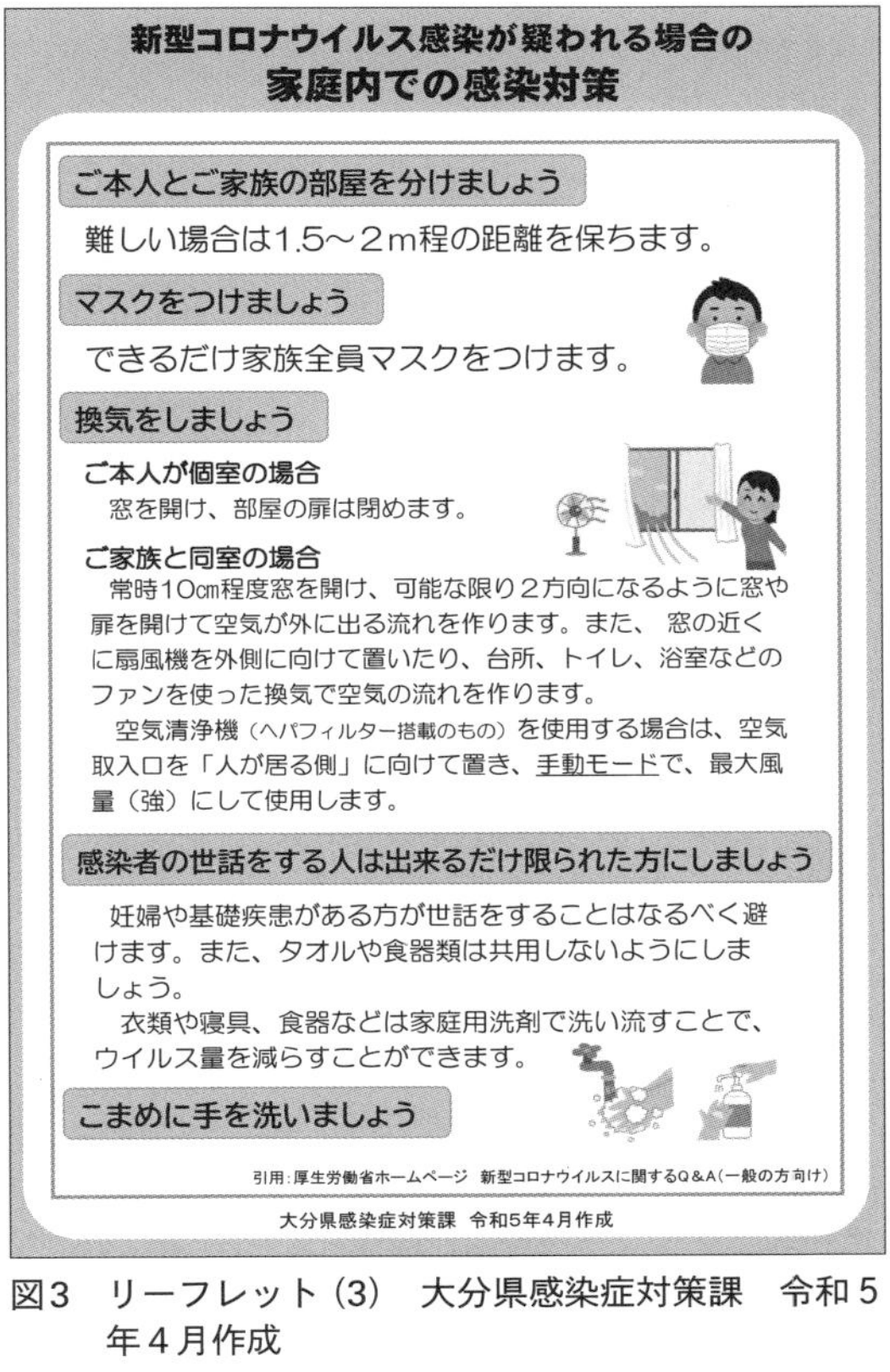
新型コロナウイルス感染が疑われる場合の
家庭内での感染対策

ご本人とご家族の部屋を分けましょう
難しい場合は1.5～2ｍ程の距離を保ちます。

マスクをつけましょう
できるだけ家族全員マスクをつけます。

換気をしましょう
ご本人が個室の場合
窓を開け、部屋の扉は閉めます。
ご家族と同室の場合
常時10㎝程度窓を開け、可能な限り２方向になるように窓や扉を開けて空気が外に出る流れを作ります。また、窓の近くに扇風機を外側に向けて置いたり、台所、トイレ、浴室などのファンを使った換気で空気の流れを作ります。
空気清浄機（ヘパフィルター搭載のもの）を使用する場合は、空気取入口を「人が居る側」に向けて置き、手動モードで、最大風量（強）にして使用します。

感染者の世話をする人は出来るだけ限られた方にしましょう
妊婦や基礎疾患がある方が世話をすることはなるべく避けます。また、タオルや食器類は共用しないようにしましょう。
衣類や寝具、食器などは家庭用洗剤で洗い流すことで、ウイルス量を減らすことができます。

こまめに手を洗いましょう

引用：厚生労働省ホームページ　新型コロナウイルスに関するＱ＆Ａ（一般の方向け）

大分県感染症対策課　令和5年4月作成

図3　リーフレット（3）　大分県感染症対策課　令和５年４月作成

コロナ対策から得たＣＮＩＣと行政との連携

大分市以外の地域では、多くのＣＮＩＣが社会福祉施設の支援にはいっていることを、庁内システムの共有画面で把握できた。そのなかには、具体的に丁寧な活動報告をしているＣＮＩＣに対しては保健所との連携が読み取れて、安堵感とともに私への刺激になった。

ＣＮＩＣ間の情報共有のため、仲介的に県内の医療体制の捕捉や感染症の発生状況、県の方針など、活動上の齟齬がないように県内保健師の参加も求めて会議を開いた。特に平時から顔の見える関係がある地域では、有事に活きており、行政との共働関係が見られた。

ＣＮＩＣは、基本的には自施設の患者・職員の対策を担う。一方、地域医療を支える行政機

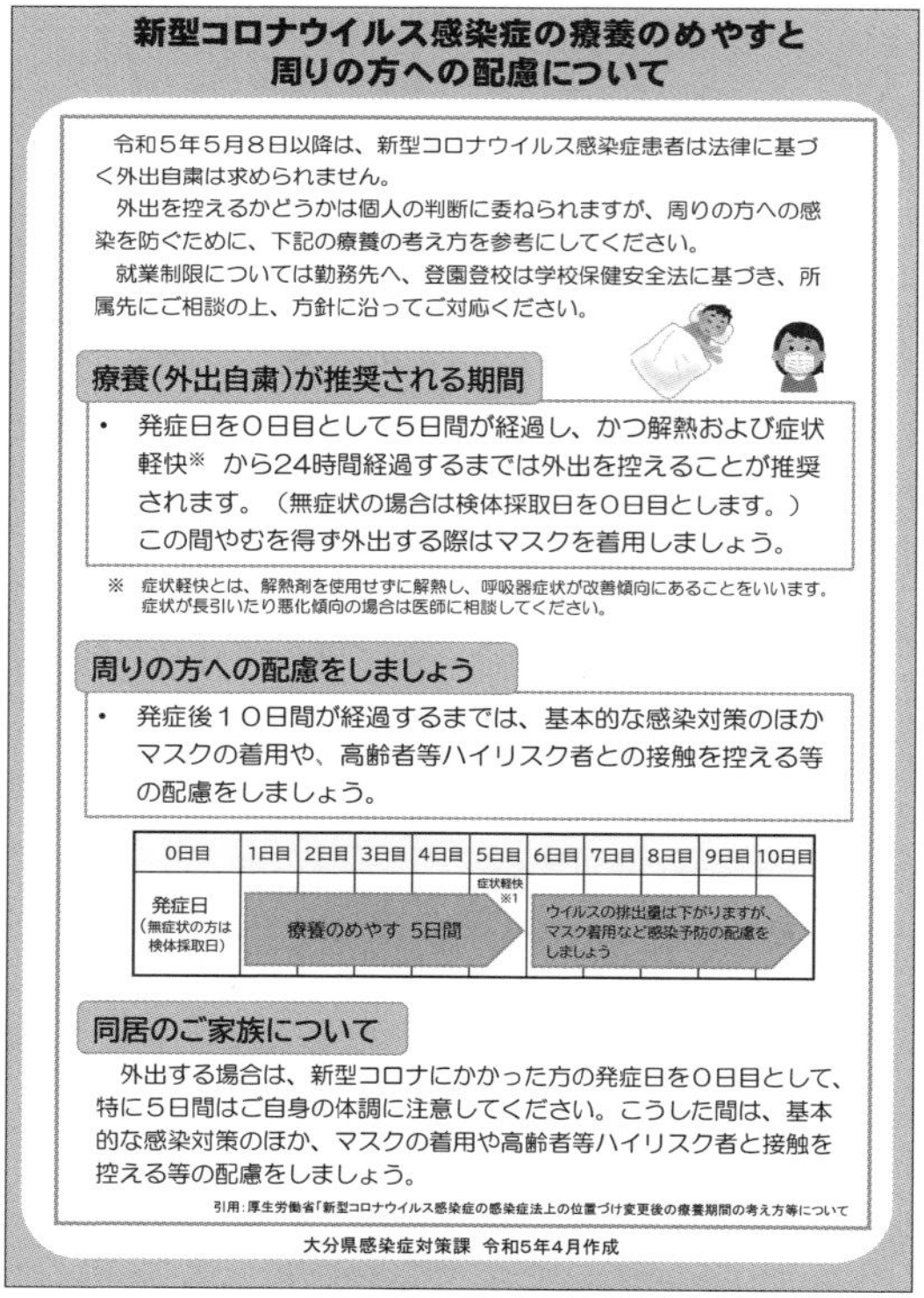

新型コロナウイルス感染症の療養のめやすと周りの方への配慮について

令和５年５月８日以降は、新型コロナウイルス感染症患者は法律に基づく外出自粛は求められません。

外出を控えるかどうかは個人の判断に委ねられますが、周りの方への感染を防ぐために、下記の療養の考え方を参考にしてください。

就業制限については勤務先へ、登園登校は学校保健安全法に基づき、所属先にご相談の上、方針に沿ってご対応ください。

療養（外出自粛）が推奨される期間

- 発症日を０日目として５日間が経過し、かつ解熱および症状軽快※ から24時間経過するまでは外出を控えることが推奨されます。（無症状の場合は検体採取日を０日目とします。）この間やむを得ず外出する際はマスクを着用しましょう。

※　症状軽快とは、解熱剤を使用せずに解熱し、呼吸器症状が改善傾向にあることをいいます。症状が長引いたり悪化傾向の場合は医師に相談してください。

周りの方への配慮をしましょう

- 発症後１０日間が経過するまでは、基本的な感染対策のほかマスクの着用や、高齢者等ハイリスク者との接触を控える等の配慮をしましょう。

0日目	1日目	2日目	3日目	4日目	5日目	6日目	7日目	8日目	9日目	10日目
発症日（無症状の方は検体採取日）	療養のめやす 5日間				症状軽快※1	ウイルスの排出量は下がりますが、マスク着用など感染予防の配慮をしましょう				

同居のご家族について

外出する場合は、新型コロナにかかった方の発症日を０日目として、特に５日間はご自身の体調に注意してください。こうした間は、基本的な感染対策のほか、マスクの着用や高齢者等ハイリスク者と接触を控える等の配慮をしましょう。

引用：厚生労働省「新型コロナウイルス感染症の感染症法上の位置づけ変更後の療養期間の考え方等について

大分県感染症対策課　令和5年4月作成

図4　リーフレット（4）　大分県感染症対策課　令和５年４月作成

関は、多くの情報とともに地域の医療機関や医師会、病院看護管理者等との連携・協力体制は有しているものの、感染対策の専門的な知識・人材は十分とは言えない状況が見られる。コロナ禍で露呈した感染対策については、地域全体の感染リスクとして、過酷な状況下のなかにあった施設、病院、保健所・自治体が相互につながり、地域全体の感染症予防の対応力の向上に向けた相談・支援体制の整備が重要だと思われる。

まずは、社会福祉施設を対象にした感染症対策強化研修事業として、施設内リーダーの育成を目指すことにした。基本的な感染対策の講義と演習をシリーズで行い、演習は地域の保健所から各ＣＮＩＣへ協力依頼を行うことにした。

今後も行政が、ＣＮＩＣとともに地域の社会福祉施設や医療機関等に対し、さらなる感染症予防の意識の醸成を図っていくことを望みたい。

赤峰　みすず　略歴

１９９１年～　大分大学医学部附属病院看護師長
２００２年　感染制御部副部長、専従．感染管理認定看護師資格取得
２０１７年３月　退官後、８月社会医療法人財団天心堂へつぎ病院感染管理室副室長
２０２２年６月　退職、７月～大分県福祉保健部感染症対策課入職
２０１１年３月　大分大学大学院医学系研究科修士課程看護学専攻卒
２０１１年～　日本環境感染学会評議員　日本感染管理ネットワーク理事（２０１３年～２０１８年）

4 クラスター対策（eMAT支援）

朝倉 智美
ナレッジナーシング代表

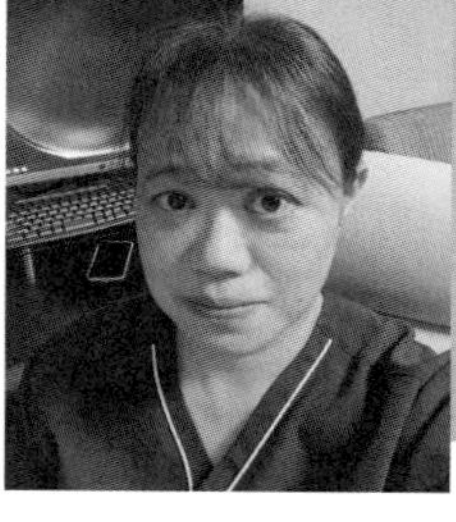

埼玉県で、高齢者施設の感染拡大に伴い増加した支援要請に応じるため、2021年3月に創設されたのが、感染管理認定看護師によるオンライン個別支援「コロナ対策オンラインチーム（electronic Medical Assistance Team：eMAT）」です（図1）。高齢者施設のクラスター対策支援から始まったｅＭＡＴは、柔軟に変化しながら活動を続けてきました。埼玉県福祉部高齢者福祉課をはじめとするｅＭＡＴ企画メンバーを中心に、試行錯誤しながら進めてきたこれまでの日々を思い浮かべつつ、その活動を綴りたいと思います。

感染が発生した高齢者施設へのオンライン支援

　eMATは、県庁が高齢者施設と感染管理認定看護師をマッチングし、ウエブ会議システムやグループチャット、クラウドストレージを活用しオンライン上で支援を行う（**写真1**）、埼玉県が独自に開発した仕組です。高齢者施設から依頼がはいると担当者（埼玉県福祉部高齢者福祉課施設・事業者指導担当の主幹、主査）がeMATのグループチャットに投稿し、eMATメンバーが「対応可」・「不可」の返信をします。グループチャットを活用したやり取りは、依頼から支援までの調整をスムーズにし、即日の支援も可能にしました。また、支援依頼から支援報告書提出までのすべてをオンライン上で行えるため、現地に赴くことが難しい感染管理認定看護師の支援協力が得られやすく、より多くの施設支援に対応できるようになりました。

　オンライン支援では、通信機器を使ったリアルタイム映像で現場を確認しますが、予想以上に悩まされたのが施設の通信環境です。モバイル端末や無線環境がない施設や突然の通信障害も経験しました。現場のリアルタイム映像が難しい場合には聞き取りでの状況確認や、事前に撮影

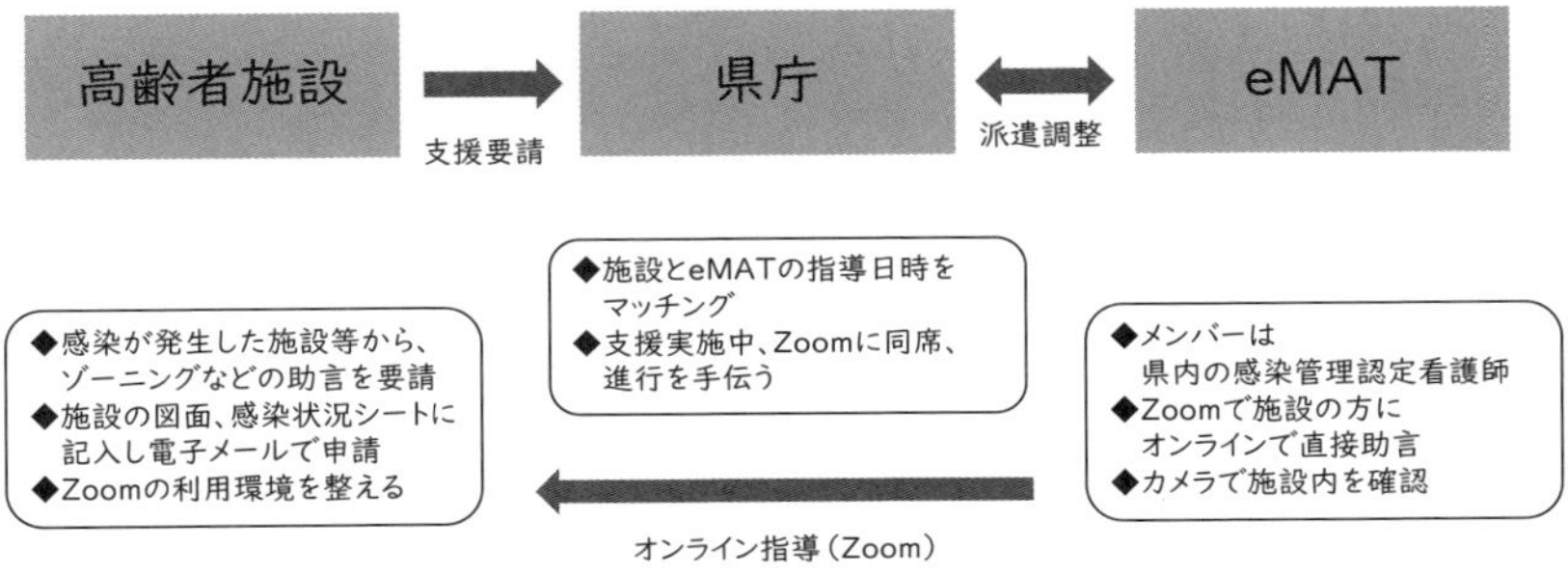

図1　eMATオンラインでの感染管理支援の仕組

した写真を代用するなど、臨機応変に対応しながら支援を行いました。当初は、意図する場所へ撮影者を誘導する難しさや、映っていない場所は大丈夫だろうかという不安、短時間で確認しなければならない焦りを感じながら支援を行っていたことが思い出されます。私自身、それまでに高齢者施設の訪問や現地支援を経験していたことで対応できた部分もあります。ｅＭＡＴのように、発生状況や現地の状況確認から具体的な助言までをオンラインで行うには、経験やスキルが必要だと実感しました。

　ｅＭＡＴの利点は、高齢者施設が県庁に直接依頼できるアクセスのよさと、感染管理認定看護師による迅速な支援です。また、複数回の支援が可能で、初回に担当した感染管理認定看護師が最後までサポートする継続的な支援も利点の一つです。その一方で、大規模クラスターや複数フロアに及ぶ事例には対応しきれないという欠点があります。そのためｅＭＡＴは、感染者が1例でも確認された施設に対する早期支援（初動対応）や、埼玉県クラスター対策チームによる現地支援をフォローする継続支援をイメージしていました。しかし、実際は現地支援が受けられていない大規模クラスターの依頼が多くなっていました。当時は、日々の依頼に対応することで精一杯でしたが、今思えば「これは現地支援で対応すべき状況ではないだろうか」「やっぱりオンラインでの支援には無

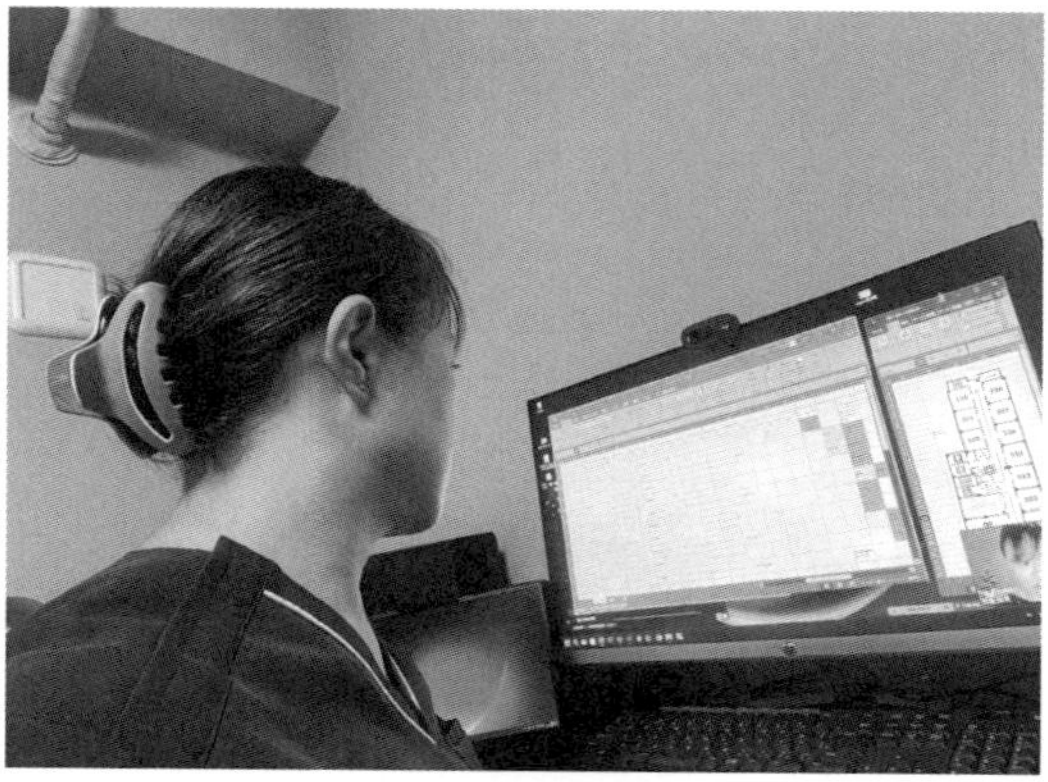

写真1　eMATにおけるウエブ会議システム

理があるだろう」というやり場のない思いが積み重なっていたと思います。今回、現地支援とオンライン支援の両方を経験し、感染発生時の支援を効果的に行うための連携や仕組作りが今後の課題ではないかと考えています。

ｅＭＡＴの支援件数が増えるにつれ、似たような施設名を目にすることが多くなりました。初めは、複数の施設を経営する法人があるのだなという程度で気にしていませんでした。しかし、法人で決められたやり方を変えることはできないと提案を拒否される、法人内で改善策が共有されておらずクラスターを繰り返す、といったことが続き、支援の困難さと苛立ちを感じていました。今は、感染発生時の支援では、個々の施設支援に留まることなく、法人やグループ内での情報共有を促すことも必要だったと考えており、法人へのアプローチを含め、今後の課題として高齢者福祉課とも情報共有を続けていきたいと思っています。

ｅＭＡＴは、１１９施設、延べ１２６件の支援を行ってきました。さまざまなケースに直面しながらも支援を続けてこられたのは、一つでも多くの現場に支援の手を差し伸べたいという思いと、感染管理認定看護師だけで支援ができるｅＭＡＴを最後の砦のように感じていたからかもしれません。24年4月以降は、新型コロナウイルス感染症（ＣＯＶＩＤ-19）以外の感染症にも対象を広げ、通常の感染症への対策として現在も継続されています。

リリーフナース支援

eMAT支援で施設内療養者の健康管理について話をすると、「看護師は私しかいないんです」「看護師はいません」と言われることがありました。埼玉県の高齢者施設や障害者施設では、県の互助ネットワークにより介護職員を派遣し合うことが可能でしたが、配置人数の少ない看護師の派遣は難しいという課題もあり、施設内の感染拡大防止と入所者の健康管理を担う看護師不足が問題となっていました。そこで、埼玉県では、施設内の療養体制確保を目的に看護師を派遣する「リリーフナース」の仕組が構築され、22年1月に運用が開始されました。

リリーフナース事業では、感染が発生した施設で活動するのために必要な知識と技術に関する3日間の研修と、リリーフナース派遣中の相談・サポートをeMATが担うことになりました。この事業は埼玉県が委託した派遣会社が主体となっており、3日間の研修以外は、感染対策に困った場合の相談程度だろうと考えていました。しかし実際は、リリーフナースのスキル不足や現場で活動することへの不安が大きく、感染管理認定看護師が全面的にサポートしながらのスタートとなりました。

リリーフナース支援には、派遣された施設ごとに作成したグループチャットを活用しました。いつでも質問でき、感染管理認定看護師と自由にやり取りができるグループチャットは、現場で活動するリリーフナースの安心材料としておおいに役立ったと思います。感染管理認定看護師にとっては、五月雨式の質問や昼夜を問わずに送られてくるメッセージへの返信が大変ではありましたが、現場で活動しているリリーフナースが頼れるのはこのチャットだけだからと必死に対応していたと思います。

しばらくは順調に活動していたリリーフナースですが、苦い思いも経験しました。ある時、施設から「思っていた支援と違っていた」と言われ派遣を中断されることが続きました。中断に至った経緯を確認すると、新しいメンバーがリリーフナースの役割を十分理解できていなかったことや、感染拡大防止と入所者の健康管理をバランスよく提供することが難しかったことが考えられました。それまで多くの施設の助けになっていただけに、サポートをしていたにもかかわらずリリーフナース支援が継続できなかったことが悔やまれる出来事でした。

リリーフナースの運用は23年９月で終了となりましたが、高齢者施設課だけでなく障害者支援課やこども安全課からの要請にも対応するまでになり、クラスター対策に大きく貢献できたと思っています。

コロナウイルス感染症対策優良施設認証制度

感染が発生した施設への支援と並行して進められていたのが、21年４月に開始された「優良施設認証制度」です。これは、コロナウイルス感染症対策を徹底している高齢者施設を県が認証するもので、申請のあった施設を対象に、書類による一次審査とオンラインによる二次審査の総合判断で認証されます。このオンラインによる二次審査をｅＭＡＴメンバーの感染管理認定看護師が担当しました。オンライン審査では、感染発生に備えた準備や感染が広がりやすい場所の対策、手指衛生の環境や個人防護具の着脱手技など、対策の実施状況を実際に確認し、感染リスクがあれば改善点の助言を行いました。二次審査では、病院とは違う施設の現状を確認し、現場の声を聞くことができました。この経験は、生活の場における対策の苦労や工夫を知る機会となり、ｅＭＡＴ支援の助言にも活かされたと思います。埼玉県内で優良施設認証制度の対象となった施設は約２１００施設、現在までに認証を受けた施設は２７７施設です。認証審査の受審が、感染対策の見直しや日々の実践につながれば、「優良施設認証制度」のような感染発生を未然に防ぐ予防的な活動もクラスター対策の一つと言えるのではないでしょうか。

ｅＭＡＴの活動を通して

今でも鮮明に覚えている忘れられない光景があります。

「利用者の声が聞こえない静まり返ったフロア。利用者は、病室や廊下に置かれたベッドの上で丸くなり、窓からの強い風を受けながら震えている。感染者は日々増え続け、毎日のように利用者が救急搬送されていく。職員は疲弊した顔で、「もう全員が感染するまで待つしかないですよ」と言い業務をこなしている」。

今でも、現地支援で見たこの光景を思い浮かべると、まだできることがあったのではないかと考えてしまいます。また、eＭＡＴでは、感染管理認定看護師だったらすぐに感染を止めてくれるのではないかという施設の期待に応えられないことも多く、残念そうな施設職員の顔と私の中に残るなんとも言えない虚しさが思い出されます。

改めて振り返ってみると、まだまだ多くの出来事や思いが頭の中を流れていきます。そのなかで、eＭＡＴは埼玉県庁と感染管理認定看護師が協力して取り組んだ貴重な経験だったと思います。今は、このeＭＡＴの活動が、支援を求める現場の助けになっていたことを願うばかりです。

朝倉 智美　略歴

１９９４年　看護師免許取得（一般病院、訪問看護、高齢者施設、大学医務室等を経験）

２０１３年から退院調整看護師として活動、地域・在宅の感染管理に積極的に取り組む

２０１８年　感染管理認定看護師 認定資格取得、病院の専従を経て、

２０２０年　病院の非常勤勤務の傍ら、個人開業（ナレッジナーシング）

２０２１年３月　地域・在宅の感染管理に専念するため病院を退職

２０２１年４月から現職　ＩＣＮが在籍していない病院、介護施設等で感染対策支援に従事

5　COVID-19クラスター対策支援を振り返って

黒須　一見
国立感染症研究所 薬剤耐性研究センター第四室
実地疫学研究センター第一室（併任）主任研究官

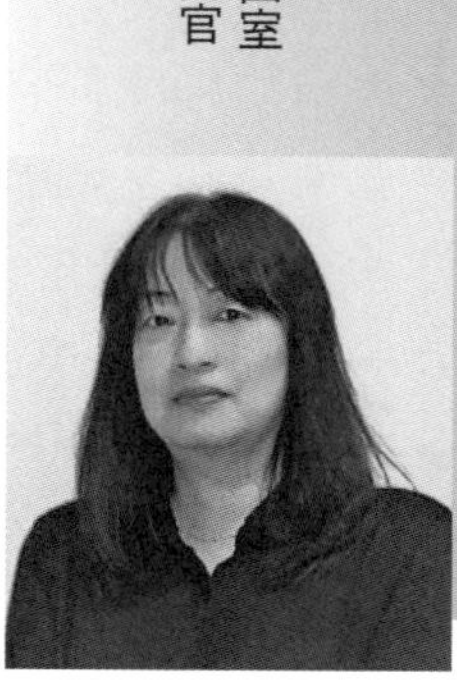

新型コロナウイルス感染症（ＣＯＶＩＤ-19）の流行において、２０２０年４月から厚生労働省クラスター対策班の支援として、全国のクラスター対策支援にあたった。活動内容は当該保健所への疫学調査支援、感染管理支援であり、フィールドは、医療機関、介護施設、宿泊療養施設、事業所、保育園、スポーツ団体等であった。約３年間の活動を振り返り、記述する。なお、今回の内容は私の所属施設の見解ではなく、私個人の所感であることをお断りしておく。

20年当初のCOVID-19対応

クラスター対応を振り返る前に20年4月以前の活動についても触れておきたい。私は17年4月1日より国際協力機構（JICA）における病院運営・管理能力向上支援プロジェクトの長期専門家としてベトナムに赴任し、19年12月31日に帰国した。20年2月末より1か月間、短期専門家として再派遣が決定しており、20年1月以降は所属する研究会のサポートなどの活動をしていた。

20年2月14日～15日にパシフィコ横浜で開催された第35回日本環境感染学会の会期時は、まさに横浜港に入港したクルーズ船でCOVID-19事例が発生しており、私は学会からの依頼で、2月18日～19日にクルーズ船外での後方支援活動を行った。活動内容としては、客船ターミナルで、乗客や乗組員の診療にあたる日本医師会災害医療チーム（JMAT）の医師や看護師への感染管理指導、下船客を乗せるバス20数台の清掃作業にあたる業者への個人防御具（PPE）の着脱や清掃方法の指導、船外で活動する厚生労働者や検疫所職員からの感染管理に関する相談対応であった。

COVID-19の検査体制は確立されてきたものの、SARS-CoV-2に関する病原性、治療や感染管理に関する知見が少なかった時期であり、客船内で清掃に使用する消毒剤の成分について、また乗客が使用後のバスの清掃方法などさまざまな質問を受けるものの、その都度調べて回答するような状況であった。印象的な出来事もあり、一つは2月19日の早朝、客船ターミナルに向かう電車内で見た、某大学教授によるクルーズ船内内部の状況に関する感染対策状況について画像と意見を述べていた動画配信に関するネットニュースであった。私が帰宅後の出来事だったらしく、ターミナルに到着すると全国から支援に訪れていた災害派遣医療チーム（ＤＭＡＴ）のスタッフもその話題に触れていた。もう一つは、2月20日より３日間で１５００人ほどの乗客の下船作業を開始するとのアナウンスを受けたことである。下船する乗客に対し、帰宅後の注意事項としてＡ４用紙1枚程度の説明用紙を配布するため、作成を依頼された。09年に新型インフルエンザ（Ｈ１Ｎ１）が流行した際に自宅療養患者へ注意事項を記載した用紙を作成したことを思い出し、素案を作成し、船内にいる対策本部に届けてもらい、内容を微修正されたものが乗客に配布された（図1）。この時の経験が後々のクラスター対策班での支援活動に役立った。

印象的な2日間の活動を終え再渡航し、短期専門家として活動後、3月17日に帰国した。この時点で空港検疫は実施されていなかったが、帰国後、ＪＩＣＡの依頼で2週間自宅での自粛生活を送り、４月１日より現所属である薬剤耐性研究センターに出勤した。勤務したものの、上司は調査のため出張しており、私は他の室の研究業務を手伝うこととなった。４月3日に上司が出勤し、私の今後の業務に関して相談を行い、その週末から調査に同行することとなった。

COVID-19クラスター対応のかかわり

初めての出張は石川県の医療機関でのクラスター対応[1~3]であり、上司と私、職員（実地疫学専門家養成コ

下船される皆様へ

下船後、以下について特に注意してお過ごしください

これから 14 日間特に注意すべき事項

・毎日自分自身の健康管理を行ってください。(1 日 1 回体温測定、咳症状など)
体調が優れないときには体温測定を行いましょう。

・37.5℃以上の発熱、咳、倦怠感がある場合には、病院にご連絡ください。

・病院を受診される際にはマスクを着用し、マイカーなどを利用し、公共交通機関の利用は避けましょう。

・37.5℃以上の発熱、咳、倦怠感がある場合、ご家族や同居人と接触する場合は、マスク着用を行い、手で鼻、口を触った場合は、手洗いを行いましょう。

なお、石鹸による手洗いやアルコール消毒剤での手指衛生は有効な対策です。また、家庭洗剤を使用した洗濯でもコロナウイルスの不活化の効果があるとされています。

図1　下船される乗客への注意喚起文

ース（ＦＥＴＰ）修了者の3名で対応することとなった。新幹線で金沢に到着後、県庁を訪問し、状況について説明を受け、自治体、保健所職員と病院を訪問した。当時、既に北海道や関東などの医療施設や介護施設でクラスターが発生しており、事例収束まで対応することは困難な状況であったことから、疫学調査と当面の感染管理対応を検討し、自治体（保健所）と地域の感染管理専門家へ継続的な支援を依頼するというスタイルになっていた。このため、地域の専門家として金沢医科大学感染制御部の先生方にも同行いただき、ゾーニングをはじめとする感染対策や職員への指導などを実施していただいた。医療機関の協力体制も得られ、自治体や地域の専門家のバックアップにより、早期に収束を迎えることができた。また、この経験を広く伝えるため、当該施設長自ら日本精神科病院協会雑誌に投稿された。

その後、次々に調査依頼があり、5月末まで北海道を中心に活動を行った（**写真1**）。札幌市は4月末より保健所内に対策本部を設置し、役割分担するなど機能的に活動していた。毎朝、保健所に行き、前日までの活動状況についての報告会議に出席後、保健所職員とクラスターが発生している医療施設や介護施設等に行き、発生状況や感染管理状況を確認した。5月中旬、当時最大のクラスターが発生した介護施設内に現地対策本部が設置され、連日そこで活動することとなった。[4]

この時期にもっとも苦慮したのはＰＰＥ、特にサージカルマスクやＮ95マスクの不足であった。保健所職員の尽力でＰＰＥが現地に届けられたが、Ｎ95規格のない製品やフィット性のない製品があり、安全性に問題があると思われた。上司に相談し、厚生労働省、日本環境感染学会や職業感染制御研究会などの関係者に状況を報告した。これらの報告等を基に、「新型コロナウイルス感染症対応における呼吸用防護具製品の適正使用に関する注意喚起」[5]が発出され、当所と国立国際医療研究センターで作成していた新型コロナウイルス感染症の感染管理[6]にも記載を行った。

　調査の依頼が次々にあり、疫学調査は所外のＦＥＴＰ修了者も対応していたが、感染管理も私だけでは対応困難であり、クラスター班の活動が可能な感染管理認定看護師にご協力いただいた。21年になると自治体が地域の感染管理専門家や感染管理認定看護師等のネットワークと連携して医療・介護施設のクラスターの対応を行うことが多くなり、私は疫学調査（主に感染源・感染経路の推定）や医療・介護施設以外のフィールド（事業所、スポーツ団体など）での感染管理を担当することとなった。医療・介護施設では、クラスターの早期収束に向けて職員が同じ対応を行うことができたが、一般市民への感染対策の啓発の難しさも感じることもあった。調査後は対応メンバーが報告書をまとめ、自治体に提出するという流れだったが、自治体や施設の了承が得られた場合には、国立感染症研究所の病原微生物検出情報（ＩＡＳＲ）や学会等での発表、論文化なども当該自治体等とともに行った[7、8]。

　また、調査以外に研究活動として、ＣＯＶＩＤ-19陽性者の宿泊療養施設や中等症患者を受け入れていた医療施設において、陽性者が使用したリネン類のＳＡＲＳ-ＣｏＶ-２検出状況、リネン類の洗濯後のＳＡＲＳ-ＣｏＶ-２検出状況について実験を行い、その結果を論文[9]にし、これらがリネン

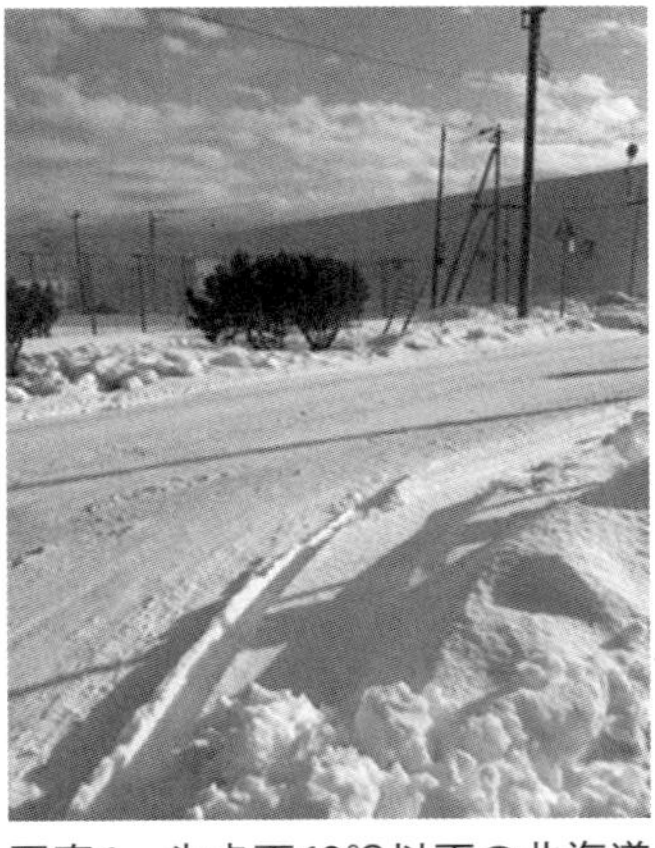

写真１　氷点下10℃以下の北海道での調査にて

の洗濯等の運用に活用されることとなった。

おわりに

20年4月～23年末までに実地疫学研究センターへのクラスター支援依頼は200件を超えるが、そのうち私がかかわった事例は、17都道府県、派遣回数37回、現地活動延べ166日間であった。また、厚生労働科学研究等において、医療施設や宿泊療養施設等で研究を行い、その研究成果や調査経験を基にガイドラインやツール作成[10,11]にかかわることができた。調査や研究により得られたさまざまな知見がガイドラインや政策につながることを認識し、今後も調査や研究を通してかかわりを深めたいと考える。また、調査・研究にあたり、快くご協力いただいたすべての方に感謝申し上げたい。

参考文献

（1）前田義樹：岡部病院における新型コロナウイルス感染症院内感染の経験 日精協誌 39（11）：28-35. 2020
（2）黒須一見、田内久道、上野修一：新型コロナウイルス感染症対策の実態調査 厚生労働行政推進調査事業費補助金（厚生労働科学特別研究事業）（総括）研究年度終了報告書 17-21. 2021
（3）Kato H, Seki K, Maeda Y, Noda Y, Iinuma Y, Kitaoka M, Kiso K, Koshida R, Kurosu H, Yamagishi T, et.al. Rapid

response to a coronavirus disease 2019（COVID－19）outbreak in a psychiatry hospital-Kanazawa City, Japan, March to April 2020. Antimicrob Steward Healthc Epidemiol. 2022 Apr 12;2（1）:e57. doi: 10.1017/ash.2021.255.

（4）山口　亮、東小太郎、小野嵩史、他．札幌市内の高齢者向け社会福祉施設における新型コロナウイルス感染症事例の特徴．IASR Vol. 41 p130-131: 2020年7月31日

（5）職業感染制御研究会、日本環境感染学会、フィットテスト研究会感染部会・産業部会．新型コロナウイルス感染症対応における呼吸用防護具製品の適正使用に関する注意喚起．2020年5月26日公開、2020年6月12日更新．http://jrgoicp.umin.ac.jp/ppewg/usage-alert/2020-06-12_N95% 20and_KN95_usage_alert.pdf

（6）国立感染症研究所・国立国際医療研究センター 国際感染症センター．新型コロナウイルス感染症に対する感染管理．（2023年3月29日推奨終了）

（7）Kurosu H, Watanabe K, Kurosawa K, Nakashita M, Kasamatsu A, Nakamura H, Yamagishi T, et.al. Possible contact transmission of SARS-CoV-2 in healthcare settings in Japan, 2020-2021. Infect Control Hosp Epidemiol.27:1-12, 2021

（8）Ohishi T, Yamagishi T, Kurosu H, Kato H, Takayama Y, Anan H, Kunishima H. SARS-CoV-2 Delta AY.1 Variant Cluster in an Accommodation Facility for COVID－19: Cluster Report. Int J Environ Res Public Health. 28;19（15）:9270, 2022. doi: 10.3390/ijerph19159270.

（9）Fujita R, Kurosu H, Norizuki M, Ohishi T, Zamoto-Niikura A, Iwaki M, Mochida K, Takagi H, Harada T, Tsushima K, Matsumoto T, Hanaki K, Sugai M, Yamagishi T. Potential risk of SARS-CoV-2 infection among people handling linens used by COVID－19 patients before and after washing. Sci Rep. 2;12（1）:14994, 2022. doi: 10.1038/s41598-022-18945-8

（10）日本環境感染学会：医療機関における新型コロナウイルス感染症への対応ガイド（第5版）2023年1月17日

（11）厚生労働省、経済産業省：新型コロナウイルス感染症により亡くなられた方及びその疑いがある方の処置、搬送、葬儀、火葬に関するガイドライン（第4.1版）．令和5年6月14日

黒須　一見　略歴

都立看護専門学校卒業後、都立清瀬小児病院、都立荏原病院に勤務し、うち12年間、専従の感染管理担当者として業務

２０１７年３月　退職

２０１７年４月～２０１９年12月　ＪＩＣＡ保健医療プロジェクトの長期専門家としてベトナム国ホーチミン市に派遣される

２０１７年より、国立国際医療研究センター国際医療協力局客員研究員

２０２０年４月より、国立感染症研究所薬剤耐性研究センター第四室　研究員（非常勤）

２０２２年４月より、同所実地疫学研究センター第一室併任

２０２３年４月より、現職

［資格］

２００５年　感染管理認定看護師取得

２０１０年　東京医療保健大学大学院にて修士（保健医療学）取得

２０１３年　同大学院にて博士（感染制御学）取得

コラム５

抗ウイルス薬の実用化で変わった慢性期病院の対応、抗ウイルス薬への期待

世界の英知を結集して異例の速さで広く医療現場で使える抗ウイルス薬が登場したことにより、高齢者を抱える慢性期病院においても薬物治療が可能となり、急性期病院への転院調整に追われていた日々から解放された。なぜ、こんなに早く開発が進んだのでしょうか。

特異的な治療法のないＣＯＶＩＤ‐19発生当初は、患者の感染が判明するたびに人工呼吸器や集中治療の行えない慢性期病院では、不安や無力感を感じながら急性期病院へ患者をお願いするしかなかった。薬の開発が始まったと聞いても、従来の実用化までの期間を考えると、ずっと先の話だと絶望感を感じていた。しかし、爆発的なペースで拡大していくＣＯＶＩＤ‐19に世界中が危機感を持ち、とられた治療薬の開発方法と承認方法により早期実用化につながったことに正直驚いた。治療薬は、新たな薬を開発するのではなく、これまで、別の病気の治療薬として実用化されていた薬、開発中の薬の中から新型コロナウイルスへの効果がある薬を探し出す方法で進められた。第一波発生の段階で、新型コロナウイルス治療薬の候補となる薬が既に複数あがり、臨床試験が開始されていた。そして、「特例承認」の制度を適用し、優先審査で大幅に承認までの期間が短縮された結果である。

変異していく新型コロナウイルスにより、今後もＣＯＶＩＤ‐19との闘いは続くと思うし、新たな感染症の発生も想定される。治療薬の開発に携わる世界中の研究者や企業、行政には、平時から体制作りを進めていただくことを医療現場にいる者としておおいに期待したい。

【Ｋ・Ｎ】

6　クラシック音楽活動における感染対策支援

縣　智香子
東京科学大学大学院 医歯学総合研究科
統合臨床感染症学分野 特任研究員

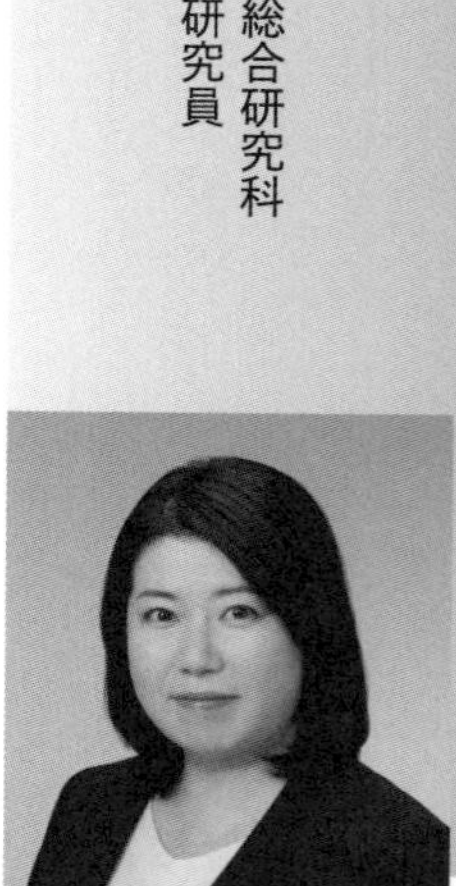

２０２０年1月の新型コロナウイルス感染症（ＣＯＶＩＤ-19）の流行開始時、私は病院の感染管理の専従業務から離れていた。とはいえ、パンデミックという非常事態において、感染管理認定看護師としてできることは貢献しようという思いで、20年４月に立ち上がった東京都看護協会の「新型コロナ対策プロジェクト」に参加した。このプロジェクトでは、ＣＯＶＩＤ-19に関する情報提供、オンライン研修会の開催やクラスターが発生した施設への訪問支援、質問対応等を行っていた。

そのような相談を受けているうちに、「音楽家がコロナで活動できていない。クラシック音楽活動を支援するプロジェクトに参加してもらえませんか？」と、知人を通じて相談があった。その当時は、政府からの要請と新型コロナウイルス感染症緊急事態宣言、イベント開催制限により公演が中止され、音楽家は集まって演奏できない状況になっていた。クラシック音楽に限らず、各種舞台芸術やエンターテイメントにかかわる人は活動ができない状況だった。海外においてもロックダウンによりコンサートホールや劇場が閉鎖され、さまざまな公演が中止されていた。

私はアマチュアオーケストラでコントラバスを弾くのが昔からの趣味だった（写真1）。コントラバスをはじめさまざまな楽器の奏者や指揮者など、たくさんの音楽家に教わり演奏してきた。プロの音楽家のコンサートにもたくさん行った。美しい音楽を作り出す音楽家は私にとって憧れの存在だった。クラシック音楽活動を再開するためのお手伝いがしたい、音楽家のお役に立ちたいという思いでプロジェクトへ参加することにした。

クラシック音楽活動を支援する「#コロナ下の音楽文化を前に進めるプロジェクト」が結成された。クラシック音楽公演の再開にむけ、音楽活動における感染リスクを明らかにすることがプロジェクトの目的だった。メンバーは、クラシック音楽公演運営推進協議会、一般社団法人日本管打・吹奏楽学会、楽器メーカー、実験設備会社、ステージマネージャー（音楽家がベストな状態で演奏できるよう演奏環境を整える専門家）、オーケストラの事務局、感染症専門医、環境測定の専門家、感染管理認定看護師で構成された。

当時、政府や新型コロナウイルス感染症対策専門家会議から

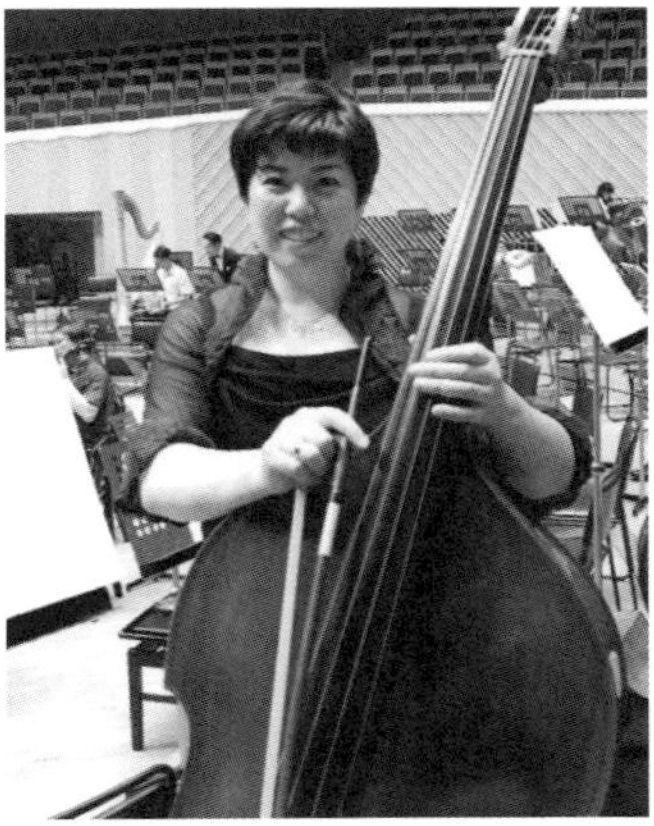

写真1　筆者

感染対策として三つの密（密閉空間・密集場所・密接場面）を避けることが呼びかけられていた。具体的には、換気をすること、他の人とは２ｍ以上離れること、他の人に近づく場合はマスクを着用すること、だった。その他に共同で使用する物品は消毒することが求められていた。ＣＯＶＩＤ-19は症状出現前から感染性があることから、これらの対策が一般的に求められた。しかし、クラシック音楽公演においてはこれらの対策の実行が難しかった。

換気について

演奏中は音響や音漏れの問題があり、窓や扉を開けて換気することはできない。休憩中に窓や扉を開け換気を促すことができるが、交響曲などでは演奏に１時間以上を要する曲もあり、その間は窓や扉を開けることはできない。そのため、演奏する場所の換気を増やす対応が必要になった。通常、練習会場で数回練習（リハーサル）した後コンサートホールで演奏会を行うため、練習会場とコンサートホールにおける十分な換気性能が求められた。

他の人と2m離れること

クラシック音楽公演には、指揮者、弦楽器奏者、管楽器奏者、打楽器奏者、ハープ・鍵盤楽器等の奏者、歌手等たくさんの音楽家がかかわる。楽曲により異なるが、オーケストラや吹奏楽団では十数名から100名程度の奏者が演奏する。[1] 演奏する場所の広さはコンサートホールにより異なるが、ミューザ川崎シンフォニーホールを例にあげるとステージの広さは間口約22・5m、奥行き約14・0mである（**写真2**）。そのため、演奏時の奏者の間隔は1mに満たない。他の奏者から2m離れるとなると、コンサートホールのステージで同時に演奏できる人数が減るため、演奏可能な編成の楽曲が限られた。また、観客についても他の人と2m以上離れるとなると、客席に多くの空席を作る必要があった。

他の人に近づく場合にマスクを着用すること

指揮者や弦楽器・打楽器等の奏者は演奏時にマスクを着用できる。

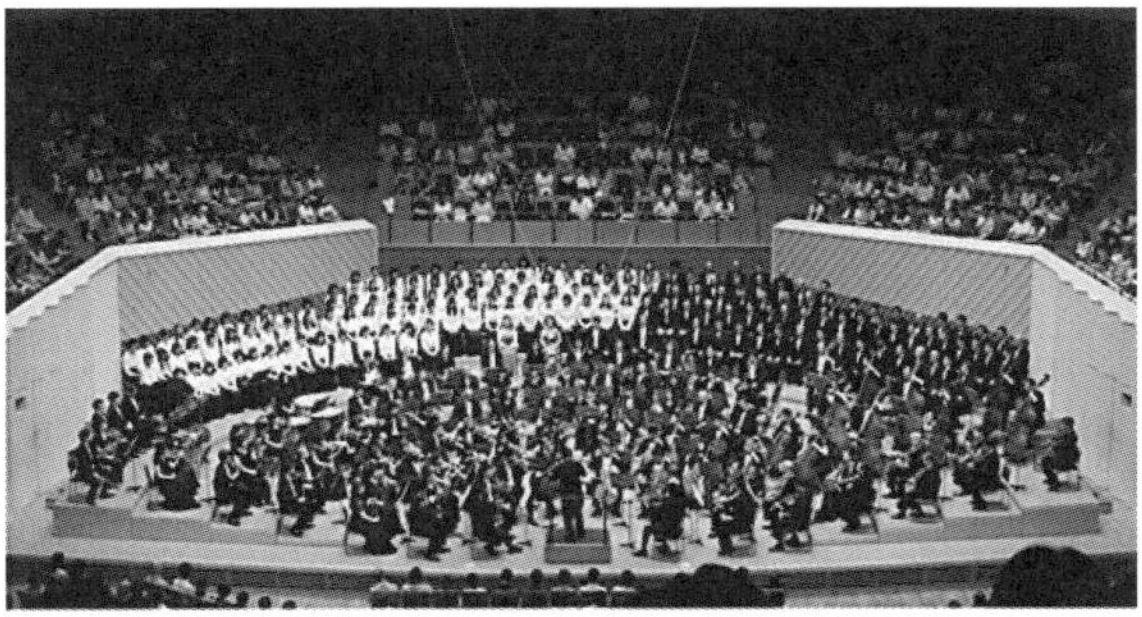

写真2　ベートーヴェン交響曲第9番　演奏会の様子　（筆者も参加）

しかし、管楽器奏者は楽器に息を吹き込み演奏するためマスクを着用できない。楽器に吹き込んだ呼気は、楽器のトーンホールやベルから出る。したがって、管楽器奏者は他の奏者の近くで演奏することができなかった。マスク着用と同様の効果をねらい、管楽器本体やベルにカバーを取り付ける取組が報告されていたが、演奏に支障をきたした。

共同で使用する物品の消毒

一部の楽器やスコア（総譜）などの楽譜は複数の奏者が共用するが、洗浄や消毒はできない。しかし、共用する楽器や物品に触れた後に手を洗えば問題なかった。

以上のことから、奏者の間隔を２ｍ空けること、管楽器奏者は演奏中にマスクを着用できないことが音楽公演を行ううえで大きな問題となった。そこで「コロナ下の音楽文化を前に進めるプロジェクト」では、演奏時に発生する飛沫等をさまざまな方向・距離で測定する実験を計画した。演奏時に奏者から発生する飛沫等の飛散状況が明らかになれば、マスクを着用している奏者や管楽器奏者に必要な間隔が検討できると考えた。聴衆の周囲の飛沫等も測定した。実験をもとに音楽家が安心して活動を再開し音楽公演を行うための指針を作成することを目指した。また、音楽家は公演により収益を得るため、早期の公演再開を目指し、音楽家の生活を支える必要があった。

20年7月に実験を行った（写真5）。実験には、オーケストラやウインドオーケストラに所属する音楽家が被験者として参加した。一部の管楽器において、演奏中の管楽器のベルから排出される呼気に含まれる微粒子が、ベルの前方（トランペット・トロンボーンでは前方75㎝、ホルンでは右側50㎝）において多く計測された[2]。

同時期に他の感染リスクの確認と対策立案のため、実験にも参加していたオーケストラの練習場所とコンサートホールのラウンドも行い（写真3、4）、以下のような提案を行った。

管楽器演奏では、楽器管腔に呼気を吹き込むため結露が発生する。管楽器奏者は演奏の間

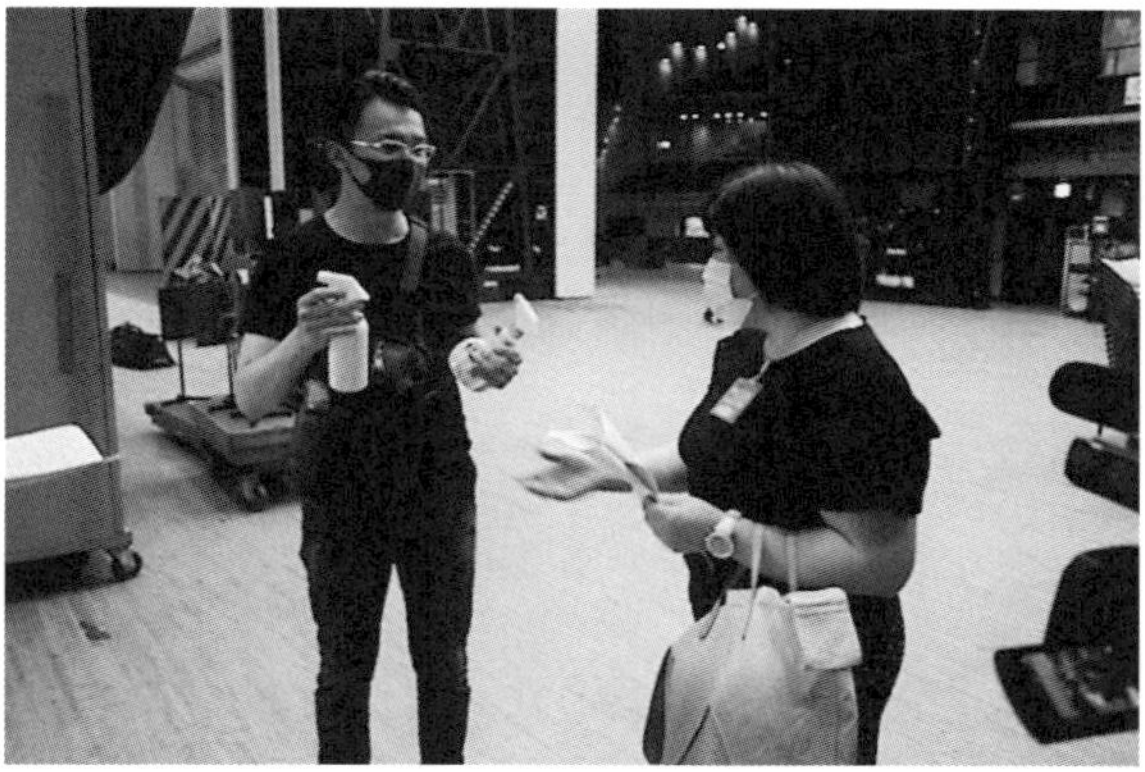

写真3　コンサートホールでの感染対策チェックの様子

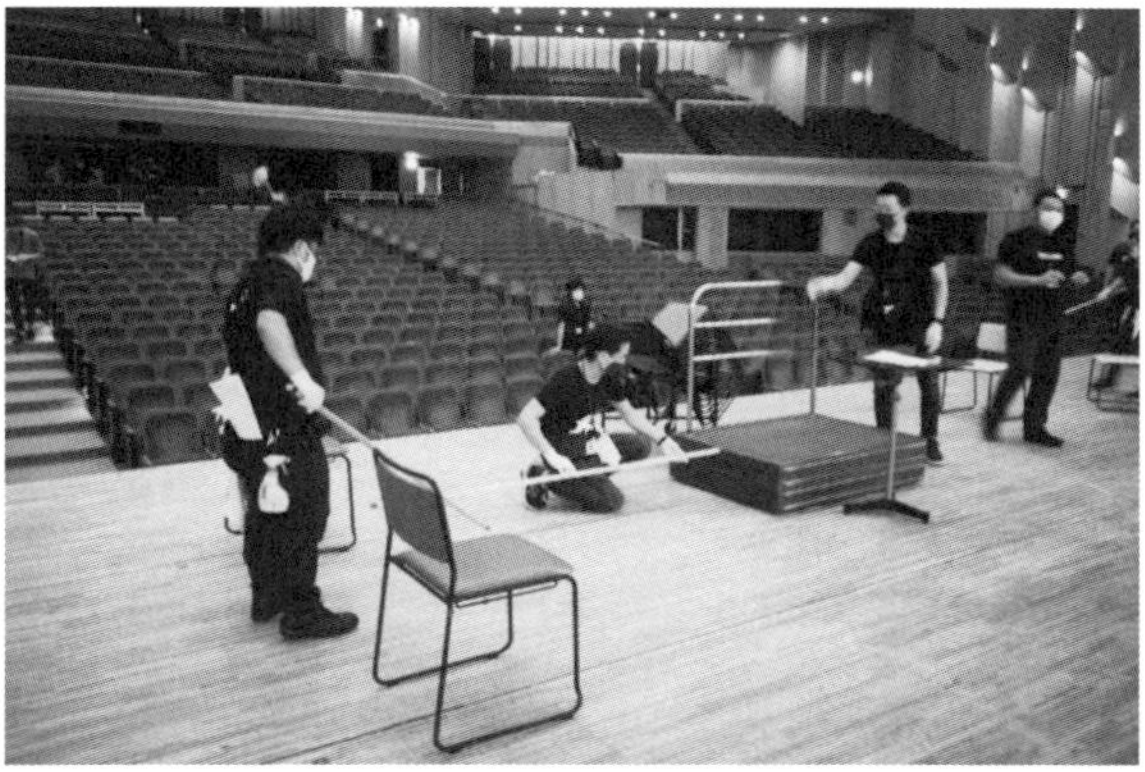

写真4　コンサートホールで音楽家同士の距離を確認しているところ

に管腔から結露を排出させるが、その際、結露は手に付着する。管楽器の管腔や結露には、多くの微生物がいることが研究で報告されている[3,4]。そのため、管楽器奏者は演奏後や楽器を片付けた後に手を洗うように依頼した。従来、管楽器の結露は、練習場所では床に置いたトレイや布へ、コンサートホールでは床に排出していた。ステージマネージャーなどが結露に触れる可能性があることから、トレイや布は奏者自身が洗浄し片付ける、またはペットシーツなどに排出し演奏後は奏者自身が廃棄することを提案した。洗浄できない管楽器の貸し借りはなるべく控えるように伝えた。

手洗いは、練習会場やコンサートホール到着時、演奏後、飲食前、トイレ後等に必要だった。水だけで流すのではなく、石鹸を使い手洗いするよう伝えた。シンクを確認し、石鹸とペーパータオルの設置をお願いした。練習会場やコンサートホールには手指消毒薬が準備されていたため、適切な使用方法を指導し、設置場所も提案した。喫煙所の近くには置かないこと、手指消毒直後に喫煙しないことも付け加えた。

休憩時間に飲食する場合は他の人と離れて行うように指導した。しかし、休憩スペースの広さは、食事で利用するには狭かった。相談の結果、練習スケジュールを見直し、午前で終わるスケジュールにするなど食事を摂る休憩を挟まないような調整を提案した。

その他、合奏の合間の打ち合わせで会話する時には管楽器奏者もマスクを着用することや、合奏中にマスクを着用した指揮者の発言が聞き取れない場合にはマイクを使用することを提案した。

音楽家の体調管理についても助言した。体調不良時の連絡体制、代わりの奏者の手配についてルールを作るよう助言した。昔から「音楽家は何があっても（体調不良など）舞台を休まない」と聞いていた。体調不良時に「参加しない」ことは、他のどの対策よりも重要であり厳守するようにお願いした。

オーケストラには、音楽家だけではなく、ステージマネージャーや、使用する譜面の手配や調整を行うライブラリアン、事務局など演奏を支える多くのスタッフがいる。スタッフの業務内容や仕事場も確認し、手を洗うタイミングなど具体的な感染対策を助言した。コンサートホールでは、観客が利用するクローク、ドリンクコーナー等の業務における対策を助言した。

これらの助言をまとめ、オーケストラの事務局の方と一緒に楽団の感染対策マニュアルを作成した。マニュアルを作成しながら、練習場所とコンサートホールのラウンドから、練習場所はコンサートホールに比べ空間が狭く滞在時間も長いため、音楽家にとっては感染リスクが高いのではないかと感じていた。

実験結果と練習場所とコンサートホールのラウンド結果をまとめ、20年8月に『クラシック音楽演奏・鑑賞に伴う飛沫感染リスク検証実験報告書』②を発表した（**写真5**）。さらに『クラシック音楽公演における新型コロナウイルス感染拡大予防ガイドライン』の作成にかかわった。イベント開催制限があるなかではあったが、このガイドラインを参考に、さまざまな団体が音楽公演を再開した。

練習場所とコンサートホールをラウンドしたオーケストラからは、その後も引き続き感染対策の相談を受けた。定期的に練習場所とコンサー

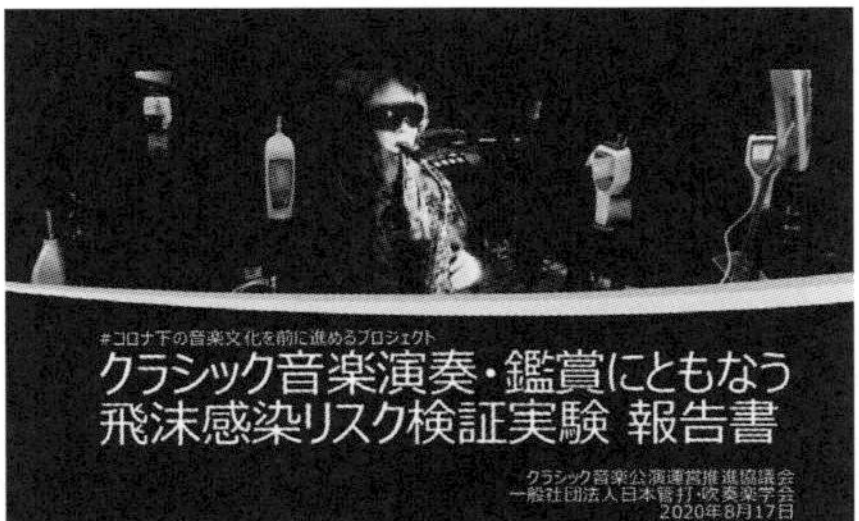

写真5　クラシック音楽演奏・鑑賞に伴う飛沫感染リスク検証実験　報告書

トホールを訪問し、音楽家やスタッフの感染対策の確認や相談を受けた。感染者や体調不良者が出た際に連絡をいただき、対応について助言した。オーケストラからの希望により、音楽家を対象とした感染対策やワクチン接種に関する情報提供のメールを毎週送った。その他、オペラ、児童合唱、音楽大学、クラシック音楽やバレエの番組を制作するテレビ局等から感染対策の相談を受けた。オペラではなるべく歌手の距離をとった演出の提案や、本番直前までのマスクの着用、体調管理について助言した。また、マスク着用や歌手の距離をあけているにもかかわらずビニールカーテン・アクリルパネルを使用、フェイスシールドを着用するなどの過剰な対応は、マスク着用と距離をとることの効果を説明し不要と伝えた。児童合唱では、前述の対策以外に、合宿練習を行う場合の対応、ご家族への対策に関する説明や連絡体制について助言した。ＰＣＲ検査が一般に広まり、公演のたびに検査を行う楽団もあった。検査についての問い合わせを受け対応したが、検査結果が陰性であっても感染を完全に否定できるわけではない等の結果の解釈について理解を得るのは難しいと感じた。

音楽公演を再開後、対策を行っていても関係者の感染により公演が中止されるケースが複数発生した。感染対策によりリスクを減らすことができるが、ゼロにすることはできない。ＣＯＶＩＤ-19に限らず、人々の活動には常に感染リスクが伴うため、体調管理を含め感染対策を継続して行うように伝え続けた。テレビやＳＮＳ等で感染対策の情報は溢れていた。とはいえ、それぞれの現場でどのように適応されるべきか、専門家としての助言が望まれていた。その一つが音楽の現場だった。病院における感染管理と同様に、音楽家やスタッフの行動を観察し、どのような場所・場面に感染リスクがあるか確認し、基本的な感染対策をベースにプロジェクトで行った実験結果や国内外のさまざまな研究結果をあわせ対策を立案した。音楽活動における感染対策を文書化することや言葉で説明することは、対象が医療従事者ではないため難しかった。したがって、音楽の現場で粘り強く伝える努力をした。これらの音楽活動の支援は「文化の継続」の貢献になると考えていた。

その後、音楽家に関するいくつかの研究が報告された。管楽器演奏で発生する飛沫等は０・25〜０・80μmの大きさ(5)で、一部の楽器では会話・呼吸による放出より多く(5)、到達距離は楽器の種類により異なること(6)が明らかになった。また、COVID-19のパンデミックは、音楽家に雇用と将来への不安や、突然のキャリア喪失による苦痛、演奏や仲間への喪失感を与えたこと(7)が明らかになった。したがって活動再開に向けた感染対策支援は、音楽家のメンタルヘルスケアにもつながると考える。

将来パンデミックが起きた時、再びクラシック音楽活動が止まってしまうかもしれない。その時は、医療現場の感染対策と同様に音楽の現場に赴き、感染対策を立案することが望まれる。COVID-19パンデミックで行われた対策とそれにより得られた知見は必ずや参考になる。クラシック音楽活動における感染対策支援は市民への感染対策支援の一環であり、我々ICNが果たすべき役割の一つであると考える。

参考文献

(1) 菅原克弘、八條美奈子&多田宏江．(2013)．吹奏楽における表現活動の多様性に関する研究
(2) クラシック音楽公演運営推進協議会一般社団法人日本管打・吹奏楽学会．(2020, August 17)．クラシック

音楽演奏・鑑賞にともなう飛沫感染リスク検証実験報告書．一般社団法人日本クラシック音楽事業協会．https://www.classic.or.jp/2020/08/blog-post.html

（3）Mobley, J., & Bridges, C. (2015). Wind Ensemble Infectious Disease Risks: A Microbiological Examination of Water Key Liquids in Brass Instruments. 67(2), 2015

（4）Mobley, J., & Bridges, C. (2016). Wind Ensemble Infectious Disease Risks II: A Microbiological Examination of Condensate Liquids in Woodwind Instruments. Texas Public Health Journal, 68(4)

（5）Firle, C., Steinmetz, A., Stier, O., Stengel, D., & Ekkernkamp, A. (2022). Aerosol emission from playing wind instruments and related COVID-19 infection risk during music performance. Scientific Reports, 12(1), 8598

（6）Wang, L., Lin, T., Da Costa, H., Zhu, S., Stockman, T., Kumar, A., Weaver, J., Spede, M., Milton, D. K., Hertzberg, J., Toohey, D. W., Vance, M. E., Miller, S. L., & Srebric, J. (2022). Characterization of aerosol plumes from singing and playing wind instruments associated with the risk of airborne virus transmission. Indoor Air, 32(6), e13064

（7）Cohen, S., & Ginsborg, J. (2021). The Experiences of Mid-career and Seasoned Orchestral Musicians in the UK During the First COVID-19 Lockdown. Frontiers in Psychology, 12, 645967

縣　智香子　略歴

産業医科大学　産業保健学部看護学科卒業

２０００年　ＮＴＴ東日本関東病院に入職

２００７年　感染管理認定看護師を取得

２０２２年４月より現職

コラム６

エアロゾル感染の予防と「空気を読む」

「空気を読む」とは、その場の雰囲気から状況を推察することであるが、新型コロナウイルスの感染予防における、「空気を読む」ことはとても重要である。

人は、咳、くしゃみ、会話、歌、呼吸によってさまざまな大きさや性状の飛沫と呼ばれる粒子を放出する。ＷＨＯでは「大気中に浮遊した粒子の形成する系（まとまり）」をエアロゾルとし、国立感染症研究所によれば、空気中に浮遊するウイルスを含むエアロゾルを吸入することをエアロゾル感染としている。エアロゾルを介した感染は、①病原体の影響、②宿主の影響、③環境の影響、が関係している。

換気が悪い環境や人が密集した室内では、新型コロナウイルスが空気中に長時間漂うため、カラオケやスポーツジム、バスなどでエアロゾル感染によるクラスターが報告されている。

新型コロナウイルスのエアロゾル感染を予防するためには換気が重要である。換気の目的はウイルス濃度を低下させることである。コロナ禍では、窓の開閉による自然換気や、さまざまな場所にサーキュレーターや空気清浄機が設置され、換気扇による機械換気が行われた。

しかし、換気はやみくもに行えばよいということではない。浮遊するエアロゾルをいかに外気と入れ換えられるかが重要である。そのために空気の流れを作る必要がある。どこから外気を取り入れ、室内のエアロゾルを外に排出するかをよく考える必要がある。

筆者は、これまで多くの高齢者福祉施設のクラスター対策を行った。施設の平面図に必ず目を通し、窓の位置や風向きを読み、サーキュレーターの設置場所を考えたものである。

エアロゾル感染の予防に有効な換気を生むためには、「空気を読む」ことが求められる。【Ｋ・Ｓ】

7　コロナ禍を乗り越え迎えた東京2020オリンピック

～7人制ラグビー選手の戦い～

笠間　秀一　東邦大学健康科学部助教

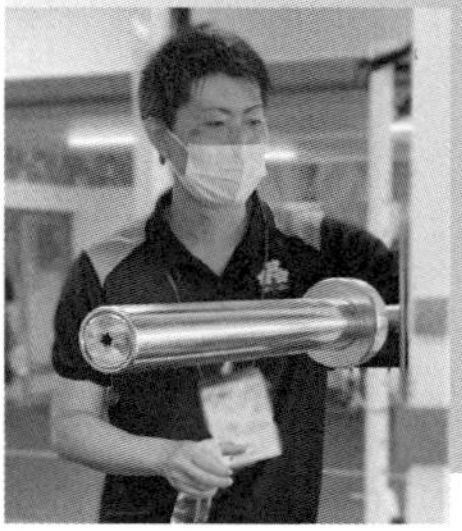

東京オリンピックを目指すアスリートの苦悩

日本では2020年に新型コロナウイルス感染症（COVID-19）のパンデミックが発生し、その年に東京で実施される予定であったオリンピックが1年延期された。東京オリンピックにコンディションを調整していたアスリートにとっては辛いものだったと予想される。なかには現役を引退するアスリートもおり多大な影響を及ぼした。

パンデミック中に日本政府が発令した緊急事態宣言によって、すべての行動の自粛を求め、スポーツをはじめとするエンターテイメントも活動を停止せざるを得なかった。緊急事態宣言により、アスリートはトレーニングを行うことができず、競技のパフォーマンスに影響する可能性が高かった。また、新型コロナウイルスに感染した場合の症状や後遺症に伴う身体への影響が懸念された。

そのようななか、私に日本ラグビーフットボール協会（以下「協会」と言う）の7人制ラグビー日本代表チームから、「新型コロナウイルスを感染予防し、安全に活動を再開するためにはどうすればよいか」と相談があった。7人制ラグビーはオリンピック種目であり、男女ともに出場が決定していた。7人制ラグビー日本代表チームは、翌年の東京オリンピックを見据えてトレーニングを再開したいが、世界的に行動の自粛を求められるなかで活動することへのジレンマや、アスリートを新型コロナウイルスの感染から護るためにはどうすればよいのか悩んでいた。

COVID-19流行初期における選手が抱える感染対策上の問題

協会から依頼を受け、オリンピック代表選手が抱える感染対策上の問題について調査を行った。

7人制ラグビーの代表選手は、大学生の選手からプロチームに所属する選手まで幅広く、日本に住む外国人選手も多く参加していた。選手は、全国各地の所属する組織から定期的に代表合宿に集まり、活動後は解散することを繰り返すため、新型コロナウイルスに感染した選手が合宿に参加することにより、感染症をチームに持ち込めば容易にクラスターの発生につながってしまうリスクがあった。いかにして、チームに持ち込まれないようにすることが、感染対策にとって重要であった。

この方法は、バイオセキュアバブルプロトコール（以下、「バブル方式」と言う）として、『オリンピック／パラリンピックファミリー公式プレイブック』にも記載されており、[1]その後の北京２０２２冬季オリンピックでもバブル方式は採用された。私が感染対策の依頼を受けた当初は、バブル方式の概念はなく方法も確立されていなかった。バブル方式は、アスリートと外界との接触を遮断することだが、チーム内に感染者がいないことが前提である。しかし、私がチームから感染対策の依頼を受けた当初は、ＰＣＲ検査や抗原検査など検査体制が整っていなかった。新型コロナウイルスの感染の有無を判別する方法も確立されていなかった。

チームに新型コロナウイルスを持ち込まないための取組

日本代表チームの感染対策で重要視していたのは、チーム内に新型コロナウイルスが持ち込まれないようにすること、チーム内で感染者がいた場合でも感染拡大させないことである。

ＣＯＶＩＤ-19流行初期には指標となるガイドラインはなく、手探りで対応策を考える必要があった。未知の感染症について情報を適宜入手しながら、代表チームの状況について日々アセスメントを繰り返し、最善と思われる感染対策を模索し実践した。

まず初めに、選手への日々の体調管理を行った。緊急事態宣言中は日本代表合宿も行うことができなかった。いつでも活動が再開できるように選手自身が新型コロナウイルスに感染しないことが必要だった。選手に対してはオンラインビデオ通話システムを利用し、新型コロナウイルスの知識や感染のリスク、日常生活の感染対策について説明した。選手たちには、普段から体温の測定や症状を確認することを伝え、体調管理のアプリケーションを用いて毎日記録した。選手のなかには、配偶者や子どもと一緒に生活する選手もおり、選手だけでなく家族にも健康管理や感染予防への協力を依頼した。選手が所属している組織には、新型コロナウイルス感染者がいる場合には報告を求めた。

当時は、新型コロナウイルスに感染すれば偏見の目を向けられ差別されることもあり、感染者の情報提供については慎重に行わなければならなかった。協会の協力を得ながら選手の所属チームに働きかけ同意を得た。感染者の情報を得ることができたのは、感染対策上とても大きな成果だった。代表選手との接触歴をたどることもでき、日本代表活動の参加について判断することができた。

日本代表チームの活動中の感染対策

日本代表選手が活動を再開するためには、新型コロナウイルス持ち込みの予防だけでなく、選手が感染した場合にチーム内で感染拡大させないための対策が必要であった。そのため、日本代表チームの合宿中の活動内容や、環境についても把握する必要があった。

協会のスタッフとミーティングを月に2回から3回程度繰り返し、日本代表合宿中の活動について聞き取りを行った。ラグビーというスポーツの特殊性から、人との接触を避けることは難しい。チームスポーツでありミーティングや移動など団体で行動することが多かった。また、宿泊先では全員で食事をすることや、スタッフから疲労回復に向けたケアを受けていた。日本代表チームは、全国の所属チームから選出された選手が集合しオリンピックで戦うために一つのチームを作り上げる。普段のトレーニング以外にも、コミュニケーションが必要であった。しかし、コミュニケーションの機会が増えれば増えるほど、新型コロナウイルスが持ち込まれた場合、感染拡大のリスクも増加するため、環境を調査しリスクを最小限に抑える感染対策が必要だった。

環境の調査では、選手が活動するジムやグラウンド、宿泊先の食事環境、浴室、フィジオルーム、共有設備について視察を行った。まだ三密という概念が浸透する前であり、手指衛生や人との距離を取れる状況であるかについて調査した。

エアロゾルについても明らかになっていない時期であったが、新型コロナウイルスが室内に蓄積され、空間中に舞い上がることを想像し、換気状況についても調査した。換気については窓の配置や開閉、気流を意識し、風通しが悪い場合はサーキュレーターの設置などを行った。

宿泊先の感染対策については、政府の要請によって宿泊施設の新型コロナウイルス感染対策ガイドラインが作成されていたが、地域差が多く徹底が難しい状況だった。宿泊施設の責任者も、どのように感染対策を行えばよいのか困っている様子であった。今後の宿泊者の受け入れを考え、宿泊施設の感染対策の指導も行った。

宿泊施設内でリスクとなる場面は、食事と大浴場での入浴、ミーティング、ケアである。食事についてはビュッフェスタイルの円卓を囲んでの食事が一般的であった。ビュッフェスタイルは共有する器具の使用による接触感染や、食べ物を取り分ける際に飛沫するリスクがあるため、選手ごとに個別に配膳するよう変更した。

大浴場の使用については、混雑時に一般利用客との接触を避けるため、入浴時間を一般客と分け、脱衣所や浴槽の人数を制限し密集を避けた。

選手たちにとって食事や入浴、ミーティングはコミュニケーションを円滑にするために必要な場所であり、感染を予防するために必要なことだったとしても、精神的な苦痛があったのではないかと考えられる。

合宿中に選手たちから感染対策に対する思いを聞くことができた。選手たちは新型コロナウイルスに対する恐怖心を持っていた。そして、新型コロナウイルスをチーム内に持ち込むことで人に感染させてしまう怖さや、活動が停止してしまうことが何より辛い、と語った。

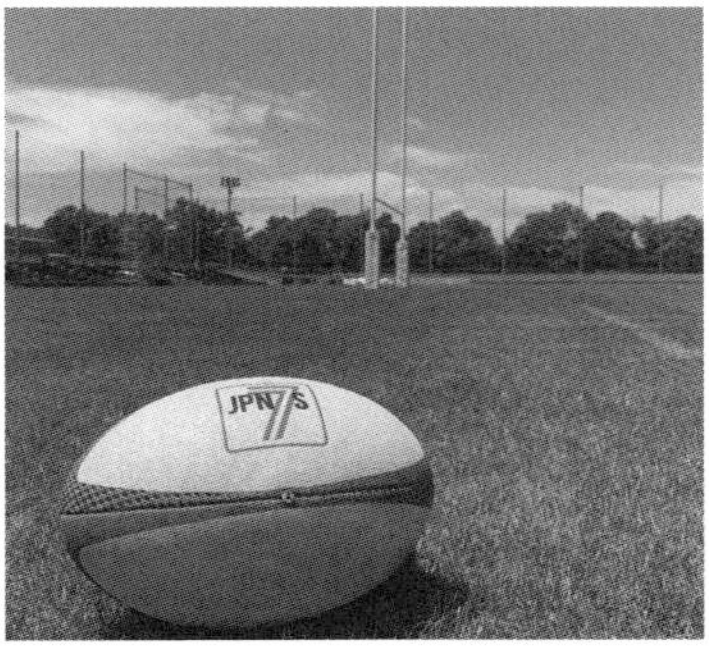

写真１　オリンピックを目指す7人制ラグビー日本代表の戦い

当時の私は、感染管理者の立場からチーム活動を推進してもらいたいという想いと、クラスターを予防するために感染対策を推し進めることが選手にとって障害となっていないだろうかと葛藤していた。しかし、日本代表チームの選手やスタッフは、オリンピックでベストパフォーマンスを目指しながら感染対策に努めており、その姿に私自身も精神的に支えられた。

コロナ禍の経過で変わりゆく感染対策

日々の感染対策を進めるなかで、時間の経過とともに状況の変化があった。World Rugbyから『新型コロナウイルス感染症（COVID-19）に伴うラグビー活動の安全な再開について』が発表された。(2) このガイドラインによって根拠と方向性が示され、それまで行ってきた感染対策に確信を持つことができた。

その後、ガイドラインを参考に、協会スタッフの協力を得て、コロナ禍においても安全にラグビーを再開するための『ラグビートレーニング再開のガイドライン(3)』を作成することができた。

次に大きな影響があったのは、新型コロナウイルスの検査体制の拡充であった。それまで、感染の有無については体調管理と感染者との接触状況のみで判断せざるを得なかったが、検査を行うことで代表チームへの新型コロナウイルスの持ち込み予防の精度を高めることができた。しかし、当時は検査を行える施設は少なく、定期的に行える施設の確保や検査費用もかかるため、協会の尽力がなければ実現しなかったであろう。さらに、影響を受けたのはワクチンの普及である。選手たちは常に感染のリスクと隣り合わせで活動を行わなければならなかった。オミクロン株に変異する前は重症化のリスクも高く、強靭なラグビー選手であっても身体への影響を懸念していた。しかし、ワクチンの普及によって、その後の活動に安全性を高めることができた。

検査の実施やワクチン接種については副反応などのリスクを伴うため、倫理的な配慮が必要だった。検査で代表選手が新型コロナウイルス陽性と判明した場合、接触歴から濃厚接触者への対応が必要であり、代表選手が所属チームの活動が停止してしまう可能性や、他者に感染したことを伝えなければならなかった。そのため、検査結果の情報の開示について同意を得る必要があった。

ワクチンについては、副反応の可能性があるため任意接種であった。そのため、ワクチンについての説明や、選手の意思決定が尊重されることを説明し実施された。

辿り着いた東京２０２０オリンピック

選手たちは、新型コロナウイルスに対する恐怖心と対峙しながら、オリンピックに出場するという大きな目標を掲げ、モチベーションを維持し日本代表活動に専念していた。選手たちの感染対策に対する意識は高くコンプライアンスを維持することができた。その結果、一人の感染者もなく、一度も活動を停止することもなくオリンピックに出場することができた。チーム一丸となって新型コロナウイルスに打ち勝った瞬間だった。

参考文献

（１）オリンピック/パラリンピックファミリー公式プレイブック 2021　https://stillmed.olympics.com/media/Documents/Olympic-Games/Tokyo-2020/Playbooks/The-Playbook-Olympic-and-Paralympic-Family-V3-JP.pdf.
（２）新型コロナウイルス感染症（ＣＯＶＩＤ-19）に伴うラグビー活動の安全な再開について 2020 https://resources.world.rugby/worldrugby/document/2021/04/26/c6d615a4-f1e7-4bce-af7c-197d141e2c7e/World_Rugby_RTP_Updated_JA-1-.pdf.
（３）ラグビートレーニング再開のガイドライン 2020 https://www.rugby-japan.jp/news/50495

笠間 秀一　略歴

２０１６年感染症看護専門看護師の資格取得
２０１９年４月　東邦大学健康科学部に入職
２０２０年５月１日から男女７人制ラグビー日本代表チーム「ＣＯＶＩＤ-19感染防止管理特任マネージャー」に就任
２０２４年４月１日から現在まで、男女７人制ラグビー日本代表チーム「感染管理マネージャー」を継続中

第Ⅲ章　ＩＣＮの役割　次世代へ繋ぐ

1　臨床研究から感染対策のエビデンスを作る

COVID-19患者が使用したリネンの感染性評価と安全な取り扱いに関する提言

藤田　烈
国際医療福祉大学大学院医学研究科
公衆衛生学専攻

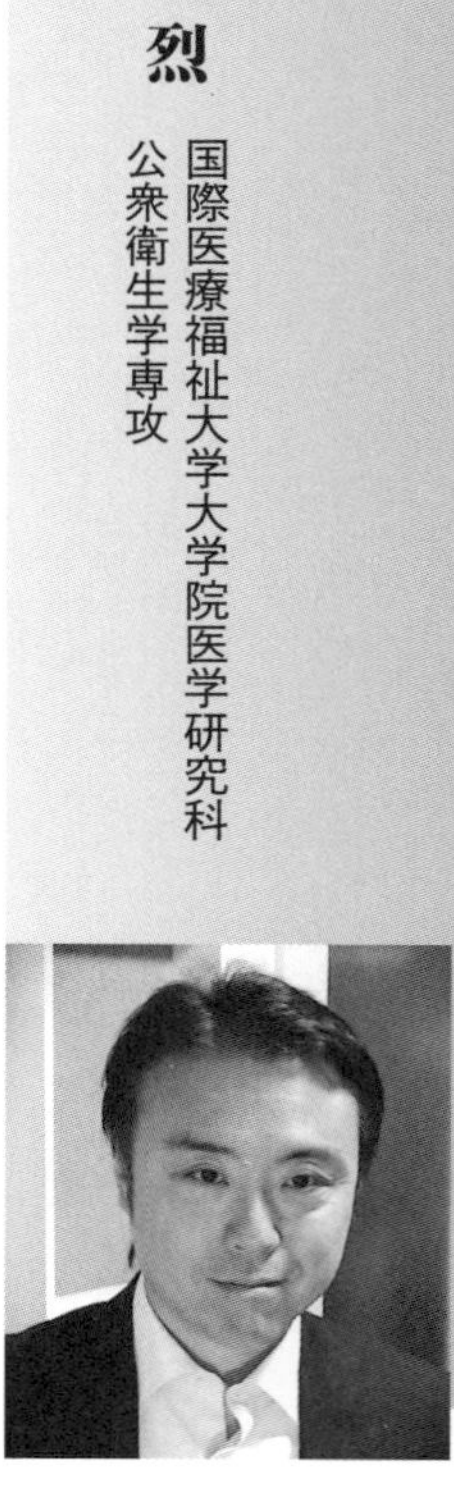

研究を開始した経緯と目的

新型コロナウイルス感染症（ＣＯＶＩＤ-19）パンデミック初期の日本では、ＣＯＶＩＤ-19患者が使用したリネン類は、病院、民間宿泊施設の別を問わず、すべて廃棄処分されていました。ＣＯＶＩＤ-19患者の上気道からウイルスＲＮＡが排出される平均期間は17日に及ぶこと[1]、環境表面に付着したＳＡＲＳ-ＣｏＶ-2の感染力は約3日以上継続し接触感染のリスクを生じさせること[2〜5]、感染者が使用した寝具やその他のリネン類からＳＡＲＳ-ＣｏＶ-２ ＲＮＡが検出されたこと、⑹などがパンデミック初期の臨床研究によって次々と報告されたためです。熱水洗浄や次亜塩素酸系消毒剤の使用でＳＡＲＳ-ＣｏＶ-２を容易に不活化できることは知られていましたが、リネン交換作業者や運搬経路上の安全を保障できないということが大きな問題でした。

当初数か月は使用済みリネンの廃棄処分によって対応してきたものの、２０２０年の夏以降、国内感染者数の急激な増加と中国等周辺諸国からの物流減少が顕著となり、交換用リネンの供給見通しが厳しくなってきました。リネンの供給が途絶えれば、多くの感染患者を収容している民間宿泊施設は事業継続困難となり、許容量を超える感染患者が病院へ押し寄せ医療崩壊が生じる危険がありました。このような状況を問題視した厚生労働省は、ＣＯＶＩＤ-19患者が使用したリネンの現実的な感染リスクを評価し、それらを安全に取り扱う方法を提案するよう国立感染症研究所に指示しました。私は、国立感染症研究所の依頼を受けるかたちで、この研究に参画しました。

本研究の目的は、ＣＯＶＩＤ-19患者が使用したリネンの取り扱いによって生じる潜在的な感染リスクを評価し、リネン類の安全な取り扱い方法と再処理方法を提案することです。具体的には、下記三つの研究課題について測定と評価を行いました。

①接触感染の評価：ＣＯＶＩＤ-19患者がいる環境で各リネンはどのくらいＳＡＲＳ-ＣｏＶ-２に汚染され、どのくらい感染性があるか？

②飛沫感染と空気感染の評価：ＣＯＶＩＤ-19患者がいる環境において、リネンを取り扱う際に、空気

③ 洗濯方法の評価：SARS-CoV-2の安全かつ効果的な洗濯方法は？

中にどのくらいSARS-CoV-2が飛散し、どのくらい吸い込むか？

〈研究チーム〉

研究代表者：国立感染症研究所 薬剤耐性研究センター 山岸拓也

研究分担者：国立感染症研究所 薬剤耐性研究センター 黒須一見

国立感染症研究所 安全実験管理部 花木賢一

国立国際医療研究センター 国際医療協力局 法月正太郎

済生会横浜市東部病院 TQMセンター 大石貴幸

国際医療福祉大学 未来研究支援センター 藤田 烈

〈研究の概略〉

・研究デザイン：ランダム化比較試験（使用済みリネンの洗濯・消毒方法の割付／比較）

・被験者登録期間：2020年9月16日から20年11月19日

・調査対象施設：有症状COVID-19患者を収容する病院と、無症状陽性者を収容する民間宿泊施設

（各1施設）

・調査対象者：無症状のSARS-CoV-2陽性者6名、有症状のSARS-CoV-2陽性者7名、合

計13名

・調査方法Ⅰ：リネン類の汚染評価とクリーニング方法の検討

ＳＡＲＳ-ＣｏＶ-２陽性者が使用したリネン類（シーツ、ピロケース、掛布団カバー、服（上下）、バスタオル、フェイスタオル）を使用開始から１日後、３日後、５日後、７日後に交換回収し、ＳＡＲＳ-ＣｏＶ-２のＲＮＡ検出状況を評価した。使用するリネン類は、綿または綿・ポリエステル混合素材の未使用のものを研究者が供給した。

１日後および３日後に回収したリネン類について、ランダムに割り付けた５種類の方法（①15℃以上25℃以下の水道水での洗浄、②15℃以上25℃以下の水道水と市販の洗濯用洗剤：ポリオキシエチレン類での洗浄、③15℃以上25℃以下の水道水と市販の柔軟剤での洗浄、④２５０ｐｐｍ次亜塩素酸ナトリウム溶液を用いた30分の浸漬消毒、⑤80℃の熱水を用いた10分間の浸漬消毒）で洗浄もしくは消毒を行い、処理後のＳＡＲＳ-ＣｏＶ-２のＲＮＡ検出状況を評価した。

・調査方法Ⅱ：ＣＯＶＩＤ-19患者居室内でリネン交換作業を行う作業員の感染リスク評価

リネン類を交換する作業者の空気感染リスクを評価するため、交換作業の前および交換作業中から作業後の空気を採取した。シーツ類を交換するベッドから距離50㎝、高さ１００㎝の場所にエアーサンプラー（Sartorius AG）を設置し、ゼラチン培地を用いて50Ｌ／ｍｉｎの条件で2千リットルの空気をろ過した。さらに、作業員の接触感染リスクを評価するため、リネン類の交換作業直後およびＳＡＲＳ-ＣｏＶ-２陽性者鼻咽頭検体採取後に、作業者が着用していた個人防護具（ＰＰＥ）表面（Ｎ95マスク、ゴーグル、ガウン上下部）からサンプルを採取した。前述したリネン類からのサンプル採取と同様の方法で実施した。

結果の概略

・調査方法Ⅰ：リネン類の汚染評価とクリーニング方法の検討

リネン類362検体、洗浄・消毒処理後のすすぎ水26検体、空気104検体、PPE208検体、合計700検体を評価した。

リネン検体の14％からウイルスRNAが検出された。洗浄・消毒処理後のすすぎ水検体において、洗濯用洗剤で洗濯した5検体中1検体（20％、Ct値40）、柔軟剤で洗濯した6検体中1検体（17％、Ct値37）からウイルスRNAが検出されたが、ウイルスは分離されなかった。

ちなみに、遺伝子検査におけるCt値とは、標的遺伝子の陽性結果が得られるまでの遺伝子増幅のサイクル数である。Ct値が30ということは、30サイクルの増幅で陽性が得られたことを示すものであり、その数値が小さいほど標的遺伝子の量が多い（大きいほど標的遺伝子の量が少ない）ということになる。

・調査方法Ⅱ：COVID-19患者居室内でリネン交換作業を行う作業員の感染リスク評価

リネン交換作業前後の空気サンプルについて、ウイルスRNAは104検体中16検体から検出されたが、Ｃｔ値はすべて36以上であり、ウイルスは分離されなかった。リネン交換前（11％）よりも交換中または交換後（18％）に多く検出されたが、統計的有意差は認められなかった。ＰＰＥ検体について、ウイルスＲＮＡは６検体から検出されたが、Ｃｔ値はすべて37以上であり、ウイルスは分離されなかった。内訳は下衣５検体（10％）、上衣１検体（２％）であり、Ｎ95マスクやゴーグルからはウイルスＲＮＡは検出されなかった。

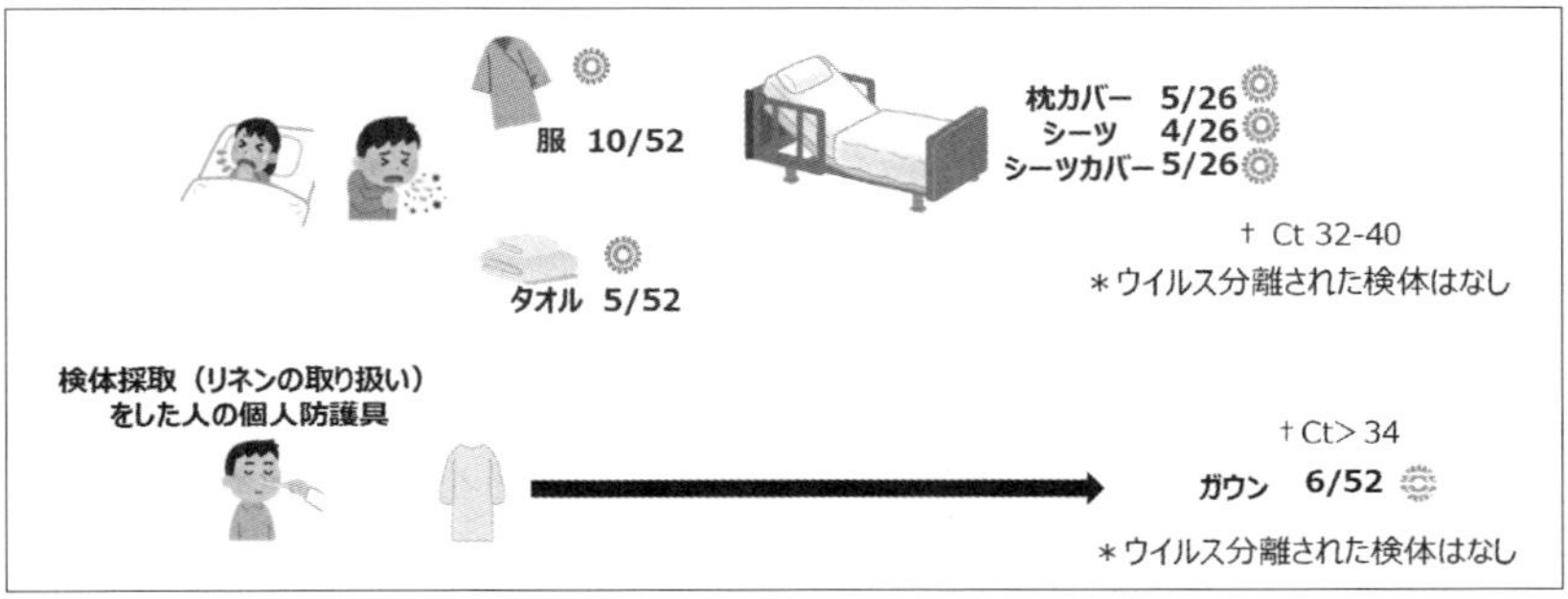

図１　接触感染の評価：SARS-CoV-2 RNA 陽性数/ 検査数

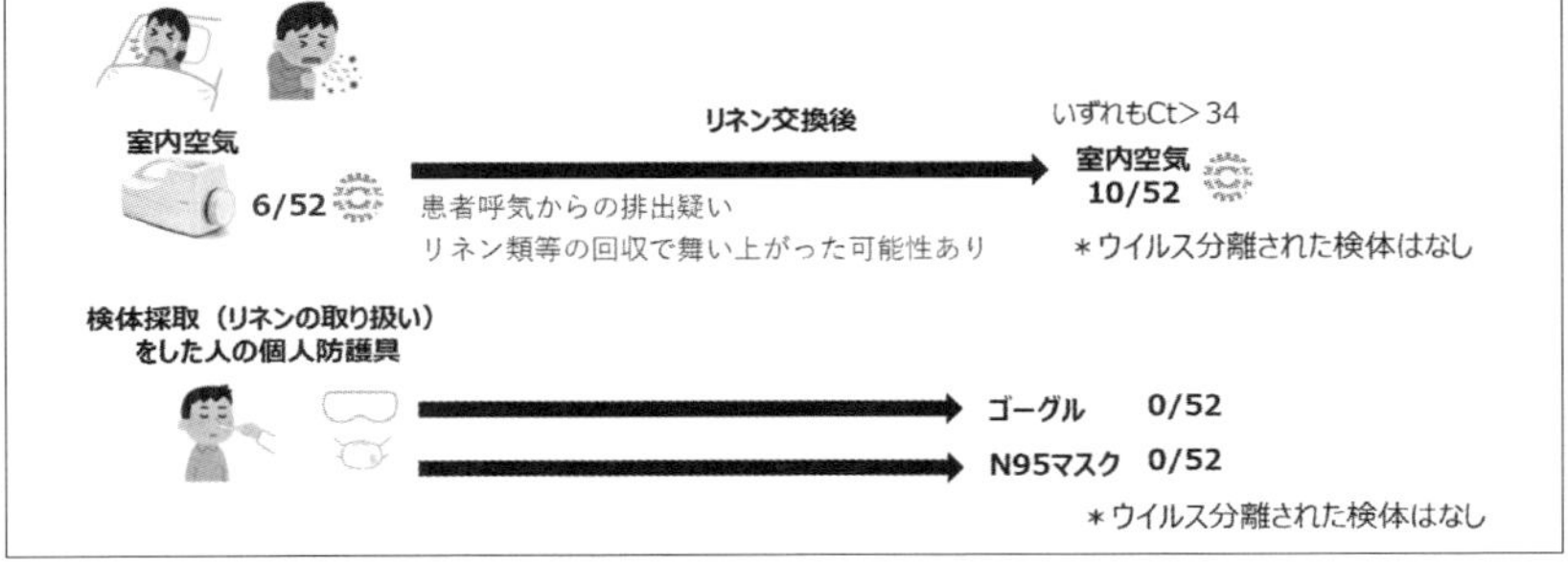

図２　飛沫感染と空気感染の評価：SARS-CoV-2 RNA 陽性数/ 検査数

結論

①COVID-19患者が使用したリネン類等は、感染性があるSARS-CoV-2が付着している可能性があり、感染予防には手指衛生（手袋の適切な使用含む）が重要である（図1）。

②COVID-19患者が使用したリネン類等を扱う際に、飛沫・空気感染が起きる可能性は低いが、周囲に感染者がいる可能性から、サージカルマスク着用で自分を守ることは重要である（図2）。

③COVID-19患者が使用したリネン類等は通常の洗濯と乾燥で問題がない（図3）。

謝辞

COVID-19と対峙する医療者の安全を守る重要なエビデンス創出に携わる機会をいただいたことは、光栄なことであり、貴重な経験でした。パンデミックの最中、本当に大変な状況の中で本研究に御協力

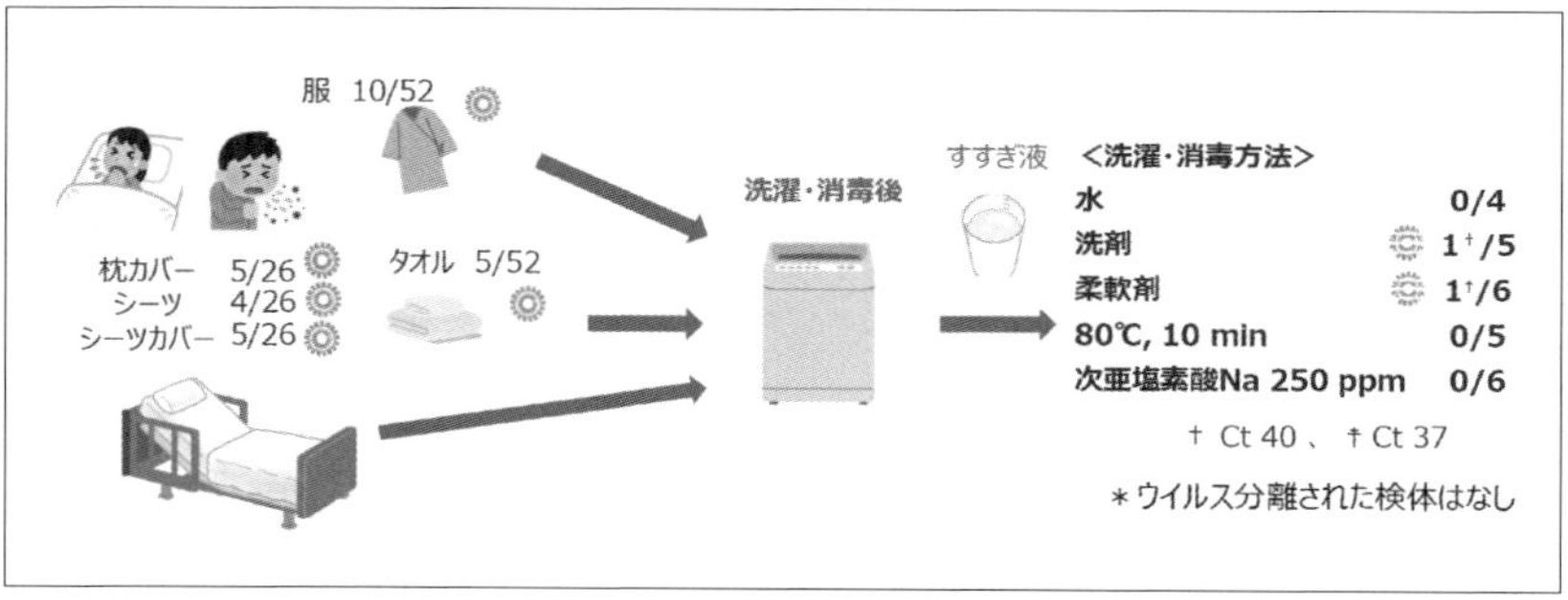

図3　洗濯方法の評価：SARS-CoV-2 RNA 陽性数/検査数

いただきました、国際医療福祉大学成田病院、厚生労働省、国立感染症研究所の皆様に、紙面をお借りして厚く御礼申し上げます。

本研究は、厚生労働科学研究費補助金（研究助成番号２０ＣＡ２０３６、２１ＬＡ１００６）により実施されました。本研究の概要は、国立感染症研究所ＩＡＳＲ Ｖｏｌ・42に報告しており、[7] 詳細はScientific Reports誌（Springer Nature）に学術論文として報告しています。[8]

引用文献

（1）Cevik, M. et al. SARS－CoV－2, SARS-CoV, and MERS-CoV viral load dynamics, duration of viral shedding, and infectiousness: a systematic review and meta-analysis. Lancet Microbe 2, e13–e22（2021）

（2）van Doremalen, N., et al. Aerosol and surface stability of SARS－CoV－2 as compared with SARS-CoV-1. N. Engl. J. Med. 382, 1564–1567（2020）

（3）Chin, A. W. H., et al. Stability of SARS－CoV－2 in different environmental conditions. Lancet Microbe 1, e10（2020）

（4）Kurosu, H., et al. Possible contact transmission of SARS－CoV－2 in healthcare settings in Japan, 2020-2021. Infect. Control Hosp. Epidemiol., 1-12. Online ahead of print（2021 May 27）

（5）Marquès M., et al. Contamination of inert surfaces by SARS－CoV－2: Persistence, stability and infectivity. A review. Environ Res. 193, 110559（2021）. DOI: 10.1016/j.envres.2020.110559

（6）Yamagishi, T., et al. Environmental sampling for severe acute respiratory syndrome coronavirus 2 during a COVID－19 outbreak on the Diamond Princess cruise ship. J. Infect. Dis. 222, 1098–1102（2020）

（7）山岸拓也 他 ・新型コロナウイルス感染症患者が使用したリネン類等を扱う時の感染リスクと安全かつ効果的なクリーニング方法 ・IASR Vol. 42 p121-123: 2021年6月号　https://www.niid.go.jp/niid/ja/

diseases/ka/corona-virus/2019-ncov/2488-idsc/iasrnews/10338-496p03.html

（8）Fujita, R. et al. Potential risk of SARS - CoV - 2 infection among people handling linens used by COVID - 19 patients before and after washing. Sci Rep. 2022 Sep 2;12（1）:14994
https://www.nature.com/articles/s41598-022-18945-8

藤田 烈 略歴

１９９５年４月～２００６年３月 国立病院機構 名古屋医療センター
２００９年４月～ ＮＰＯ法人日本臨床研究支援ユニット
２０１２年８月～ 東京大学医学部附属病院 臨床研究支援センター
２０１６年４月～ 帝京大学 医学部臨床研究医学講座／臨床研究センター 講師
２０１９年４月～ 国際医療福祉大学 大学院医学研究科 公衆衛生学専攻 准教授（医学博士）
同 研究支援センター 赤坂研究支援部 部長
同 研究管理室 室長

コラム７

検査キットの種類と使用時の注意

２０２２年１月感染者数の急激な増加の影響でコロナ抗原定性検査キット（以下「検査キット」）、ＰＣＲの試薬も納品が未定というニュースが流れ、各医療機関は対応に苦慮、メーカーは夜間も工場を稼働させるなど生産に追われた。

同年９月には医療機関に患者が殺到している等も踏まえ、厚生労働省が承認した一般用検査薬（以下「ＯＴＣ」）が第１類医薬品としてインターネットでの販売が解禁され、検査精度の高い検査が多く流通するようになった。

検査キットは、厚生労働省が承認した医療用検査薬とＯＴＣ、承認されていない「研究用検査薬」が存在する。

「研究用」の検査キットが使用される問題は、性能検査が行われていないことにより、検査の精度が保証されない点である。そのため発熱等のかぜ症状があるにもかかわらず、検査陰性（偽陰性の可能性）で出勤することは感染拡大の危険性を孕んでいる。さらに陰性であると信じ、医療機関への受診が遅れ、本人の健康に重大な影響を与える可能性も危惧される。また検査陽性（偽陽性の可能性）により、無駄に出勤を控えることで、マンパワー不足が生じ、良質な医療、看護を提供できないことに繋がる。

今後も検査キットは使用され続ける重要なアイテムであるため、購入する場合は「体外診断用医薬品」または「第１類医薬品」の表記を確認し、購入することが大切である。

【Ｋ・Ｓ】

2 新型コロナウイルス感染症 パンデミック体験記 次世代への七つのメッセージ

坂本　史衣
板橋中央総合病院

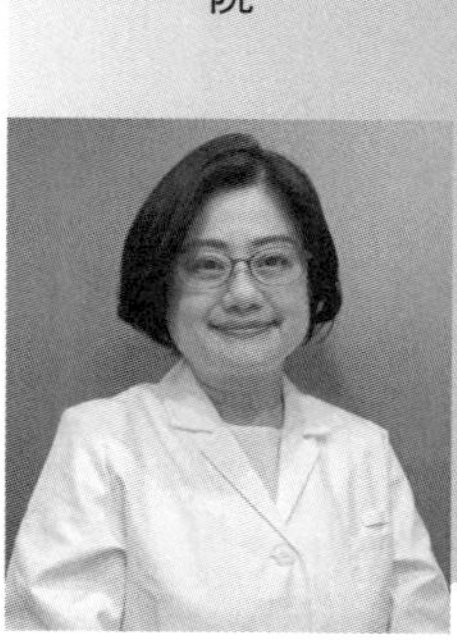

1．パンデミックの体験を書き残すということ

感染管理の世界に足を踏み入れてから早いもので間もなく30年が経ちます。新興感染症への対応は、2002年の重症急性呼吸器症候群（SARS）、09年の新型インフルエンザA（H1N1）、そして12年の中東呼吸器症候群（MERS）でも経験しましたが、全世界を巻き込む未曾有の大災害となった新型コロナウイルス感染症（COVID-19）パンデミックへの対応から得た学びは、量・質ともに、それ以前とは比較にならないほど大きなものでした。

今回、その学びについて振り返り、ここに書き残す機会をいただけたことに感謝しています。感染管理にかかわる者としてCOVID-19に遭遇した私たちひとり一人の体験は、個別的で主観的なものですが、それらを詰め込んだこの記録誌が、パンデミックの追体験を通して、次に備えるための生きた知恵をつなぐバトンとして、次の世代に渡されることを大変嬉しく思います。

2．2019年12月31日のこと

世界保健機構（WHO）が後にCOVID-19と命名する未知の感染症が発生したことを国際社会が初めて知ったのは、19年12月31日。中国の経済系メディアSina Financeが、中国武漢市で原因不明の肺炎が複数例発生していることを伝える一本の記事を配信し、その機械翻訳がProgram for Monitoring Emerging Diseases（ProMED）のウェブサイトに掲載されたことがきっかけでした。

内容がSARSの第一報と似ていましたので、また新しいウイルスでも見つかったのかな、と記事を読みながら考えたのを覚えています。病院の外で起きている感染症の流行が、たとえそれが世界の片隅で始まったものだとしても、時間を置かずに病院の中にまで広がることは、ヒトとモノが高速で移動する現代では珍しくありません。19年当時も武漢市から羽田・成田への直行便が毎日数便飛んでいましたし、当時勤務していた聖路加国際病院（以下、病院）は外国人に人気の観光スポットの近くにありましたので、原因不明の肺炎患者がいつ受診してもおかしくない状況でした。とはいえ、それまでも、保健所からの依頼でMERS疑いの患者（中東でラクダに乗り、帰国後の健康観察期間中に発熱した人）の診察を行うことが年に数回ありましたので、正月が明けて体制が整うまでは、同じように対応しておけばいいかな、とその時はまだ呑気に構えていました。

3．病院職員とのコミュニケーションについて思うこと

20年1月9日に『COVID-19対応マニュアル』の記念すべき初版を病院のポータルサイトに掲載してから約10日後には、病院で診る最初の感染者が搬送されてきました。その2日後には、都内1例目と2例目の患者が入院し、2月にはダイヤモンド・プリンセス号で感染した乗客を数名受け入れました。患者の受け入れを始めるとほぼ同時に、どこで聞いたのか、病院周辺の道路をテレビ局の中継車が走るようになったので、職員にはメディアからの問い合わせはすべて担当部署に回すようにとの指示が出されました。

3月にはいると入院患者が急増したため、病院長（当時）の指示で、全部門の管理者と病院幹部が参加する「COVID会議」が毎朝（流行拡大期には午後にも）開かれるようになりました。COVID-19に関するあらゆる情報─疫学、検査、治療、ワクチン、受診・入院患者数、病床管理、感染対策、職員の健康や安全、医療連携、医療制度等々─を同時に共有し、迅速な方針決定が行われる場があったことは、状況

が目まぐるしく変わる中で、管理・経営層が同じ方向を向いて舵取りを行ううえで非常に有益でした。一方、各現場の職員、特に患者と接する医療職に対しては、病院の方針や手順を確実に伝えることにとどまらず、情報不足や誤情報・偽情報から生じる不安を解消する必要がありました。

テレビや新聞といったオールドメディアが主要な情報源だったそれまでのパンデミックとは異なり、今回は多くの人がソーシャル・ネットワーキング・サービス（ＳＮＳ）からも情報を得ていました。公衆衛生におけるＳＮＳの利用は両刃の剣です。健康情報の迅速かつ広範囲への拡散やサポートネットワークの形成というよい点がある一方、誤・偽情報の拡散、プライバシーの侵害、誹謗中傷、（特に青少年の）長時間利用による不安や抑うつといった精神面への悪影響が指摘されています。

ＣＯＶＩＤ-19パンデミックにおいても、ＳＮＳは、国内外の専門家や専門機関から発信される有益な情報をリアルタイムで入手できるという恩恵をもたらしましたが、それと同時に、同じ空間にあふれる誤・偽情報が「真実」として語られるエコーチャンバーに利用者を誘導し、健康被害のリスクを高める役割も担いました。真偽不明なものを含む情報の氾濫であるインフォデミックは、どのような災害でも起こり得ますが、ＳＮＳの登場によって増幅され、正確で信頼性の高い情報を選別するリテラシーを持つ人とそうではない人の情報格差が広がりました。

これは病院でも同様で、感染管理担当者と各現場の職員が持っている情報の質や量には、パンデミック期間中を通して開きがありました。この差を埋めるために行った取組の一つは、最新情報を15分程度で紹介する動画の定期配信です。09年に新型インフルエンザが発生した当初、病院長から、「どんなことでもいいから情報を毎日発信して」と指示され、言われた通りに最新情報を全職員宛にメールで毎日送信していたのですが、それから数年後にある医師から、「あの時はとても助かった」というフィードバックをもらいました。ですから、何が起きているのか、どのように行動すれば安全なのかわからないために生じている不安を解消するには、その時点の情報や状況を整理して、相手の理解できる言語に直して伝えることは有益だろうと考えました。今回の動画配信も職員からは好評で、やってよかったと思っています。ただ、このような形のコミュニケーションは一方通行ですから、少人数が参加する対面でのQ＆Aセッションを繰り返し開催するなどして、職員からの疑問や要望を吸い上げるチャンネルも同時に設けることにしました。また、相談の心理的ハードルを下げるために、どれだけテンパっていても電話には常に機嫌よく応答するように心がけました。その後、現場のスタッフからは、「あの時のQ＆Aセッションがあったから頑張れた」「いつでも相談できる安心感があった」というポジティブな評価をもらい、双方向のコミュニケーションの重要性を実感しました。

ところで、パンデミック以前から私が目指していることは、日常的に発生する感染症への対応は、各現場で判断して確実に行うことができる体制を整えることです。感染症は人の都合を無視していつでも起こり得ますが、感染管理室は年中無休ではないので、そうした体制を整備することは安全管理上、重要です。ただ、感染対策が定着したことによって感染症が起こりにくい平穏な日々が続くと、感染対策も感染管理担当者もじつはそれほど重要ではないと考える「予防の逆説 prevention paradox」に組織全体が陥っているような錯覚に自分自身が陥りそうになることがありました。パンデミックは喜ばしい出来事ではありませんが、危機が生じたことで頼られる場面が増え、久しぶりに自身の存在意義を実感したということはありました。そのため、気をよくして、池の鯉に餌を投げるように、独善的な情報提供を行うようなことがあったかもしれません。リスク（クライシス）コミュニケーションの目的は論破ではなく、情報伝達だけでもなく、双方向のコミュニケーションを通して合意形成を目指す試みだと理解していますが、職員の声に十分に耳を傾けて、応えることができたのかどうかは今もわかりません。コミュニケーションは、いつも手探りです。

4．一般市民とのコミュニケーションについて思うこと

感染管理は基本的に集団に作用して組織を変える仕事なので、患者はもとより、施設の外にいる一般市民と直接接する機会は比較的少ないのですが、ＣＯＶＩＤ-19を契機に「感染症対策の専門家」として一般市民と交流する機会が増えました。

きっかけとなったのは、おそらく、パンデミック初期にＴｗｉｔｔｅｒ（現：Ｘ）でつぶやいた検査の事前および事後確率に関する一言だと思います。これを「検査を受けさせない」と解釈した（声の大きい少数の）ユーザーが反応し、抑制派やスンナ派といったレッテルを現在に至るまで貼られることになりました。それまでＳＮＳはもっぱら専門情報の収集と同業者との情報交換に活用していましたが、

Ｔｗｉｔｔｅｒはふと頭に浮かんだことをつぶやく場所ではなく、全世界に向かって何かを叫ぶ装置であり、それに対して躊躇なく罵詈雑言を浴びせる人たちがいることを、この時改めて認識しました。このポストの内容を、当時BuzzFeed Japanに所属していた医療記者さんがインタビュー記事にしてくださったことが火に油を注ぐことにはなりましたが、同じ理論を述べた他の専門家も燃えていましたので、こうした炎上は極めてマトモなことを述べている証だと受け止めていました。

こうして意図せず、ＳＮＳを通じて一般市民との接点が生まれたわけですが、ならばそれを有意義なことに使おうということで、病院職員に提供していたＣＯＶＩＤ-19情報を一般市民向けにアレンジして、ぼちぼちと発信するようになりました。フォロワー数は先の炎上ツイートのおかげで急増し、ピークには8万人を超えるという異常な事態となりました。無用な炎上は面倒なので、断言するような物言い、相手を見下すような表現は避けるようにして、原則論とその根拠を述べつつ、感染対策についても「やる・やらない」ではなく、選択肢を提示できるように作文を行いました。

フォロワー数の増加とともに、メディアから声がかかる機会も増えました。報道番組への出演は、テレビやラジオから情報を得ている層にリーチする機会になりますので、急な出演の取り消しや発言の切り取りが行われる可能性が低く、平日日中に拘束されない依頼はなるべく引き受けるようにしていました。新聞や雑誌などの文字媒体も同様に、原稿を事前に確認させてもらえることを条件に引き受けていました。さらにＹａｈｏｏ！のオーサーとなったことで、その時々に伝えたいことを自由に伝える手段が増えました。The New York Timesなどの海外メディアは、記事の事前確認ができないところが多かったのですが、日本の現状を伝える内容が多かったので、それはそれでよしと考えました。

それ以外には、東京オリンピックＮＨＫ取材班の感染対策アドバイザー、『リアル脱出ゲーム×日本科学未来館「人類滅亡からの脱出」』の監修、舞台演劇における感染対策の指導など、パンデミックが起こらなければ経験しなかったであろう異業種との交流もありました。『情熱大陸』に2回も出演させてもらったこと、櫻井翔さんにニュース番組で何度か名前を呼んでもらったこともよい思い出です。人生本当に何があるかわかりません。

こうしたリスク（クライシス）コミュニケーションとは言えないような、本業の合間に行う一般市民への情報発信が、受け手にどのような影響を与えたのかは、見ず知らずの方からＳＮＳ上や手紙でいただいた感謝の言葉や罵詈雑言から推察するしかありません。ご記憶の方も多いと思いますが、21年夏のB.1.617.2系統変異株（デルタ株）流行期には、中高年の重症例がＩＣＵに多く入院していました。病院の中では、昨日まで元気に働いていた人たちが、今日は人工呼吸器につながれてうつ伏せになって並んでいる。病院の外では同じ世代の人たちが同僚や友人と連れ立ってランチに出かけている。あの時は、病院の中と外の激しいコントラストに異世界を行き来するような不思議な感覚を覚えました。中と外に存在する情報や体験の違いが可視化されたということかもしれません。同じ危機に直面している人たちが違う世界を見ているその光景を思い出すたびに、誠実な情報発信と共有を行うこと、対話を通して合意形成の試みを続けることは、終わらない宿題のようなものだと感じます。

5．パンデミックで役に立った平時の体制のこと

パンデミックが発生すると、平時の医療提供体制をできるだけ維持しながら、災害時医療をプラスアルファで提供することになるわけですが、いざそうなった時に、平時からやっておいて助かったことがいくつかありました。

一つは、毎年保健所と合同で実施していた新型インフルエンザ対策訓練です。訓練は、「外国語話者を含む複数の患者が事前連絡を行わずに受付に来たところで保健所からの診察依頼があり、一部の患者はＩＣＵに入院することになった」というような、現実に起こり得る状況を設定して行いました。また、先に述べたように、ＭＥＲＳ疑い患者を年に数回受け入れていたことも、訓練の機会となっていました。パンデミック初期の感染者がまだ少なかった時期に、こうした訓練の内容をなぞることで、大きな混乱を起こさずに、本格的な災害医療の体制を整備するための時間を稼ぐことができたと評価しています。

もう一つは、平時から事務系の各部門が、日常業務に感染対策を組み込んで運用していたことです。たとえば、医事課では来院者の感染症状の確認や感染症の届出、人事課では職員のワクチン接種の管理、管財課では陰圧空調の点検と整備、医療連携室では感染症を持つ患者の転院調整というように、普段の仕事とかかわりのある感染対策を取り入れた体制がすでに存在していました。そのため、パンデミックの発生と同時に、日常業務（に組み込まれた感染対策）をＣＯＶＩＤ-19仕様にアレンジすることで、全病院で対応する体制を速やかに整えることができたのではないかと思います。

その他には、平時から手指衛生の実施率が80％を超えていたことや、個人防護具（ＰＰＥ）が作業場所近くに設置され、使用頻度が高かったことも幸いしました。標準予防策の実施率を平時から高めておくことは、高潮が来る前に防波堤を建てることに似ています。ＰＰＥについては、サプライチェーンの断絶で、マスクの供給量が20年３月に一時的に減少しましたが、それを除いては、購買部門とメーカーや卸業者さんの尽力により、ほとんど途切れることなく供給されました。

最後に、全室個室であることは、飛沫や空気を介して伝播する病原体の制御には有利だということがあとからわかりました。特に患者どうしの接触がほぼ起こらない急性期病院では、職員のクラスターがまれに起きることはあっても、患者のクラスターは起こりづらいことを体験しました。国内の他の全室個室の病院でも似たような状況であったと聞いています。ちなみに、接触感染する病原体については、病床管理は楽ですが、人の手指やモノに付着して部屋を出ていくことができますので、ＣＯＶＩＤ-19ほどのメリットは感じてはいません。

6．社会的終焉を迎えたパンデミックに対峙するということ

23年５月にＣＯＶＩＤ-19が感染症法上５類に移行してからは、社会全体に「たいしたことのない感染症になった」という雰囲気が醸し出されるようになりました。パンデミックの社会的終焉を迎えているの

かもしれません。病院でも、社会の要請や経営上の理由から、感染対策をできるだけ緩和して、パンデミック以前の状態に近づけることへの圧力が強まっています。

実際には、5類移行後も流行の波の上がり下がりはあり、病院や施設ではクラスターが発生しています。頻度は減りましたが、合併症による重症化や死亡を引き起こしますし、症状の重さにかかわらず、成人の1～2割は罹患後症状（後遺症）を経験するという報告もあります。

ウイルスの性質や流行状況、医療体制、社会からの求めにあわせて、感染対策を柔軟に運用しなければならない局面にありながら、COVID-19に対する姿勢が一枚岩ではなくなったことにより、これまでとは異なる困難を感じている感染管理担当者も多いのではないかと推察します。パンデミックの最盛期を過ぎると、リスクをどう評価し、どこまで許容するのか、その落とし所を探る時期が続きます。やはりこのフェーズにおいても関係者間の丁寧な対話と合意形成の努力が求められます。

7．次のパンデミックに備えるということ

これからもパンデミックは必ず起こると考えられています。候補の筆頭にあがっているのは新型インフルエンザですが、環境破壊や国際移動に伴う未知の病原体との遭遇も想定されるでしょう。09年に発生した新型インフルエンザパンデミックの教訓が生かされないままに迎えた今回のパンデミックでは、検査体

制や医療提供体制の整備に時間を要しました。ワクチンや治療薬の開発は海外企業の後塵を拝し、複雑で硬直した承認制度によって使用開始が遅れ、ウイルスやワクチンに関するさまざまな誤・偽情報の拡散、医療従事者や感染者に対する誹謗中傷や差別も起こりました。これらの教訓を次回のパンデミック対応に活かすために、政府は13年に策定された「新型インフルエンザ等対策政府行動計画」の抜本改正を行いました。

21年頃から世界各地で野生動物や飼育動物における高病原性鳥インフルエンザウイルスＡ（Ｈ５Ｎ１）の感染例が報告されています。アメリカでは、24年３月以降、乳牛の集団感染が10を超える州で発生し、数例ですが人への感染事例も報告されています。米国疾病対策センター（ＣＤＣ）は現時点では一般市民への影響は低いと評価していますが、哺乳類間での伝播が継続している状況は楽観視できるものではありません。そう遠くない日に再びパンデミックに巻き込まれたなら、今回の体験を活かすことは難しくないかもしれませんが、10年後、20年後はどうでしょうか。

ＣＯＶＩＤ-19パンデミックから得た学びを次世代に伝えることは、それを体験した私たちに与えられた重要な仕事の一つとなりました。この記録誌が、次のパンデミックへの備えとして、次世代のみなさんに活用していただけることを期待しつつ、筆を置きます。

参考文献

（1）Finance Sina Wuhan pneumonia of unknown cause has been isolated and tested, and the results will be announced as soon as possible. Finance Sina. Dec 31, 2020. https://finance.sina.cn/2019-12-31/detail-iihnzahk1074832.d.html?from=wap in Chinese
（2）ProMED Undiagnosed pneumonia—China（Hubei）: request for information. Dec 30, 2019. https://scholar.harvard.edu/files/kleelerner/files/20191230_promed_-_undiagnosed_pneumonia_-_china_hu-_rfi_archive_number-_20191230.6864153.pdf
（3）PurnatbTD, Nguyen T, Briand S, eds. Managing Infodemics in the 21st Century. Addressing New Public Health Challenges in the Information Ecosystem, WHO 2023. https://doi.org/10.1007/978-3-031-27789-4
（4）奈良由美子．新型コロナウイルス感染症とリスクコミュニケーション．自らのコミュニケーション実践のいったんの振り返りとして．https://doi.org/10.32300/jarms.0.52_81
（5）厚生労働省．新型コロナウイルス感染症の罹患後症状（いわゆる後遺症）に関するQ&A. https://www.mhlw.go.jp/stf/seisakunitsuite/bunya/kenkou_iryou/kouisyou_qa.html
（6）内閣感染症危機管理統括庁．新型インフルエンザ等対策政府行動計画 https://www.caicm.go.jp/action/plan/index.html
（7）国立感染症研究所．高病原性鳥インフルエンザウイルスA（H5N1）感染事例に関するリスクアセスメントと対応．2023年4月13日，2024年4月17日最終更新．https://www.niid.go.jp/niid/ja/diseases/ta/bird-flu.html
（8）CDC. Current H5N1 Bird Flu Situation in Dairy Cows. June 27, 2024. https://www.cdc.gov/bird-flu/situation-summary/mammals.html

坂本 史衣　略歴

聖路加国際病院で約20年間感染管理に従事
２０２３年11月より板橋中央総合病院で質管理担当の院長補佐として勤務
聖路加国際大卒業、コロンビア大公衆衛生大学院修了。感染制御及び疫学資格認定機構（ＣＢＩＣ、本部米国）によるＣＩＣ®認定資格を取得
厚生労働省厚生科学審議会専門委員、日本環境感染学会理事などを歴任
著書に『感染対策60のＱ＆Ａ』『感染対策40の鉄則』（医学書院）、『泣く子も黙る感染対策』（中外医学社）など多数

3　COVID‐19に対する不安から生じる誹謗と偏見・差別の経験と対応

鈴木　美保
千葉市立青葉病院
感染管理認定看護師

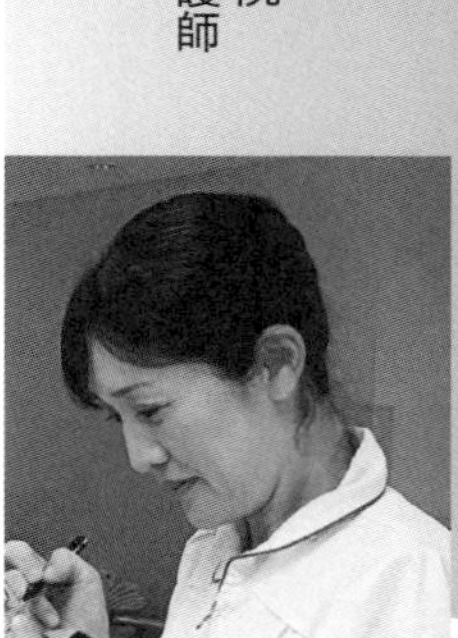

２０１９年12月31日、ＷＨＯ（世界保健機関）が中国で原因不明の肺炎を確認したと発表し、20年１月16日に日本国内で初めて新型コロナウイルス感染症（ＣＯＶＩＤ‐19）感染者が確認された。２月には大型クルーズ船ダイヤモンド・プリンセス号の乗客の感染が認知され、テレビニュースはＣＯＶＩＤ‐19の感染者数を連日報道した。間もなく市販されているサージカルマスクが売り切れて手にはいらなくなった。この状況は、市民と医療従事者を過剰に不安にさせ、その不安から生じた誹謗と偏見・差別は、ＩＣＮと最前線の医療従事者に向けられていたと思う。

病院内の不安と誹謗・偏見

当院は政令指定都市の市立病院で第二種感染症指定医療機関である。保健所は同じ庁内の機関であり、市内でＣＯＶＩＤ-19を疑う症例があれば当院に搬送することが決まっていた。そのため、20年の年明け早々にＣＯＶＩＤ-19の受け入れ体制と発熱外来の立ち上げが必要であった。

私は医局の部科長会議に出席しＣＯＶＩＤ-19の受け入れと発熱外来の運用について説明をしなければならなかった。当然であるが部科長会議の出席者は医師のみで、看護師は私ひとりであった。保健所から診察依頼があったらその都度インフェクション・コントロール・ドクター（ＩＣＤ）が対応すればよいのではないかという意見もあったが、発熱者の直接来院が増加することを想定していたため、内科の医師に当番制で発熱外来の診察をしてほしいと説明した。医師たちの「自分たちがやらなければいけないのか」という不安を一身に感じた。

医師と看護師以外の職種は感染症や感染対策の基礎教育を受けてこなかったため、さらに不安が強かったように思う。サージカルマスクの入手が困難になり、部署ごとにマスクの配布数量に差が出ると、ＣＯＶＩＤ-19患者に直接接触しない職種であっても、「自分たちが最も危険な業務なので、マスクを優先的に回すように」と言ったり、「なんでＩＣＮがマスクの配布数を仕切っているのだ」と批判したりした。「コロナの患者にはこの対策をするようにネットに書いてあった」と言うスタッフに、「その情報や対策は間違っていますよ、必要ないですよ」と説明すると、「ＩＣＮなんだからちゃんとやれよな」と大声で怒られた。パンデミック前は親切にしてくれたスタッフだったためとても驚いたし、信頼されていないのだと感じて落ち込んだ。

もともと陰圧個室6床を持つ内科病棟をコロナ病棟にすると、いよいよ自分たちの病院にコロナが来るのか、という緊張感が高まり職員の不安も増大した。「コロナ病棟のスタッフと同じロッカー室を使いたくない」「コロナ病棟のスタッフにシャワー室を使ってほしくない」などと言う声が耳にはいった。同じ病院の職員がこんなことを言うのか、と傷ついたが、病院職員すべてが感染症医療に熱心なわけではなく、日々、感染者数を伝えるニュースを見て不安を募らせる市民と同じなのだと思うようにした。同時に、今まで標準予防策をはじめとした感染対策を職員に教育できていなかったのだと自分を責めた。コロナ病棟のスタッフが病院内で差別を受けないように、「コロナ病棟のスタッフを応援してください」という応援メッセージを何度も繰り返し電子カルテの掲示板にアップした。掲示板を見た救急科の医師が、「感動した」と言い、いくつかの部署が応援ポスターを掲示してくれた。コロナ病棟の師長は応援メッセージをアップするたびに、「ありがとう」と言ってくれた。この応援メッセージは病院内でCOVID-19に従事するスタッフへの差別をなくす一助になったと思う。

市中での医療従事者に対する偏見と差別

病院の外では、当院の職員がコロナに感染するのではないか、という不安があったようだ。「保育所に、当院職員の子どもは預かりたくないと言われた」と言う職員がいた。ニュースではCOVID-19医療に尽力する医療従事者を取り上げて、どんなに大変な思いをしているのかと報道しているのに、世間は「子どもを預かりたくない」などと冷たい態度をとるのかと失望した。保健所に「市内の保育士がCOVID-19感染の疑いがあるため該当保育所職員の検査をしてほしい」と依頼され、雪が降る休日の屋外で保育士たちの検体を採取したのに、こんな仕打ちがあるだろうかと憤慨した。

市中では医療従事者に対する偏見と差別は他にも起きていた（表1）。そのため、「家族にコロナをうつしたくないからホテルを用意して欲しい」と言う職員や、「当院の職員であることを周囲に知られたくない」と言う職員もいた。

表1　実際に本市であった医療従事者に対する不当な差別的行為や誹謗中傷の事例

医療従事者が子どもを預けている保育園から、たびたび家庭内保育を勧められる
行きつけのお店に行こうとしたら、医療従事者であることを理由に来店を拒否された
近所の医療施設で感染者が発生したという旨の回覧板が町内会で回覧された
登校日に同学年の保護者から「コロナの対応をしている医療従事者関係者が来ていたら怖い。」と言われた
配偶者が医療従事者であるという理由から、自らの勤務先から自宅待機を命ぜられた

千葉市 新型コロナウイルス感染症に関する人権への配慮について（コロナ差別がゼロのまち宣言の発出）より
https://www.city.chiba.jp/hokenfukushi/iryoeisei/kenkokikikanri/sabestu_zerosengen.html

実際のところ、私も子どもの学校には当院の職員であることを知られたくないと思っていた。それまでは、古い友人とつながっていたＳＮＳに日常のことを投稿していたが、ＣＯＶＩＤ-19医療に携わっていることを知られたくなかったし、他人から、「ＩＣＮのくせに何をやっているのだ」と批判されるのが怖くてやめてしまった。外出先で自分や職員が冷たい視線を向けられていないかと心配であった。

一方で、市民から医療従事者を励ます応援を受けることもあった。私が通勤で通る高校に、「医療従事者の皆さん、ありがとう」という横断幕が掲げられ、出勤するたびに励まされた。病院には患者からの感謝のメッセージが掲示され、近隣の子どもから応援の手紙が届いた（図１）。テレビやネットなどで医療従事者を励ます広告もあったが、自分たちに直接向けられた励ましはひとつ一つに感動した。

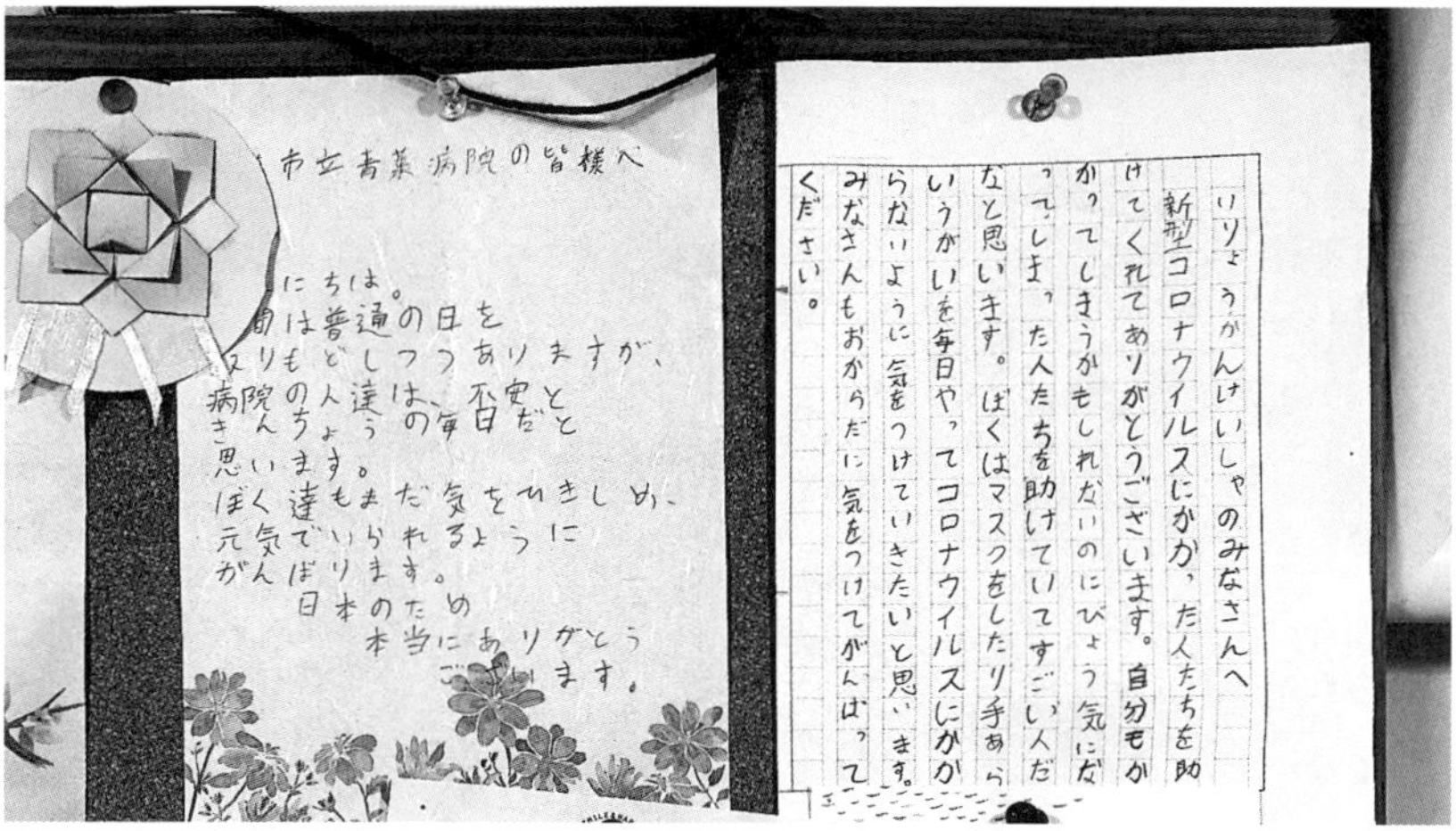

図１　患者からの感謝メッセージを掲示板に張り職員と共有した。

発熱外来運営に対する誹謗

私は市民からのＣＯＶＩＤ-19に関する電話の問い合わせにも対応していた。電話の対応は事務局ができればよかったのだが、事務員が対応するには内容が複雑であった。日々変更される疑似症例、ニュースの内容によって変わる症状の訴え。咽頭痛が取り上げられると「喉が痛い」、味覚障害が報道されると「味がわからない」といった電話の内容で、事務員には受診が必要か不要かなど判断することができなかった。私が受ける電話の多くはさまざまな症状や状況を訴えて、「新型コロナウイルスのＰＣＲ検査をして欲しい」という内容であった。そして、そのほとんどはＣＯＶＩＤ-19の感染を疑わないものであり、発熱外来の受診を断ると、「もし、コロナだったら責任がとれるのか」など責められた。女性からの問い合わせに対して受診を断ると、電話口が男性に変わりＰＣＲ検査をしろと脅すような口調で言われることもたびたびあった。

ある日、夕方にかかってきた電話は、数日前に直接病院に来て、発熱トリアージに当てはまったため発熱外来を受診した人だった。ＳＡＲＳ-ＣoＶ-2のＰＣＲは陰性であったことを伝えると、「なぜ、発熱外来を受診させたのか、発熱外来でコロナに感染したらどうしてくれる、あんな診察でいいと思っているのか」という内容を延々と繰り返した。発熱外来の必要性や運用を説明しても、「そんなことはどうでもいい、責任をとれ」と繰り返した。その様子を院長や事務長、医療安全室のスタッフが見守っていたが、50分ほどやりとりが続いているのを見かねて、院長が通話フックを押して電話を切った。泣きながら、

「医師も看護師も一生懸命発熱外来をやっているのに、なんでこんなことを言われないといけないいんですか」と言う私に、誰も何も言えなかった。

市民は不安を募らせて、「発熱外来を受診してPCR検査をしたい」という考えに至り直接病院に来たが、自分が発熱トリアージに当てはまらなかったり、受付時間が過ぎたため受診ができないと断られたりすると、不安が怒りに変わり、その場にいる医療従事者に向けられた。COVID-19の報道が始まってすぐの頃、近隣警察署の警官が来て、「市民が病院に押しかけてパニックになるようなことがあれば、警官を派遣するので連絡するように」と言っていた。「そんな、暴動のようなことが起こるのだろうか」と思ったし、警察を呼ぶような事態は起こらなかったが、市民の不安や怒りに対する危機管理が病院にはなかった。発熱外来の待合テントの外で、「PCR検査をしないなんてふざけんなよ。お前みたいな奴がコロナを広めているんだよ」と男性に怒鳴られて、「そうか、私がコロナを広めているのか」などと考えてしまうこともあった。市民の不安が怒りに変わるのも理解できたが、PCR検査を希望する市民をすべて受け入れることは、発熱外来だけではなく医療崩壊につながることがわかっていた。発熱外来の運用や診療時間を守るのは、職員と病院運営を守ることであった。市民と病院の板挟みになるのはICNなのだから仕方がないと自分に言い聞かせて、人々の不安と怒りを受け止めるしかなかった。

メンタルヘルスケアの必要性

この原稿を執筆することでCOVID-19対応での経験をリフレクションすることができたと思う。当時は誹謗や偏見を受け止めることで精いっぱいであったが、医療従事者も市民も経験をしたことがないほどの大きな不安を抱えていたのだろう、と今は理解できる。COVID-19に対する不安は、COVID-19に直接かかわる者より、かかわらない者のほうが大きかったように思う。実際、コロナ病棟のスタッフや内科医師たちはCOVID-19医療の最前線にいたが、ICNを信頼してくれていると感じたし優しかった。病院長や看護師長たちもよく気にかけて声をかけてくれたし、私が提案する対策や病床管理を実施するために尽力してくれた。

コロナ病棟スタッフのメンタルヘルスケアはリエゾンナースが介入していた。スタッフは長時間の防護具着用や閉鎖空間、患者のストレスに対応して肉体的にも精神的にも疲労していた。リエゾンナースはコロナ病棟でピアサポートを行い、スタッフに寄り添ってくれた。もちろん私にも声をかけてくれたが、業務に追われていて時間がなかった。パンデミックの対応でハイになり、自分が疲弊していることに気が付くことができなかった。私はバーンアウトし感染対策室を離れた。

おわりに

人は災害やパンデミックなどの非日常的な非常事態のなかでは、人を傷つけることや自分が傷ついていることに鈍感であるように思う。本市は20年10月に「コロナ差別がゼロの町宣言」（図2）、12月に「新型コロナウイルス感染症対策条例」を制定した。宣言には「感染者や医療従事者等の人権を守ります～感染者や医療従事者は守られるべき存在です～」とある。COVID-19パンデミックで起きた誹謗や偏見・差別を繰り返さないように、市民も医療従事者も日頃から自身のメンタルヘルスに関心を持ち、社会に大きな不安が襲った時には、お互いに支え合えるようになって欲しい。

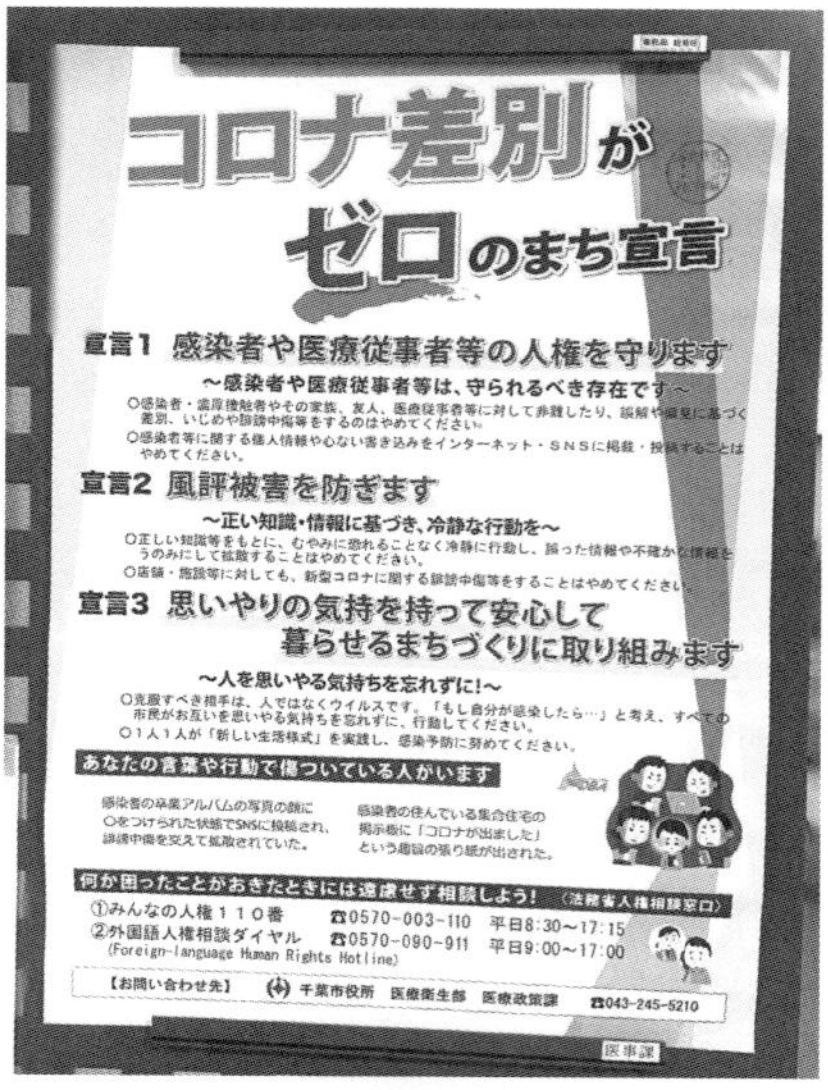
コロナ差別がゼロのまち宣言
宣言1　感染者や医療従事者等の人権を守ります
～感染者や医療従事者等は、守られるべき存在です～
宣言2　風評被害を防ぎます
～正しい知識・情報に基づき、冷静な行動を～
宣言3　思いやりの気持を持って安心して暮らせるまちづくりに取り組みます
～人を思いやる気持ちを忘れずに!～
あなたの言葉や行動で傷ついている人がいます
何か困ったことがおきたときには遠慮せず相談しよう!
①みんなの人権１１０番　☎0570-003-110　平日8:30～17:15
②外国語人権相談ダイヤル　☎0570-090-911　平日9:00～17:00
(Foreign-language Human Rights Hotline)
【お問い合わせ先】　千葉市役所　医療衛生部　医療政策課　☎043-245-5210
図2　「コロナ差別がゼロのまち宣言」ポスター

鈴木 美保　略歴
１９９７年３月　杏林大学医学部付属看護専門学校卒業
２００６年３月　日本看護研修学校　感染管理学科修了
２００７年７月　感染管理認定看護師　資格取得
現職　千葉市立青葉病院　看護部　主任看護師

コラム8

ＩＣＮがメディアで果たす役割

ＣＯＶＩＤ-19パンデミックでは、メディアが重要な役割を果たした。このパンデミックでは、ニュースや情報番組の解説者としてＩＣＮが出演することがたびたびあり、これは２０１９年の新型インフルエンザのパンデミックではなかったことである。

ＮＨＫの『日曜討論』は、政治家や専門家が出演し、最新の知見に基づき政策を議論する生放送番組である。この番組には、感染対策の専門家として坂本史衣氏や菅原えりさ氏が出演しており、筆者も出演の機会をいただいた。この番組には台本がない。１回の発言時間は1分間で、他の出演者の発言を聴きながら、その場で自身の発言内容を決める。それが60分間続く。

心がけたのは、冷静で明快な発言である。『日曜討論』では、さまざまな意見が交わされるが、一貫して事実と科学的根拠に基づいた見解を示し、視聴者の立場に立ち、誤解を生じないよう慎重に言葉を選んだ。また、医療現場での経験を踏まえつつ、視聴者に実践して欲しい具体的な助言を発言の都度含めるようにした。テレビ出演の反響は大きく、街中で声をかけられたこともあった。ＳＮＳの反応は概ね好意的であったが、それらに晒される覚悟も必要である。

パンデミック初期には、正確な情報が不足していたため、誤報や不安を煽る報道が目立った。ＩＣＮは、病院などの最前線で活動しており、そのＩＣＮのメディア出演は、一般市民に対して専門的な知識と経験を生かしたリスクコミュニケーションとして効果的だったのではないだろうか。パンデミックは収束したが、メディアが持つ力とリスクコミュニケーションの重要性は今後も変わることはない。正確な情報と信頼性のある専門家の声が、次の危機においても人々を守るための鍵となるだろう。

【Ｓ・Ｈ】

4 患者と医療従事者への倫理的配慮

新改　法子
公立大学法人青森県立保健大学
健康科学部看護学科

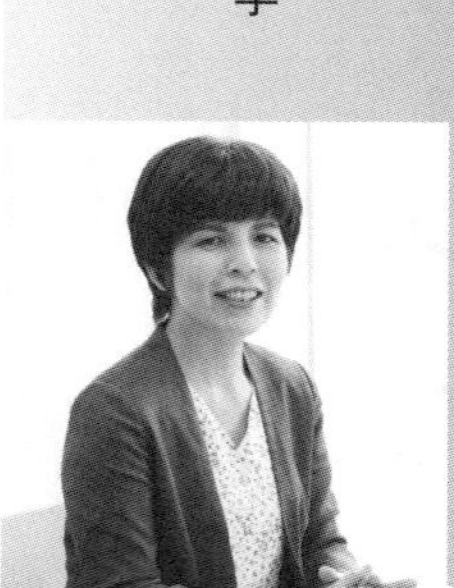

２０２０年１月15日に日本で初めて新型コロナウイルス感染症（ＣＯＶＩＤ-19）陽性患者が確認された後、同年４月には全都道府県に緊急事態宣言が発出された。同年５月までに合計１万６８５１人の感染者と８９１人の死亡者が確認され[1]、医療従事者を含め多くの国民が感染の恐怖に怯えた。ＣＯＶＩＤ-19は想定をはるかに超えてパンデミックとなり、発生から4年が経過してもなお感染者は後を絶たない。この非常事態のなか、国内の感染症看護専門看護師や感染管理認定看護師等の感染管理担当者は、これまで経験したことのない危機に直面し、苦境にさらされながらも立ち止まることなくおのおのの立場で感染対策に尽力してきたことと思われる[2,3]。

筆者は現在、教職に就いているが、前職は関西地区の地域基幹病院に勤務し20年１月〜22年３月までの2年間、ＣＯＶＩＤ-19の感染管理・感染症看護に携わっていた。1年目は感染管理室に所属しており、専従の立場として患者や職員をＣＯＶＩＤ-19から守る仕組作りや支援を行っていた。2年目は同病院の新型コロナ重症中等症病棟に配属となり、ＣＯＶＩＤ-19陽性患者の看護ケアに従事していた。これら感染対策・感染症看護の経験を通じて、環境や置かれている状況の違いにより、さまざまな倫理的ジレンマや葛藤があるということを実感した。本稿では、当時を振り返りながらＣＯＶＩＤ-19の感染対策・感染症看護の実践を通して感じた倫理的な課題やジレンマに対する倫理的な配慮について報告する。

感染管理専従看護師として活動した1年目〜医療従事者への倫理的な配慮〜

筆者は、20年1月、国内で初めてＣＯＶＩＤ-19陽性患者が発生した報告を受け、所属施設の陽性患者受け入れ準備を開始した。具体的には、新型インフルエンザ等発生時における診療継続計画（ＢＣＰ）に沿って行動を開始し、ＣＯＶＩＤ-19マニュアル作成、個人防護具（ＰＰＥ）の使用状況の確認と管理、関連病棟のスタッフを対象にＰＰＥ着脱訓練、受け入れ病棟と連携した病室のゾーニング、物品配置等である。

その後、所属施設にも陽性患者が入院し、その後は市内に陽性患者が増加し入院患者も急増した。それに伴い現場からＰＰＥやゾーニング、使用物品等の問い合わせが増えた。当時は、ＣＯＶＩＤ-19に関して未知な部分が多く、有効な治療薬や感染対策は確立されていなかった。また、ワクチンの話題もあがっていなかった。予想を超えた患者の増加に伴いスタッフの心身の負担が強くなり、心配や不安が急増したものと推測する。問い合わせに対する回答が追い付かない状況が発生し、スタッフの問い合わせへの答えが不十分なことに対して申し訳ない思いを抱きながら必死で対応をしていた。

そのような状況のなか、国内では院内感染が多数発生し、(4)多くの医療従事者が感染した。とりわけ最前線に立ち向かっている看護師の感染事例には、断腸の思いであった。そのため感染した看護師への支援の必要性を感じ、感染した看護師13名にインタビューを実施した。(5、6)その結果、COVID‐19の現場は混乱し、自身の感染可能性に不安を感じていたことや、感染したことにショックと不安に襲われたこと、COVID‐19を担当していることで避けられたといった経験をしていた。一方で、家族や子ども、職場スタッフへ伝播させてしまうのではないかという不安や、患者ケアの質が下がり胸を痛めたといった自責の念も抱えていた。

感染管理者は平時から患者および医療従事者に対する倫理的な配慮を行っており、(7)筆者もこれまで患者および職員への感染伝播を防止するために、感染対策を実践し、倫理的な配慮にも十分に留意してきた。しかし、今回のインタビューを通じて、改めて現場で対応している感染した看護師を含め、医療従事者への倫理的な配慮の重要性に気付くことができた。特に重要と感じた点は、感染した看護師は、COVID‐19感染の不安や恐怖に加え、周囲からの目による差別や偏見など、精神的不安が大きいということ、自分が感染したことよりも、職場・患者・家族や子どもにうつしてしまわないかといった心配や自責の念を抱いていることだった。そして、職場復帰後は心身の回復に時間を要する看護師が存在していること、葛藤を抱きながら復帰していること、使命感を持って立ち向かう看護師の姿もあった。

インタビューで看護師から思いを聴けたことで、より一層、医療従事者の安全と健康を守る取組に尽力した。差別や偏見がない組織作りと個人情報の管理、適正な情報共有に努め、心のケアにも配慮した。看護師のさまざまな思いを汲み取るべくラウンド時は丁寧に声をかけ、PPE着脱訓練を繰り返すことで個人の安全を保障した。感染拡大防止のために厳しい行動制限が課せられていたため、労いも忘れないようにした。

今回の経験をもとに、将来起こりうるパンデミックに備えて、患者の安全と同時に、従事する個人および家族の生活や健康を守る権利を尊重できるように[8]、倫理的な配慮を忘れず、安全、安心が保証される職場環境の構築を忘れないでいたい。

直接患者ケアに携わった2年目～患者への倫理的な配慮～

COVID-19の収束が見えないまま2年目を迎え、新型コロナ重症中等症病棟に異動となり、直接ケアに携わった。実際に自身がフルPPEを着用してレッドエリアにはいると（写真1）、医療従事者は全員フルPPEを着用しゴーグルの下に眼が見えるのみだったことから、こんなに物々しく恐ろしいのかということを改めて感じた。この姿で看護される患者はどんなに不安で恐怖だったことだろうか。

そのような状況下で、医療従事者の感染リスクを抑えるため、レッドエリアに滞在する時間を短縮することが望ましいとされていたが、特に看護ケアでは濃密な身体接触は避けられない。そして、これまで患者に行ってきた看護が十分実践できない状況にあり、多くの看護師に罪悪感やジレンマが生じた。特にコロナ禍において患者・家族看護で障壁だったことの一つが、面会制限であった。感染拡大防止を目的として日本の多くの施設で面会制限が行われ、面会できない期間が数年続いた。入院患者を含めた院内感染というリスクを考慮した場合、面会制限に反論の余地はないが、家族の励ましは患者の療養を支え回復意欲を引き出す大きな力となるため、面会できないことへの患者・家族の「無害の原則」に反することにつながった。直接面会できない時期に取り入れられたのが、ｉＰａｄなどを用いたオンライン面会であった。もちろん、オンライン面会は直接面会に代わるものではけっしてないが、患者と家族の大切な時間を作りだすことができた。

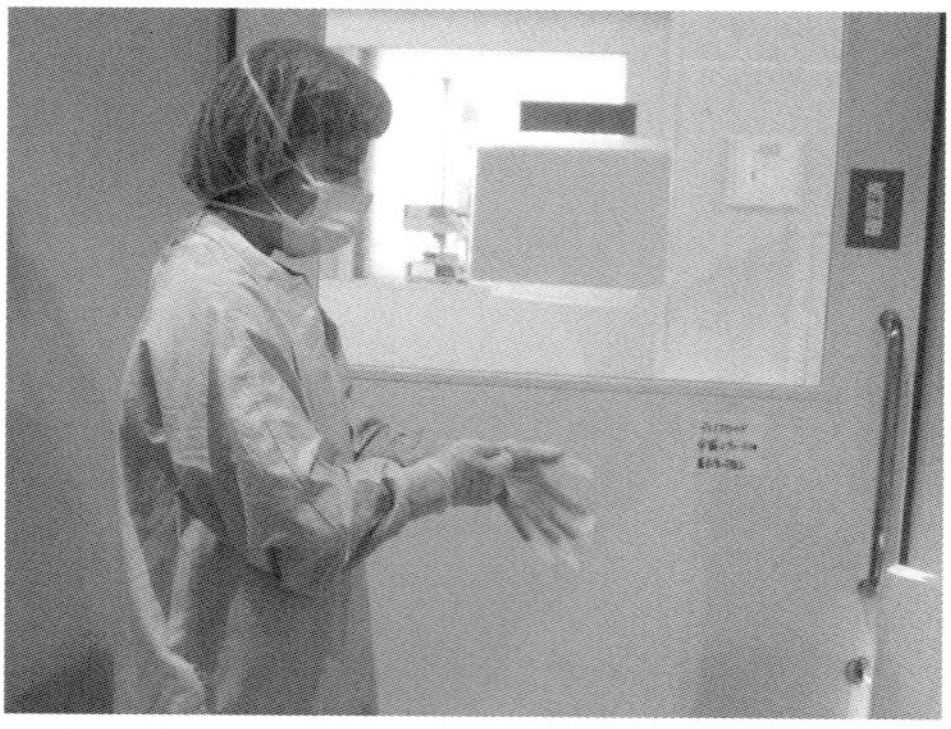
写真１　個人防護具（PPE）を着用して重症者専用病棟に向かう場面

ここでオンライン面会を使った患者家族の看護事例を共有したい。

ＣＯＶＩＤ-19に罹患し、発症数日後に呼吸状態の悪化をきたして入院後間もなく人工呼吸器装着となった高齢の患者がいた。妻と家族はショックを受け、予期せぬ現実の受け入れに困難をきたした。家族は面会できないことを理解しながらも、状況が見えず混乱していた。そこで、オンライン面会をセッティングし、患者と家族をつないだ。重症化に伴う生命の危機を乗り越える時期には、隔離環境のなかでも治療や看護を保障していることを画面越しに伝えた。家族に寄り添い、家族の思いを傾聴しながら共感的態度で接し、家族の思いを引き出す看護を実践した。回復の兆しが見えた時期には、家族との楽しかった思い出話や大好きなお孫さんの話など、家族にしかできない支援を提案し、家族の声かけが本人の刺激になることを伝えて画面越しに声をかけるように促した。リハビリしている姿を映して家族を励まし続けた。面会ができないことに対してできる限りの倫理的な配慮を行いながら家族に寄り添い続けた。

多くの医療従事者は事例のような看護を実践していたことと思われるが、できる限りの倫理的配慮を行い、患者や家族の納得や満足につながる支援は重要であり、忘れないようにしたい。

おわりに

患者を受け入れる医療施設においては、医療従事者はさまざまな苦境を乗り越えてきたが、医療従事者が抱く感染の恐怖をどのように低減させるのか、感染予防に必要とされる資器材の不足、感染の恐怖からの職場離脱の可能性、第三者からの差別的発言等、多くの倫理的問題が浮き彫りになった。できる限りの倫理的配慮を行ってきたが、医療従事者個人の使命感だけでは医療や看護の継続は非常に困難であることを実感する。

一方、患者への倫理的問題として本稿では触れなかったが、「命の選別」という大きな課題も存在する。年齢や基礎疾患の有無等により、人工呼吸器の不足による装着する患者の選択（「命の選別」）は、医療従事者において極めて大きな精神的重圧がある。今回のＣＯＶＩＤ-19を経験したことで、将来新たな感染症発生・まん延時においては、医療を提供する側と受ける側、そして社会的環境において、多様な備えと倫理的な配慮はより一層重要となる。特に医療従事者間、医療・福祉施設間等の平時からのコミュニケーションを高め、情報共有を図ることで、その地域における人々の生活環境を守る一助になると考える。

引用文献

（1）厚生労働省　新型コロナウイルス感染症の現在の状況と厚生労働省の対応について（令和2年5月31日版）・https://www.mhlw.go.jp/stf/newpage_11606.html（最終閲覧2024年6月30日）
（2）長崎由紀子、高橋知子（2023）：感染症看護専門看護師が体験したCOVID-19に関する看護実践、日本CNS看護学会誌、10, 17-24
（3）2023年度感染管理活動についての会員調査　一般社団法人日本感染管理ネットワーク（ICNJ）・会員専用https://icnj.jp/publication/research/?action = download&file = 2023doukou.pdf（最終閲覧2024年6月30日）
（4）日本看護協会（2020）：日本記者クラブ　新型コロナウイルス感染症対策に関する日本看護協会の取り組みhttps://www.nurse.or.jp/nursing/practice/COVID_19/press/pdf/press_conference0422/document.pdf（最終閲覧

2024年6月30日）
（5）新改法子、大西香代子、矢野久子（2022）：国内発生初期に感染症病棟で新型コロナウイルス感染症に院内感染し職場復帰できた看護師の思い～感染する前から感染判明後しばらくの間に抱いた思いに焦点をあてて～、日看科会誌、42, 72-80
（6）新改法子、大西香代子、矢野久子（2022）：新型コロナウイルス感染症の第一波流行期に院内感染した看護師の職場復帰に関する葛藤と使命感、日看科会誌、42, 559-567
（7）西岡みどり、網中眞由美、高野八百子他（2020）：新型コロナウイルス感染症流行時の患者・家族・職員への倫理的配慮―感染管理や感染症看護を担当する看護師による事例集、2020年2月20日作成第1版．https://dcc.ncgm.go.jp/core/pdf/20200221_1.pdf（最終閲覧2024年6月30日）
（8）日本看護協会（2021）：看護職の倫理綱領 /https://www.nurse.or.jp/nursing/assets/statistics_publication/publication/rinri/code_of_ethics.pdf（最終閲覧2024年6月30日）

参考文献

（1）大北全俊他（2022）．『「コロナ」がもたらした倫理的ジレンマ』．日本看護協会出版会
（2）広瀬巌（2021）．『パンデミックの倫理学　緊急時対応の倫理原則と新型コロナウイルス感染症』．勁草書房

新改 法子　略歴

青森県立保健大学健康科学部看護学科　准教授

大阪府生まれ。名古屋市立大学大学院看護学研究科博士後期課程感染予防看護学修了。神戸市立医療センター中央市民病院に30年間勤務。病棟7年、手術室14年、感染管理室7年、新型コロナ重症中等症病棟1年の経験あり。

２００７年　感染管理認定看護師の資格取得（５年ごとに３度更新）、

２０１２年　感染症看護専門看護師の資格取得（2度更新）。

２０２２年3月　退職。

同　年5月から看護師を目指す学生の教育に携わる傍ら、新型コロナに職業感染した看護師の支援に関する研究に取り組む。

ＩＣＮの役割とは

ＩＣＮ（Ｉｎｆｅｃｔｉｏｎ Ｃｏｎｔｒｏｌ Ｎｕｒｓｅ）とは、感染管理に関する専門知識と技術を持ち、感染の予防と減少を目的とする看護師である。ＣＯＶＩＤ-19流行時には、病院だけでなく高齢者施設や福祉施設、また学校や保育所、飲食店などの医療以外の場においてもクラスター対応や感染予防活動にその能力を発揮し、社会貢献を果たした。

日本におけるＩＣＮは、日本看護協会が資格認定する感染管理認定看護師と感染症看護専門看護師がある。それぞれ看護師として5年以上の実務経験を持ち、認定看護師教育または看護系大学院修士課程を修了後に認定審査へ合格することで取得できる。認定後は5年ごとに資格更新審査があり、実践活動や自己研鑽を通じ知識・技術の維持に努める必要がある。感染管理認定看護師は３６５３名、感染症看護専門看護師は１１０名（２０２３年12月末時点）が認定されている。また、東京医療保健大学では感染制御実践看護学講

コラム９

座の修了により感染制御実践看護師を認定しており、これらＩＣＮが病院や施設、地域において感染管理を推進する活動を実践している。

　ＩＣＮは、患者やその家族および医療・介護を提供する場で働く人々を感染から守るとともに、ひとたび感染症が発生した際には病院や施設、地域との協働により感染拡大の防止に努め、流行の終息に向けた活動を行う。そのためにＩＣＮは、所属施設や地域の感染管理に関する課題を明らかにし解決するための感染管理プログラム（医療関連感染予防・管理システム、医療関連感染サーベイランス、感染防止技術、職業感染管理、感染管理指導、感染管理相談、洗浄・消毒・滅菌とファシリティ・マネジメントの7項目で構成）を立案し、実施、評価、改善を通じて感染対策の向上に取り組む。ＩＣＮは感染症の早期発見や流行終息のため、疫学的な視点を持ち施設や地域の状況を評価・分析し、組織横断的に活動している。また、感染リスクの高い患者あるいは感染徴候のある患者等の重症化予防や回復促進のための看護実践、感染症や感染対策に対する不安への対応等対象に寄り添った看護を行い、集団と個の両面から看護実践を行っている。

　ＣＯＶＩＤ-19パンデミックの経験を経て感染管理に対する社会的ニーズは高まり、病院や施設、地域といったあらゆる場でＩＣＮがその役割を発揮し感染管理を推進することが大いに期待されている。

【Ｍ・Ｙ】

参考文献

（1）日本看護協会：資格認定を目指す方へ（資格について）認定看護師https://www.nurse.or.jp/nursing/qualification/vision/cn/index.html,2024.11.10参照
（2）日本看護協会：資格認定を目指す方へ（資格について）専門看護師https://www.nurse.or.jp/nursing/qualification/vision/cns/index.html, 2024.11.10参照
（3）東京医療保健大学：感染制御実践看護学講座について　https://www.thcu.ac.jp/research/lecture/detail.html?id=135, 2024.11.10参照
（4）ＩＣＰテキスト編集委員会：ＩＣＰテキスト 感染管理実践者のために：メディカ出版，2006

5 コロナ禍で感じた葛藤と倫理的看護実践

寺坂　陽子
長崎大学病院 感染制御教育センター
感染症看護専門看護師

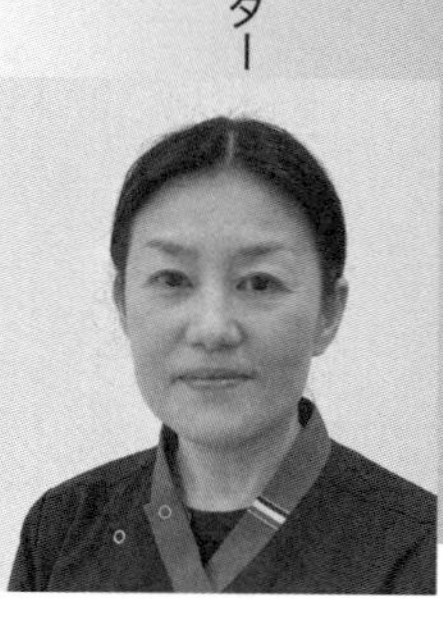

新型コロナウイルス感染症（ＣＯＶＩＤ-19）の発生から約5年が経つ。この間、ＣＯＶＩＤ-19は大切な人の生命を奪い、大切な人との関係性を分断し、社会生活を一変させた。過去の感染症パンデミックでも起こったように、未曽有の感染症に対する不安は社会的パニックを引き起こし、対病原体ではなく人に対する差別や偏見を生み出した。また、緊急事態宣言による社会経済活動の中止や行動自粛、三密対策の推進に伴う人との接触の減少は、一定の感染予防効果をあげた半面、社会生活を営む子どもから高齢者に及ぶすべての人にさまざまな負の影響ももたらした。このような影響は、一般社会だけでなく、医療施設においても同じである。必ず訪れる次の感染症危機に備えるために、この5年間におけるＣＯＶＩＤ-19の経験や感染対策に関する考えを簡単に記すことにしたい。

コロナ病棟での経験

２０１９年４月に、第１種感染症病室（感染力や罹患した場合の重篤性から危険性が極めて高いとされるエボラウイルス病など１類感染症に対応するための病室）を備えた国際医療センター１階病棟に、病棟看護師長として異動になった。まさか、異動してまもなくＣＯＶＩＤ-19が発生することを知るはずもなかった。しかし、前部署の感染制御教育センターに所属していた頃から、有事に備えてこの病棟や関連病棟の看護師ほか多職種と日常的に個人防護具（ＰＰＥ）着脱訓練（**写真１**）や定期的なシミュレーション訓練を行っていた甲斐もあって、20年３月中旬に始まったＣＯＶＩＤ-19の第一波初期における患者受け入れと対応は比較的スムーズに進んだ。

そう思っていたのもつかの間、４月末に長崎港に船の修繕目的で入港し停泊中であったイタリア籍クルーズ船「コスタ・アトランチカ号」の外国籍乗員６２３名中１４９名（23・９％）の陽性が判明し、長崎の医療を揺るがしかねない緊急事態が発生した。２月に横浜港で感染者７１２人、死者13人を発生させた「ダイヤモンド・プリンセス号」に続く大型クルーズ船の集団発

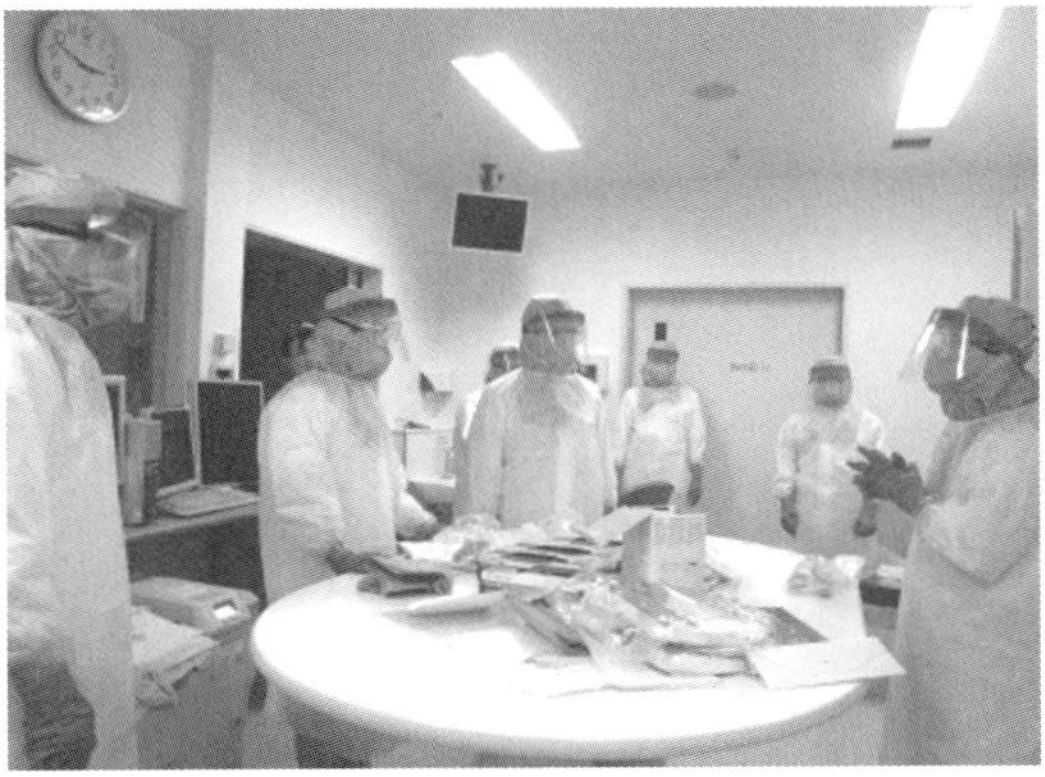

写真１　PPE着脱訓練（第１種感染症病室）

生であった。

コスタ・アトランチカ号の多数の陽性者による県内の医療体制への影響を抑えるために県庁内に対策本部が設置され、国、県や市、長崎大学、ＤＭＡＴ、当院ほか市内医療機関等が連携して対応した。ダイヤモンド・プリンセス号の事例とは規模や状況も異なるが、最終的に本事例では死亡例や現地の医療支援者における感染例は発生しなかった。これは、本事例の乗船者が比較的若い乗員であったこと、またダイヤモンド・プリンセス号の対応の経験をもとに、医療支援と感染制御の両方の専門家が対応初期から計画的に支援にはいり、船側にもアドバイスができた点が大きかったと考えられる。実際に、船内では乗員の個室隔離が続けられるなか、自己のスマートフォンで健康状態を報告する健康アプリが長崎大学熱帯医学研究所と企業とで共同開発され、状況把握・リスク評価、早期探知・対応のためのサーベイランス体制が構築された。同時に、香焼岸壁にはＤＭＡＴを中心に自衛隊、感染症専門医や感染制御専門家などによる現場指揮所と臨時の医療施設が設置された。サーベイランスで把握した体調不良者に対する速やかな医療支援（レントゲン車やＣＴ診断車も配置）と感染制御に関する支援、そして帰国に向けた乗員全員の再検査や調整が懸命に行われた。

そのようなか、当病棟では入院治療が必要な外国籍の陽性者7名を受け入れた。そのうち1名は気管内挿管と人工呼吸器装着、持続的血液濾過透析管理等の集中管理を病棟で行ったが、体重が１３０kgと高度肥満で治療やケアには通常の3～4倍の人員を要した（**写真2**）。集中治療部の医師や看護師による常時応援、理学療法士によるリハビリテーションの日々の実施、精神科リエゾンの介入など、それぞれが得意分野を活かしたチームワークにより患者は回復し、母国に帰国することができた。

第一波が落ち着いた頃、病棟看護師全員による看護実践の振り返りの機会を設け、各看護師の意見をカテゴリー化する作業を行った（写真３）。振り返りでは、ＣＯＶＩＤ-19という未知の感染症への不安や恐怖はあったものの、これまで継続的に実践してきたＰＰＥ着脱訓練やシミュレーション訓練、看護ケアの実際に関する教育の機会が使命感につながり実際の経験が自信となって看護師として成長できたと結論づけられていた。つまり、自分の身を守るという最低限の感染対策を超え、感染症患者に必要な看護ケアを提供するという看護本来の目的を果たしたこと、また果たすことが可能であると確信したことが看護師としての成功体験に結びついていたと考える。しかし、この時期メディアの報道はコロナ一色といっても過言でなく、「コロナ病棟の看護師は、周囲や家族に感染をう

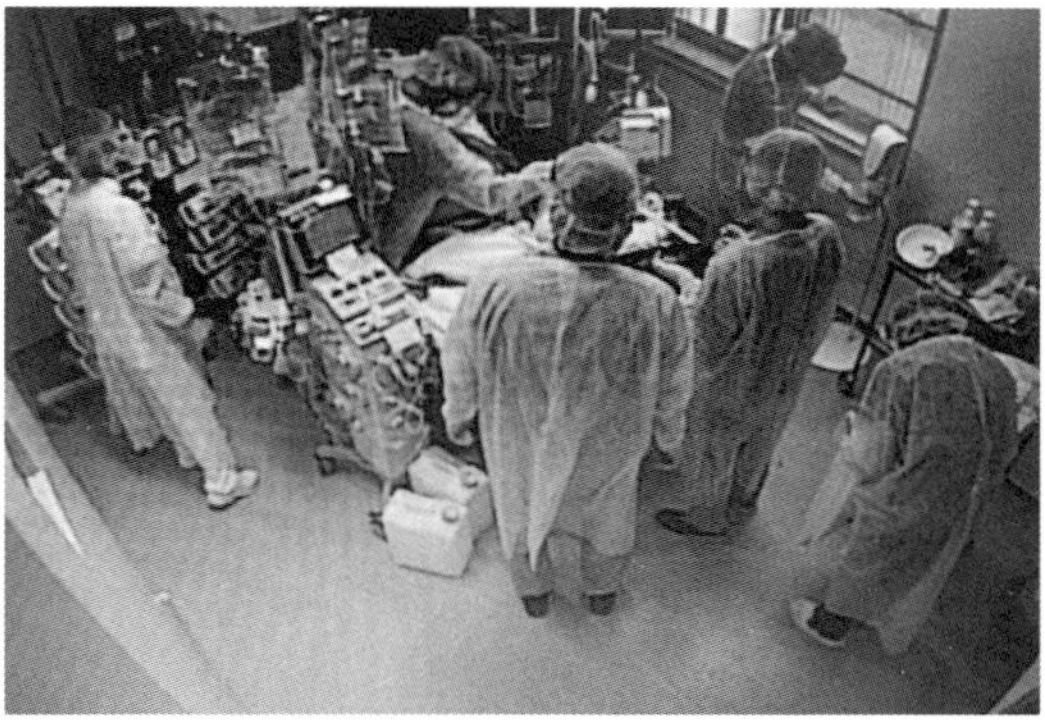

写真２　重症患者への対応（第１種感染症病室）

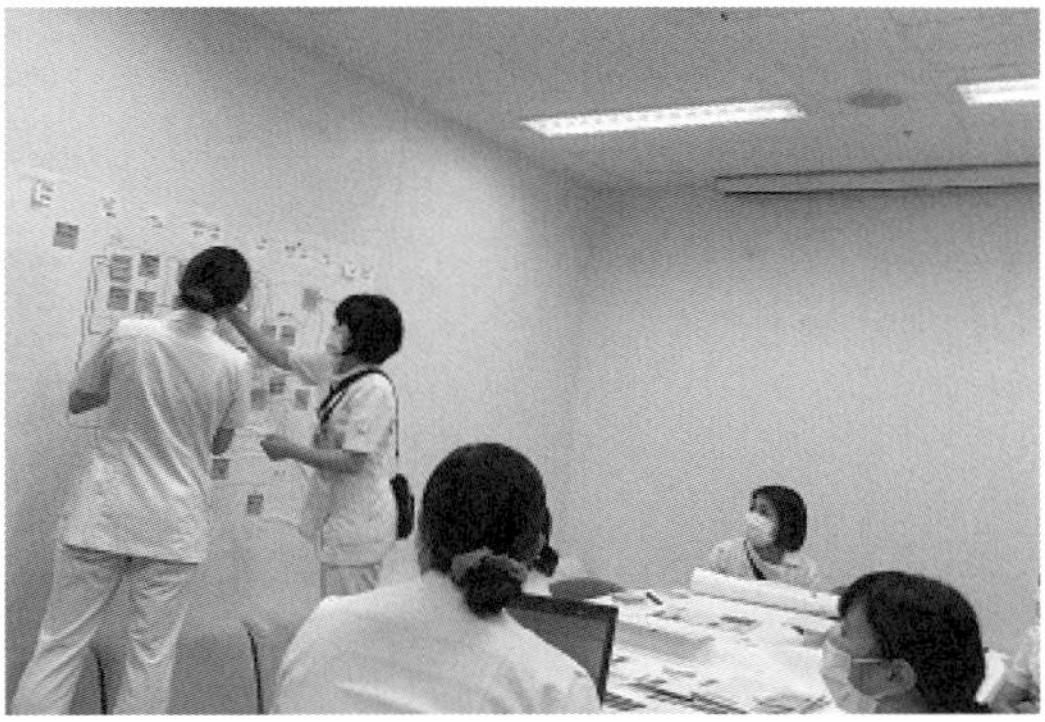

写真３　看護実践の振り返り

つすのが怖くて家にも帰れていない」「PPEが足りない」「白衣やリネンを洗う業者が見つからない」などセンセーショナルな報道が頻繁になされていた。このような情報が逆に医療従事者への過剰な差別や偏見につながった可能性も否定できない。当病棟の看護師のなかには、妊婦や育児短時間勤務者のほか家族との同居者も多かったが、不安対策として準備されていた病院近くのホテルを利用する者はおらず、全員、自宅に帰宅して日常生活を送っていた。メディアによる報道内容と現場の実際とのギャップにジレンマを感じながら、日々粛々と対応を行っていた。

患者と家族の最期の時間

第三波ではCOVID-19の中等症や重症患者が急増した。この時期はまだワクチンや有効な治療薬もなかったため、最大限の重症集中管理を行っても亡くなる患者がいた。第一波からの経験の積み重ねにより、適切な個人防護具を着脱すれば感染しないことを多くのスタッフも理解していたため、COVID-19重症患者の面会にも応用することにした。コロナ病棟共通の看護マニュアルに、

・患者の病状が重篤で医師や看護師が家族に面会をしたほうがよいと判断し、本人や家族の希望があれば面会は可能である。家族の感染リスクに応じてPPEを選択し、看護師の付き添いのもと面会を行う。

・患者に気管内挿管のための鎮静が行われる場合には、鎮静前に患者の状態を把握しながら家族との電話

やビデオ通話を行う。
といった内容を落とし込み、複数のコロナ病棟で実践した。
実際の現場では、重症化していく夫のそばに妻が寄り添い、お互いに感謝の気持ちと別れを涙ながらに伝え合う夫婦、また人工呼吸器装着患者の母のそばに静かに寄り添う娘さん、気管内挿管直前に遠方の家族に電話で懸命に思いを伝える患者の姿があった。

患者と家族が最期の時間を過ごせるように調整することは、患者や家族の尊厳と権利を尊重することである。適切なＰＰＥを着用すれば感染が防止できることがわかるようになった後もＣＯＶＩＤ-19患者の看取り時に窓越しやタブレットによる面会が続けられていたならば、感染対策を修正していくことが必要であっただろう。また、患者が亡くなった後の対応では、国が発出した『新型コロナウイルス感染症により亡くなられた方及びその疑いがある方の処置、搬送、葬儀、火葬等に関するガイドライン（以下、ガイドライン）』が参考にされていたが、葬儀の執り行いはさることながらご遺体が棺に納められた後でさえ、ご自宅へ搬送することを拒否し、火葬場へ搬送する直葬しか対応していない葬儀社ばかりであった。従業員２名がボディスーツ型ＰＰＥとゴーグルを着用して棺を運ぶ葬儀社もあり、ガイドラインとはかけ離れた対応が散見された。県内の葬儀社に対して県に改善の周知を依頼したが、５類感染症に移行するまで改善されることはなかった。

22年11月に厚労省から配布された１２０項目に及ぶＣＯＶＩＤ-19対応の実態に関するアンケートには、これらに関する項目はなかった。私は、「ガイドラインそのもの（遺体袋の推奨など）が現状に即していない。むしろガイドラインの存在が、遺族のケアの障壁となっている」と意見を記載した。

家族が分離されない権利の擁護

ＣＯＶＩＤ-19流行が始まって以来、医療機関や高齢者施設が一律的に面会を禁止することが日常となった。しかし、その甲斐なくクラスターは頻発し、原因の多くは入院患者や職員の持ち込みと考えられる事例であった。この間、クラスターの被害者となり家族と思うように面会できずに亡くなった患者や家族の悲しみは計り知れない。面会禁止により得られた効果よりも、患者自身や家族に及ぼす影響のほうがはるかに大きかったように思う。面会禁止による高齢者への影響として、ＡＤＬ（ＩＡＤＬ）の低下や身体活動量の低下、認知機能低下などがあり、健康被害や死亡に至るリスクが高まることが明らかになっている。人と会うことは、社会とのつながりであり、そこから得られる幸福感は精神的な安定をもたらす。特に身近な家族とのつながりは重要であり、面会機会の確保は患者・家族にとって権利でもある。

長引くコロナ禍による面会制限の影響は新生児集中治療にも及んでいる。23年7月、日本環境感染学会、日本新生児成育医学会、日本新生児看護学会は合同で「感染症流行時の新生児集中治療室（ＮＩＣＵ）における家族の入室に関する提言」を発出した。新生児にとって親子の分離は、身体的・心理的な接触の機会を喪失し、相互作用を阻害する。新生児が親と分離されない権利を擁護し、入院中の新生児にとって必要不可欠なケア提供者としての家族の存在を尊重し、必要な入室を行うために本提言は作成された。今後も多くの施設に本提言が広まることを願う。

当院では22年6月、全国的に医療機関では面会禁止が続く中、一律1日1回15分間の面会をスタートした。私は裏の火付け役となった。きっかけは、面会禁止に慣れてしまったという現場の看護師の声に危機感を覚えたことと、最愛の父の他界であった。病室からの帰り際に握手した父の手の温もりは今も忘れられない。会話はなくてもただそばにいることが何よりも大切であることを身をもって痛感した。当院の患者・家族には、転院先が面会禁止であることを理由に転院を希望しないケースも多かった。どの医療機関においても、家族が分離されない新しい面会の在り方を探る必要があるだろう。

不可能を可能にするために考え抜き行動する

歴史上、世界を揺るがすような感染症の大流行は繰り返されており、今後もパンデミックは必ず発生する。このような有事では、今回我々がＣＯＶＩＤ-19を経験したように、すべての医療従事者の専門的知識や技術、知恵や工夫を集結して、さまざまな困難を乗り越える必要がある。そのためには平時からの多職種連携と感染対策に関する知識や実践が重要であり、これらが不十分であるほど有事における対応のハードルは高くなる。

感染対策に関するさまざまな規制と人権の尊重は両輪である。だからこそ、常に感染リスクの評価と柔軟な対策が必要となる。患者個人の尊重や権利に値する面会も、代替案や工夫を施すことでどのようにすれば安全な面会が実現可能かを考え、話し合い、そして実践し、感染制御を専門とする看護師の立場から周囲に示していくことが重要と考える。今後、感染症流行時におけるさまざまな葛藤やコンフリクトに柔軟に対応していくためには、有事の対応を想定した平時からの訓練に加え、倫理的な看護実践力が求められる。

寺坂陽子　略歴

１９９４年　北里大学看護学部卒業。長崎大学病院で勤務後、２００２年北里大学大学院看護学研究科看護学専攻 修士課程修了

２００６年　長崎大学病院 感染制御教育センター、２００９年公益社団法人日本看護協会　感染症看護専門看護師 資格取得

２０１９年　国際医療センター１階病棟 看護師長を経て、２０２１年より現職

２０２４年　長崎大学大学院医歯薬学総合研究科新興感染症病態制御学系専攻博士課程修了

日本環境感染学会理事、同学会ＮＩＣＵ感染対策検討委員会副委員長、災害時感染制御検討委員会および地域セミナー委員会委員、日本感染管理ネットワーク九州・沖縄支部役員を務めている

２０２３年　長崎大学学長特別賞を受賞

6　COVID-19の流行がICNにもたらした影響と私たちの未来を考える

渋谷　智恵
公益社団法人日本看護協会看護研修学校
認定看護師教育課程課程長

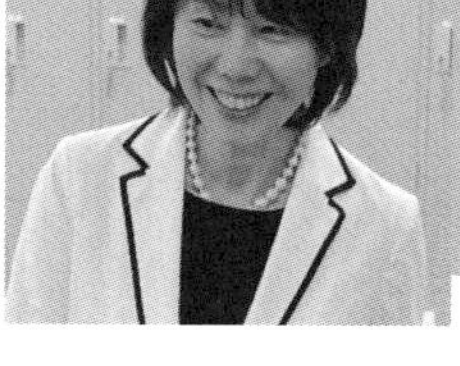

2020年1月15日に国内初の新型コロナウイルスによる感染者が報告されて以降、全国に繰り返し流行の波が押し寄せ、政府は4回にわたり緊急事態宣言を発出、ニュースは連日、国内外の感染者や死亡者数と逼迫した医療体制などを報道した。感染症法上、新型コロナウイルス感染症（COVID-19）が5類感染症に位置付けられる（23年5月8日）までに3年と4か月かかった。

所属施設における活動

日本最大の看護職能団体である私の所属組織では、最前線で感染症に立ち向かう医療従事者、特に看護職を支えるため、ＣＯＶＩＤ-19に関連した看護職に対する危険手当の支給などさまざまな要望書を国や関係省庁へ提出し、潜在看護職員確保支援や全国の看護職および国民に向けた情報発信・広報活動などを行った。そして、私の所属部署である認定看護師教育課程（以下、「本課程」と言う）は、感染管理学科教員を中心に感染対策に関する対応を行い、例えば全国の病院、高齢者施設、訪問看護事業所などに所属する看護職から本会に寄せられる感染対策に関する相談対応や、感染対策の教育用動画を制作してそれをＹｏｕＴｕｂｅにアップロードしたり、高齢者福祉施設などに支援に行く人が現場で指導用に活用できるツールを作成しホームページに公表するなどを行った。

ＩＣＮのメンタルヘルス

全国的かつ急速なＣＯＶＩＤ-19のまん延により、内閣総理大臣が1回目となる緊急事態宣言を発出した20年４月は、認定看護師制度の改正により新たな特定認定看護師（Ｂ課程認定看護師）教育を開始するタイミングと重なった。休講を決める認定看護師教育機関もあったが、本課程としては全国から集まる５

学科（クリティカルケア、皮膚・排泄ケア、感染管理、糖尿病看護、認知症看護）の学生たちが卒業後におのおのの所属施設や地域で大きな力になると考え、教育を継続することを決め、さまざまな対応に追われていた。また同じ頃、各種メディアが医療従事者のメンタルヘルス問題を取り上げることが多くなった。

この感染流行下に全国で奮闘しているであろう感染管理認定看護師たちは大丈夫だろうかと気にかかり、卒業生や関係者等、連絡先がわかる全国のＩＣＮにメールをした。当時日本赤十字社がホームページで公表する「新型コロナウイルスの三つの顔を知ろう！～負のスパイラルを断ち切るために～」[1]が、医療従事者の不安や恐れ、それらから身を守る方法を示しており、私自身が勇気づけられる内容だったと紹介し、何かあればいつでも連絡して欲しいと伝えた。

私のメールに多くのＩＣＮが反応してくれて近況を知らせる返信が届いた。「同僚と協力しながら頑張っています」「感染対策を進めるチャンスだと思っています」「平常時の準備と実践可能な計画、予測性と柔軟な対応力の重要性を実感しています」「地域や県内のＩＣＮ、同期の仲間との情報共有をしながら頑張ります」など、大変な状況にあっても勇ましく活動する様子を知る一方で、「毎日毎日新型コロナ対応で最近はＰＨＳが鳴りっぱなしです」「コロナ対応で押しつぶされそうです」「毎日疲弊しています」「先の見えない不安でいっぱいです」など苦しい心境を伝えるメールも多く届いた。さらに、自分が所属施設を離れたという報告や近隣のＩＣＮが何人も離職しているという情報もあった。当時はそうしたメールに返信し、それぞれの苦しい思いを聞くことしかできなかった。

それから3年ほど経過した23年1月、３人の感染管理認定看護師と雑誌の座談会という形で当時を振り返る機会があった。久しぶりに顔を合わせ話ができることに安心したものの、話の内容は流行真っただ中で行っていた感染症対応の厳しい状況を振り返るため、重苦しい空気にもなった。ひとりが特に苦しかった時に、「まだ死ぬわけにはいかない」という気持ちにまで追い詰められた心境を語った。彼女が無事でよかったと思うと同時に、どうしてここまで個人が追いつめられるのかと胸が締め付けられた。

感染症まん延時、当然ながらＩＣＮは専門家としてさまざまな対応を求められ、ＩＣＮもそれに応えようと努力する。しかし各職場にひとりあるいは数名しかいないＩＣＮは、その状況がどれほど過酷で長期に及んでも誰かに役割を代わってもらうことは難しい。たとえ自分自身が大きな精神的ストレスを抱えたとしても、ベッドサイドで患者に対応する職員を前にネガティブな感情を表出することはできない。

20年9月に本会が実施した調査[2]では、感染管理認定看護師および感染症看護専門看護師が感染症対応の際にもっとも苦慮したことが、「職員の対応（不安の訴えなど）」86・2％であった。あるＩＣＮから、「現場で従事する職員が今一番不安ななかで対応してくれていることに、何か精神面でフォローをしたいと思う日々ですが、私自身も余裕がなく職員の心の支援ができない状況です」というメールをもらった。自分が高ストレス状態であれば他者の不安に対応できなくて当然だと思うが、その状況をよしと思えないのだろう。また別のＩＣＮからは、「患者と職員の安全を守るために頑張っているつもりですが、いろんな矢面に立ち、理解してもらえない方も多く、ストレスフルな環境が継続しているためかと思っています」というメールがあった。感染症がまん延する状況を何かのせいにするスケープゴート（責任転嫁）として、ＩＣＮが矢面に立たされることがある。感染が起こること、制御がうまくいかないことのすべてがＩＣＮの責任でないにもかかわらず、説明しても理解されない、協力が得られない、責任を押し付けられる、こうした状況がＩＣＮを苦悩させ自信を失わせる。

ＩＣＮがこうした苦境を乗り越えるために重要なことの一つは、自分だけにならないことである。所属施設内で信頼できる人（上司や同僚など）、同じ立場を理解できる人（ＩＣＮネットワークなど）、自分を理解してくれる人とつながっていることが大事である。座談会の3人のＩＣＮの語りでも、相談できる人や共感してくれる人の存在が大きな支えとなっていた。強いリーダーシップを求められるＩＣＮだからこそ、自分を「認めてくれる人」「弱い自分を見せられる人」の存在が重要だと考える。

ＩＣＮに対する社会からの期待

24年4月、診療報酬・介護報酬・障害福祉サービス等報酬の同時改定が実施され、それぞれにポストコロナにおける感染症対策に係る評価が見直された（**表1**）。ここで注目するのは、感染対策向上加算を算定する医療機関と介護保険施設や障害者福祉サービス等との連携強化である。研修、訓練、実地指導を通し、平時からの感染症発生への備えを図る。特に感染対策向上加算を算定する感染対策チーム（ＩＣＴ）の専従職員については、介護保険施設等からの求めに応じて当該施設に赴き助言に携わる時間を、原則月10時間までＩＣＴ業務の専従と見なせるようになった。20年12月から23年度まで厚生労働省は「感染症

表1　2024年度 医療・介護・障害福祉の三報酬における感染症対策に係る評価の主な改訂内容

報酬改定	主な改定内容
診療報酬	・感染対策向上加算（見直し）：加算1、2、3の枠組みは継続。新興感染症発生時の対応に関する施設基準が変更となり、第一種・第二種協定締結医療機関であることが要件とされた。また加算1、2の施設基準に、「介護保険施設等から求めがあった場合に、当該施設等に赴いての実地指導等、感染対策に関する助言を行うとともに、院内感染対策に関する研修を介護保険施設等と合同で実施することが望ましい」という基準が追加された。 ・その他、感染管理が特に重要な感染症患者に対し適切な感染対策を講じた上で入院医療を提供した場合の「特定感染症入院医療管理加算」の新設や、「外来感染対策向上加算」を算定する医療機関の発熱患者などへの診療に対する加算「発熱患者等対応加算」の新設など
介護報酬	・高齢者施設等感染対策向上加算（Ⅰ）（Ⅱ）（新設）：新興感染症の診療等を行う医療機関との連携、医療機関等が主催する感染対策に関する研修に参加し、助言や指導を受け、感染制御等の実地指導を受けることを評価する新たな加算
障害福祉 サービス等 報酬	・障害者支援施設等感染対策向上加算（Ⅰ）（Ⅱ）（新設）：新興感染症の診療等を行う医療機関との連携、医療機関等が主催する感染対策に関する研修に参加し、助言や指導を受け、感染制御等の実地指導を受けることを評価する新たな加算 ・その他、新興感染症発生時、感染拡大時に必要な体制を確保したうえで施設内療養を行うことを評価する「新興感染症等施設療養加算」の新設など

対策のための実地での研修」を実施した。これは介護保険施設等へCOVID-19の感染予防、拡大防止のために感染症の専門家（感染管理認定看護師および感染症看護専門看護師）を派遣するもので、その効果は高く評価されている。今回の介護保険施設等に赴き助言するICT専従者には、すでに実績を持つICNへの期待が伺われる。

社会の感染対策向上に注目する流れはICT活動の追い風になる。専従や兼任で活動するICNがこれまで実現できなかった対策を進める機会になるだろう。反面、期待される役割を果たすためのICNの業務が増加しオーバーワークが懸念される。この機にICNにしかできない業務とそうでない業務を整理し、役割分担や業務効率化などを改めて考え、いまの追い風をチャンスに機械化、自動化、デジタル化などを進めることに意義があると考えている。

未来への備え

ポストコロナにおいて未来の新興感染症等への備えは重要である。日本看護協会は21～23年の3年間「感染管理認定看護師養成推進事業」として、200床未満の病院・介護施設が感染管理認定看護師を養成する際の助成や、認定看護師教育機関に対する支援などを行った。これにより感染管理分野の教育機関は28機関（休講4機関含む）にまで増えた。23年12月現在、感染管理認定看護師数は3653人（特定行為研修を組み込んでいないＡ課程３１０４人、特定行為研修を組み込んでいるＢ課程５４９人）である。

この勢いで感染管理認定看護師の養成が進むことを期待したいが、日本が向かう未来は、85歳以上高齢者の増加と生産年齢人口のさらなる減少である。高齢者人口の増加により医療・看護・介護のさらなる需要の増大が予測されるが、少子化の進行で職業選択が多様化し看護職の確保すら困難な時代に突入する。当然ＩＣＮの養成にも影響を与える。未来の新興感染症対応にＩＣＮの存在は貴重であり、ひとりでも多くのＩＣＮが働き続け、離職してもまた実践の場に戻って来られる環境が重要だと考えている。行政や医療にとどまらずＩＣＮの活動の場は広がると考えており、そうしたなかで日本感染管理ネットワーク（ＩＣＮＪ）や支部ネットワークが果たす役割は大きいと思っている。学術集会や支部活動などにＩＣＮが集い、互いの活動を認め支え合い、安心して弱音をはける場としてあり続けること。それは多くのＩＣＮの活動を支え、未来の社会を支えることにつながると考えている。

参考文献

（1）日本赤十字社ホームページ：新型コロナウイルスの３つの顔を知ろう！～負のスパイラルを断ち切るために～
https://www.jrc.or.jp/saigai/news/200326_006124.html
（2）日本看護協会：看護職員の新型コロナウイルス感染症対応に関する実態調査【感染管理認定看護師・感染症看護専門看護師】
https://www.nurse.or.jp/nursing/practice/covid_19/research/pdf/infection_research2020.pdf

渋谷 智恵　略歴

２００３年に感染管理認定看護師資格認定
２００９年３月まで浦安市川市民病院で感染管理師長として専従で勤務
２００９年４月より日本看護協会看護研修学校 認定看護師教育課程 感染管理学科専任教員
２０１６年４月より認定看護師教育課程 課長
２０２２年４月より認定看護師教育課程 課程長
［主な所属学会等］
日本環境感染学会 評議員、日本感染管理ネットワーク学会 元副会長、日本ＶＡＤコンソーシアム 評議員、東京ｉＣＤＣ専門家ボード 人材育成チームメンバー、感染症教育コンソーシアムコアメンバー、ＮＰＯ法人ＨＡＩＣＳ研究会理事

ＩＣＮの日常

この書籍ではＣＯＶＩＤ-19対応に奔走するＩＣＮについて記したが、もちろん業務はそれだけではない。ＩＣＮの業務は院内の感染制御に関わるすべての業務であり、多岐にわたる。その業務の一部をご紹介する。

【主な活動】

①感染防止の体制整備およびマニュアルの作成や改訂を行い、効果的な感染対策（職業感染含む）を提供する。
②各種サーベイランスを実施し、効果的な感染対策の実施に繋げる。
③各種ラウンドを実施し、感染対策に関する現状把握と問題解決を行う。
④感染症発生時に周囲と協力して感染対策を実施し、感染拡大を防止する。
⑤各部署における感染対策ならびに感染看護に関する相談・支援を行う。
⑥院内の現状から必要な教育指導を実施する。
⑦外部機関と連携し、地域の感染制御に貢献する。

【ＩＣＮの日常（例）】

8時半　始業　電子カルテで経過観察中の患者さんの状態を確認（写真１）
9時　ＩＣＴカルテラウンド
　検査科からＣＯＶＩＤ-19陽性の連絡　接触者対応・現場確認
10時半　ＩＣＴで感染対策確認ラウンド（写真２）
11時半　病棟カンファレンスでデバイスサーベイランスを支援

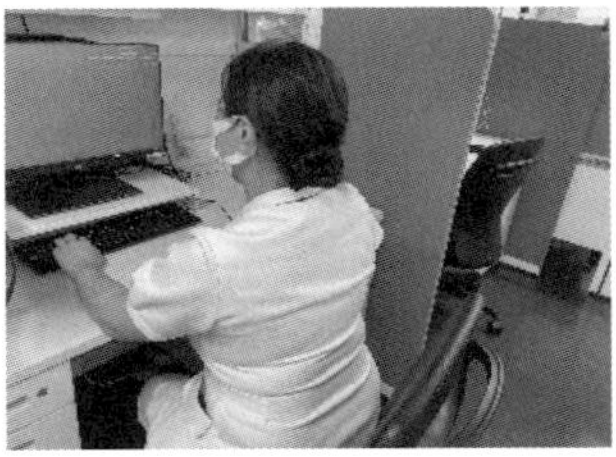
写真１

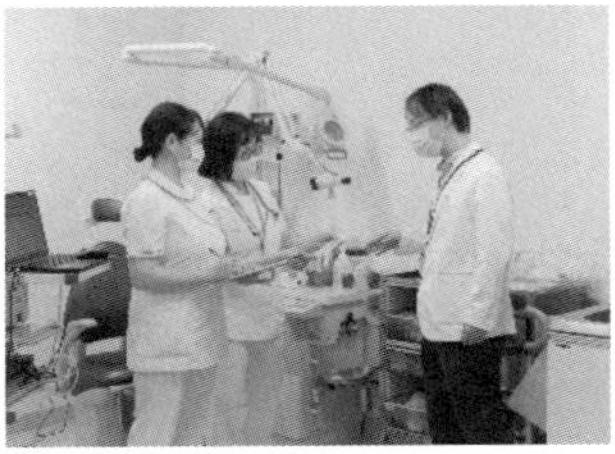
写真２

コラム10

12時　お昼休憩
13時　防護具着脱訓練（写真3）
14時　薬剤耐性菌検出患者のラウンド　感染対策確認
　　　病棟から創部の処置の手順に関する相談対応
16時　ICNカンファレンス（写真4）
17時　終業（現場対応に追われると、残業になることも…）

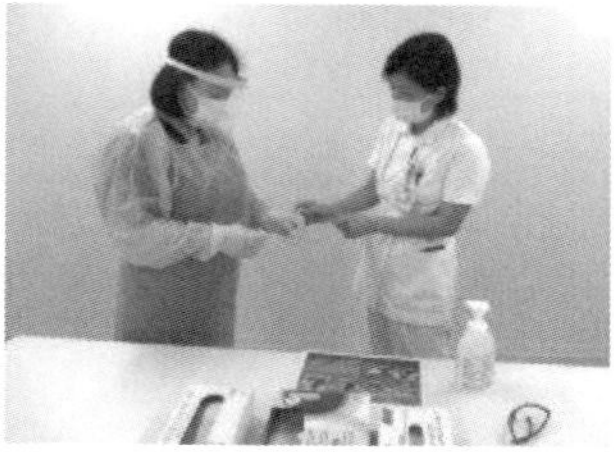
写真3

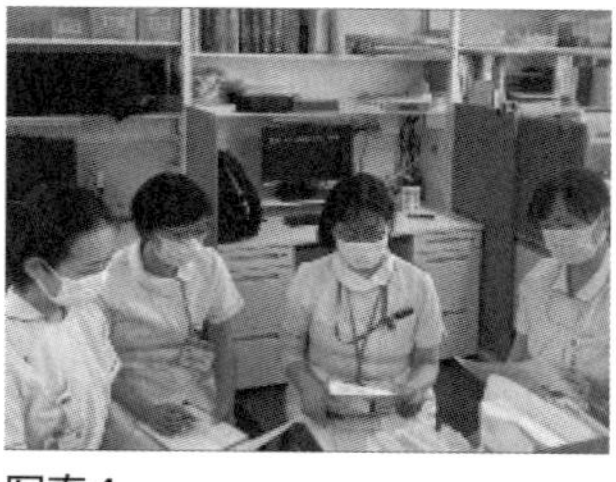
写真4

【ICNの年間予定（例）】
・新入職者オリエンテーション
・感染対策向上加算カンファレンス　4回／年
・手指衛生強化月間　2回／年
・手指衛生・防護具遵守率調査　3回／年
・院内感染対策講習会　2回／年
・他院との相互ラウンド
・看護師対象の感染対策研修　2回／年
・地域の手指衛生教育（小学校）
・医療法第25条に基づく立入検査の準備・対応
・インフルエンザワクチン接種

【M・H】

付録

医療資材不足への対応
次世代へ引き継ぐ創意工夫

増谷 瞳
慶應義塾大学病院 感染制御部
感染症看護専門看護師

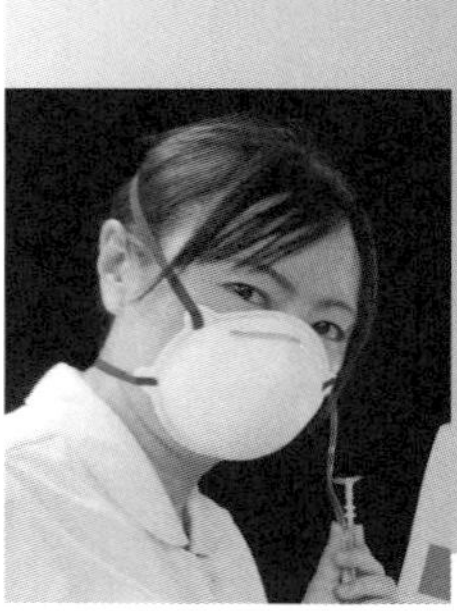

新型コロナウイルス感染症（以下、COVID-19）パンデミックの初期には、未知のウイルスに対応するにあたり厳重な感染対策を行っていた。医療従事者を感染から守るために使用する個人防護具（PPE）は、需要が一気に高まったにもかかわらず、海外の工場停止などさまざまな要因で供給が滞り、資材不足に陥った。各施設でこの困難な局面に対応すべく、創意工夫を凝らして資材不足を補った。今後いつ起こるかわからない新興感染症パンデミックでは、このような事態に陥ることがないように十分な備えが必要である。一方で、医療資材不足は起こり得ることとして、当時行われていたさまざまな工夫を紹介する。

病院事務部門との連携

パンデミックにおいては、PPE資材の管理を行っている事務部門との連携が不可欠であった。在庫状況と現在のペースで使用した場合にいつ資材が枯渇するのかを算出してもらい、どの程度の制限をかけるべきか、使用する病棟をどの程度しぼるべきなのかの目安にした。また、資材の調達については普段取引をしていない企業や海外メーカーからの直接輸入をするなど、大変な苦労をしたと聞いている。資材不足の状況下では、他部署との連携が大変重要であり、そのなかには医療従事者以外も多い。彼らに対し、医療現場で何を求めるのかをわかりやすく伝えることも重要である。「N95マスク」と書いてあったとしても、基準に該当しないものもなかにはあった(後述)。感染制御としてはどのような基準が必要か、当てはまらない資材はどの部署であったら使用してよいか、など提案することが必要であった。

PPEの使用基準および定数配置の見直し

COVID-19パンデミック以前は、PPEを使ってくださいと言っても必要な場面で使わないことが問題であったが、パンデミックによって医療者自身が感染を恐れてPPEを必要以上に消費する傾向にあった。そこで、現場が過不足なくPPEを使用できるように使用基準を見直すこととした。標準予防策に準じて「血液や体液に曝露する可能性がある時はＰＰＥを使用する」という原則は守りつつ、業務内容ごとにどこが、どの程度曝露するか整理し、ＰＰＥの使用基準を新たに設定して発出した（表1）。当院では特に長袖ガウンが不足していたため、重症なＣＯＶＩＤ-19患者の対応をしない部署では基本的に袖なしエプロンを使用してもらい、腕まで手洗いをお願いしていた。軽症なＣＯＶＩＤ-19患者を受け入れている部署であっても、標準予防策に則って、明らかに飛沫を浴びるような業務以外はサージカルマスクのみで対応を行った。

前述したＰＰＥの使用基準に沿って、各部署の業務内容を確認し、ＰＰＥの定数配置を見直した。部署によっては自分たちが蔑ろにされている印象を持ってしまうため、十分な説明をして理解を得ることが必要であった。

部署にＰＰＥが配布された後は、ＩＣＮがラウンドを行い、適切に使用しているか確認した。次に、ＰＰＥの種類別にどのような工夫をしていたか紹介する（表2）。

【マスク】

サージカルマスクの不足に対し、1日1枚厳守、汚染を受けていない日常的に使用するマスクは繰り返し使用するようにお願いし、再利用の方法を紹介した（図1）。飛沫を浴びる機会のない事務員などは、サージカルマスクの使用を控えてもらうよう呼びかけを行った。実際に使用しなかったが、患者の血液や体液などの飛沫を浴びず、自身の飛沫予防の場合は手作りマスクも代替品として使用できる（図2）。

表1　感染対策にかかわる資材　2020年5月19日付当院のCOVID-19に関する周知事項より

表1-1　感染対策にかかわる資材の状況

種　類	現　状	
マスク	供給停止	代替え品が払出されるので多数の種類になります
N95マスク	供給低下	
保護メガネ・ゴーグル	−	感染制御部より状況に応じて提供
フェイスガード・シールド	新規導入	複数種類のため感染制御部より状況に応じて種類と量を決めています（ディスポと再利用品があります）
エプロン	供給低下	一定作業は手作りエプロン※を使用してください
ブルーガウン（プラスチック）	供給停止	救急センター、ICU、HCU、2号棟3階は定数管理 その他の部署は感染制御部に連絡をしてください 一定作業は手作りガウン※を使用してください
アイソレーションガウン（イエロー）	通常使用量のみ	スタンダードプリコーションでの使用には適していませんので、従来どおりの使用にしてください
プラスチック手袋	品薄	代替え品導入取組中、一部業務をゴム手袋に変更検討
ニトリル手袋	通常	通常使用量のみで余裕があるわけではない
キャップ	品薄	血液・体液曝露を想定とした使用には、一部シャワーキャップ導入、
速乾性手指消毒薬	品薄	既にウエルパス供給停止、ウエルフォームも少なく、代替え品購入に取組中
ルビスタ・ショードック	通常	通常使用量のみで余裕があるわけではない

※手作りエプロン・袖つきエプロン・ガウンの作成方法は電子カルテCOVID-19関連マニュアルに提示。

表1-2　PPEの選択（現行マニュアルから赤字部分を改訂）

資材	適応場面
手袋	採血、創処置、吸引、排泄物処理
ゴム手袋	器材洗浄、一部の環境整備（管理が徹底できる状況で使用）
エプロン（手作りエプロンを含む）	創処置、吸引、排泄介助・処理、器材洗浄、シーツ交換
ブルーガウン	全身性皮膚疾患、広範囲の創処置・滲出の多い創処置、内視鏡実施者、内視鏡洗浄、~~失禁している下痢~~
手作りガウン	失禁している下痢の処理、内視鏡介助者
アイソレーションガウン	（防水性でなく撥水性の素材のためスタンダードプリコーションでは適さない）
マスク	自分自身が発症した場合の周囲への感染対策のために業務中は常に装着 通常のスタンダードプリコーションとしての使用時（開放吸引、洗浄の必要な創処置、清潔操作、CVカテーテル挿入、吐物処理など）は、汚染時交換
フェイスシールドマスク アイガード（清潔野では使用しない） フェイスガード・シート	気管切開、血液透析、分娩介助、出血傾向のある患者の処置、CVカテーテル挿入、内視鏡・器材洗浄、その他エアロゾル発生が想定される手技
保護メガネ・ゴーグル	顔面への曝露が想定される場合で、緻密な作業あるいは実施者の動きが激しいとき
キャップ	医療従事者の顔面などへ血液・体液を曝露する可能性がある時

表2　個人防護具PPEの種類と代替品

種　類	代替品	基　準
サージカルマスク	手作りマスクなど	飛沫を浴びない時に使用する
N95マスク	―	漏れ率が5%以上のマスクはサージカルマスクとして使用する
フェイスシールド	クリアファイル	洗浄業務など、患者の血液や体液に直接接することのない業務で使用する
エプロン・ガウン	手作りエプロン・ガウン	洗浄業務など、患者の血液や体液に直接接することのない業務で使用する
ブラスチック手袋	ゴム手袋	洗浄業務など、患者の血液や体液に直接接することのない業務で使用する
キャップ	シャワーキャップ	患者の血液や体液に曝露することが想定される場合に使用する

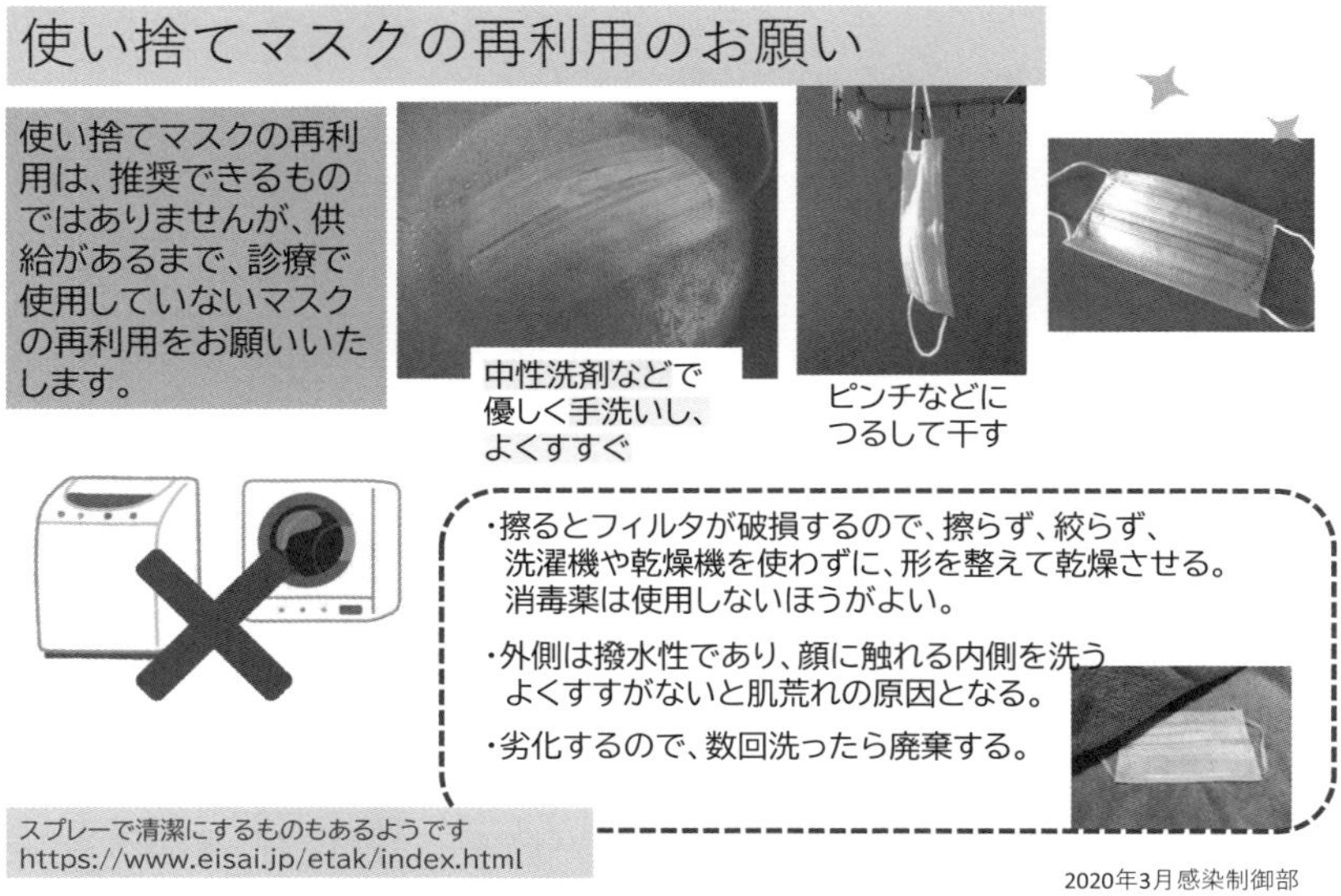

図1　使い捨てマスクの再利用のお願い

N95マスクに関しては汚染や破損がない場合は繰り返し使用することとした。資材不足時には約20種類のさまざまな形状のN95マスクと謳う製品が手にはいった。複数のICNがフィットテスターを使用してすべての種類のマスクの漏れ率を確認し、漏れ率5％以下のマスクとそれ以外のマスクに分類した。現場には、N95マスクとしては使用できる製品のみを払い出した。マスクの形状によってその人の顔に合うかは異なるため、N95マスクを使用するすべての教職員に対してフィットテスターで自身が使用する形状のN95マスクのフィットテストを行った。製品の質を確認すること、使用する部署を検討することが必要である。

【フェイスガード】

顔を保護するフェイスガードは、PPEパンデミックにおいて特に不足が予想された資材の一つである。代替品として提案したのはクリアファイルである（図3）。顔全体を覆うものの、もともとの用途とはかけ離れているため、視界や安定性に難があった。その後、医療現場の資材不足が報道され、さまざまな企業や教育機関からフェイスガー

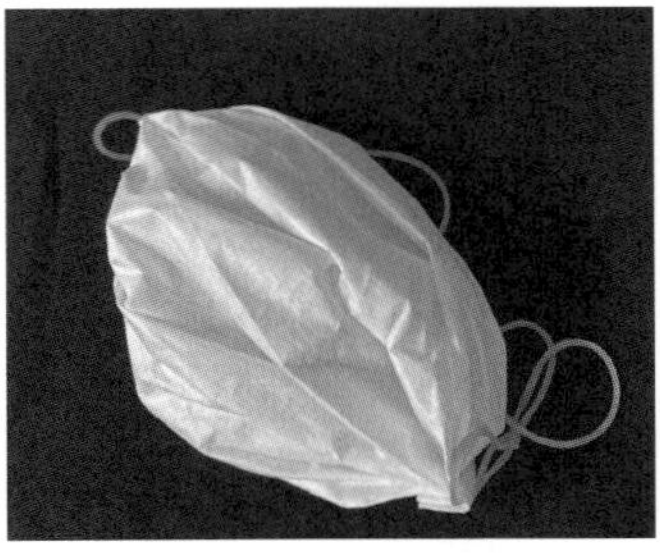

① キッチンペーパーを蛇腹に折る

② 両端に輪ゴムをホッチキスで固定する

図2　キッチンペーパーによるマスクの作り方

ドを寄付していただき、実際にクリアファイルのフェイスガードを使用することはなかった（図4）。

【ガウン・エプロン】

長袖ガウンと袖なしエプロンは厳しく使用を制限し、代替品としてビニール袋でエプロン、ガウンを作成した（図5〜7）。主にナースアシスタントが汚染の少ない器具を洗浄する際や看護師が曝露するリスクの低い患者の体位変換をするときなどに使用した。

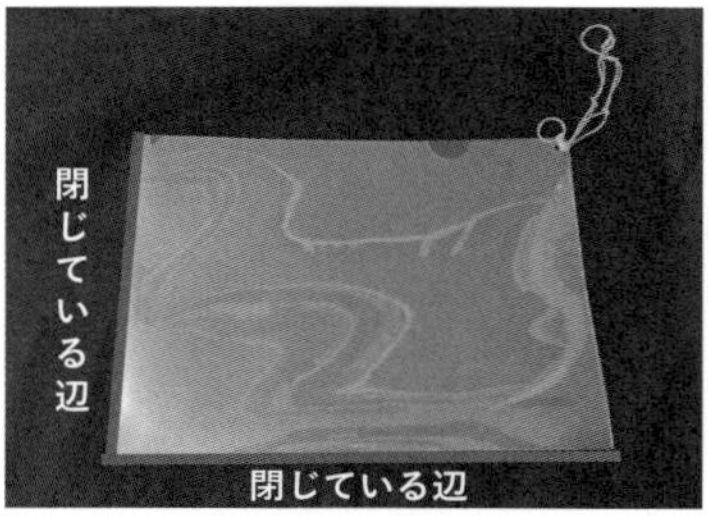

クリアファイルに穴をあけ、輪ゴムをかける

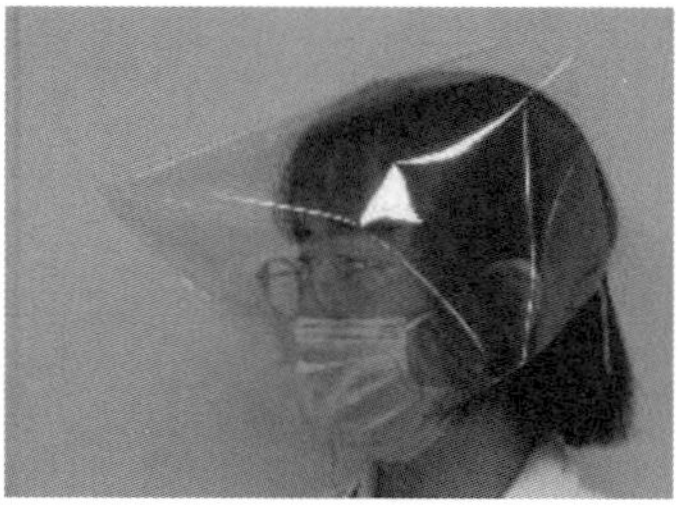

輪ゴムで位置を調整する

図3　クリアファイルによるフェイスシールドの作り方

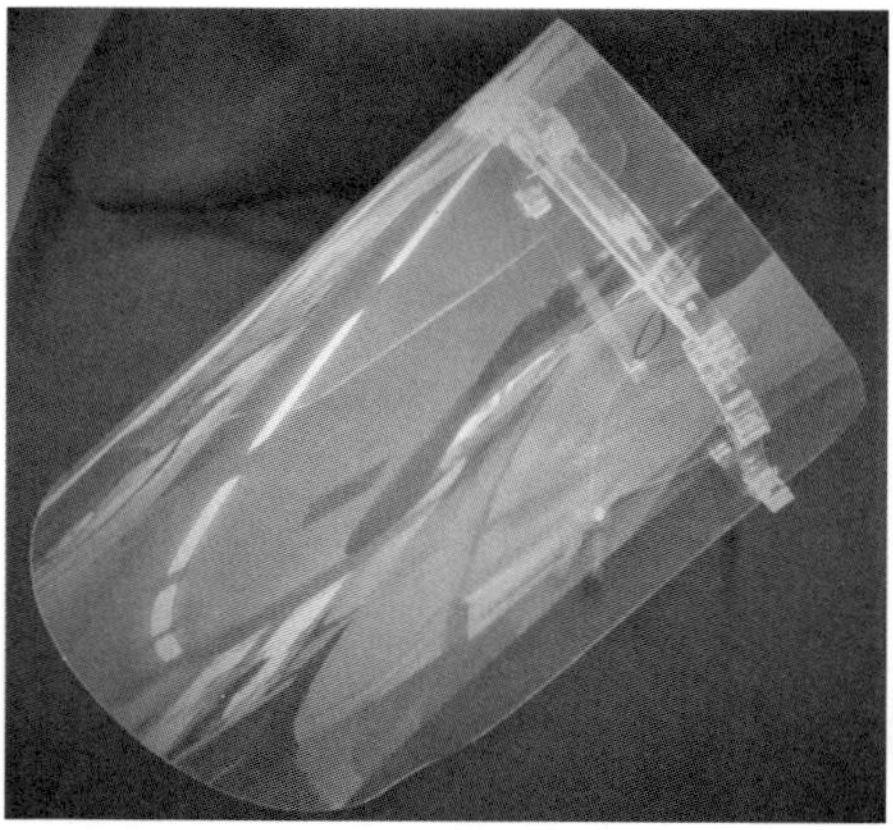

図4　教育機関から寄付していただいた3Dプリンターで作成したフェイスガード

使い捨てエプロンの作り方

2020/4/25作成
2020/5/11改訂
感染制御部

重要! 資材の供給制限を受け、ビニールエプロンの代用品として作成する。
手作りとなるため、清潔な場所、清潔な手で作成し、清潔に管理できるように十分配慮する。

＜材料＞

45Lゴミ袋（物品コードN04816）または透明ビニール袋（中50cm×60cm 物品コードN03481）、ハサミ

＜作り方＞

・作業を行う机をショードックなどで清拭し、作業を開始する前に手指衛生を行う。

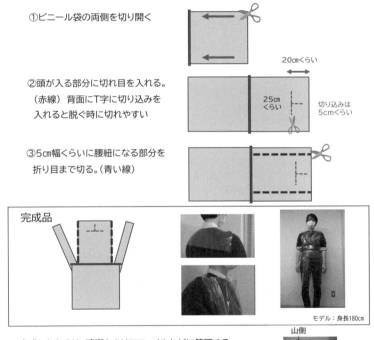

①ビニール袋の両側を切り開く

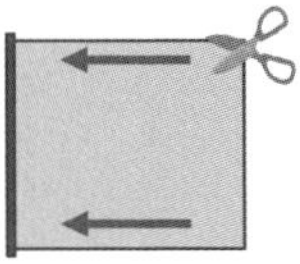

②頭が入る部分に切れ目を入れる。（赤線）背面にT字に切り込みを入れると脱ぐ時に切れやすい

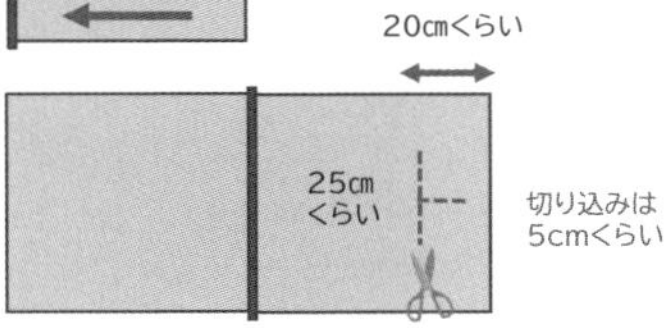

③5cm幅くらいに腰紐になる部分を折り目まで切る。（青い線）

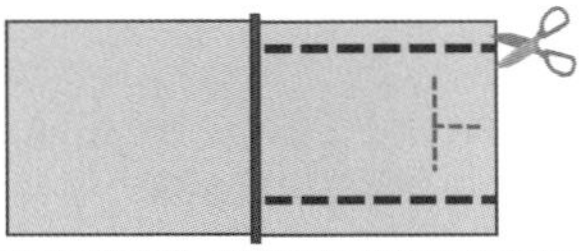

完成品

モデル：身長180cm

・完成したものは、清潔なクリアファイルなどに管理する。
・取り出し側に折り畳んだエプロンの山側が来ると取り出しやすい
・2人でやると1時間で約200枚できます。

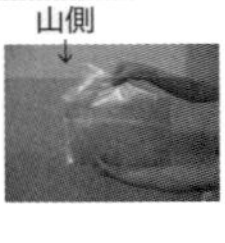

図5　使い捨てエプロンの作り方

使い捨て半袖エプロンの作り方

2020/5/8作成
2020/5/11改訂
感染制御部

重要！ 資材の供給制限を受け、ビニールエプロンの代用品として作成する。

手作りとなるため、清潔な場所、清潔な手で作成し、清潔に管理できるように十分配慮する。

<材料>

90Lゴミ袋（物品コードN04815）、ハサミ

<作り方>

・作業を行う机をショードックなどで清拭し、作業を開始する前に手指衛生を行う。

1）ビニール袋の両側を切り開く

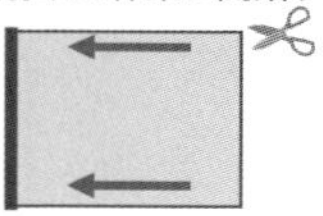

2）頭が入る部分、そでが入る部分、腰ひもを作成する。

①頭が入る部分
端から20㎝くらいのところに、青線に沿って切れ目を入れる

②袖が入る部分
両端から5㎝くらいのところに、緑線に沿って15㎝くらい切り込みを入れる

③腰ひも
裾が長いので赤線に沿って50〜60cmほどカットする
腰ひもになる部分は5㎝幅くらいで70〜75㎝程度の長さに切る

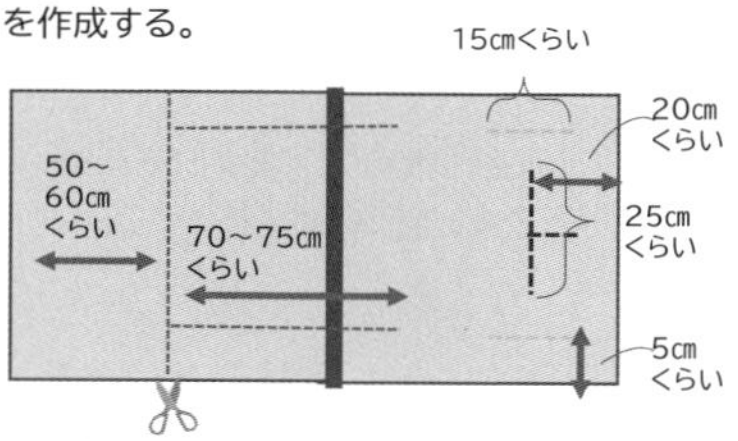

完成品

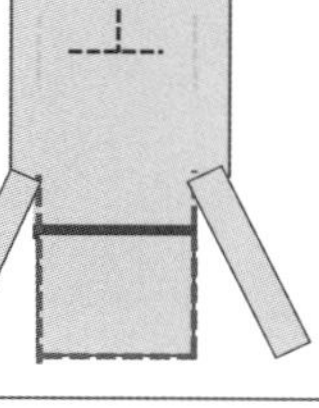

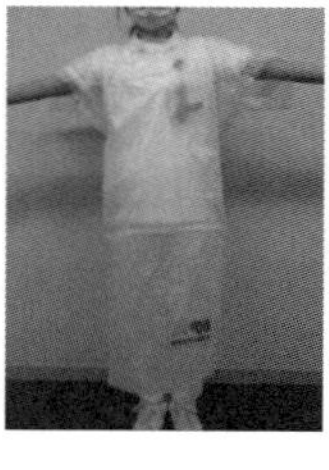

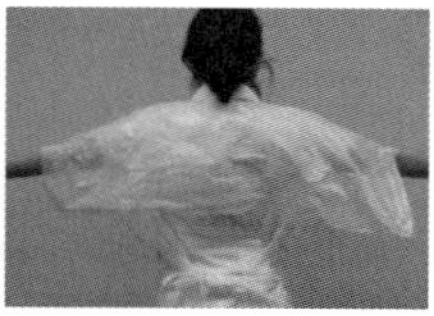

モデル：身長155㎝

・完成したものは、清潔なクリアファイルなどに管理する。
・取り出し側に折り畳んだエプロンの山側が来ると取り出しやすい

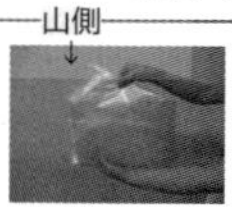

図6　使い捨て半袖エプロンの作り方

使い捨て長袖エプロンの作り方

2020/5/11作成
感染制御部

重要!

資材の供給制限を受け、ビニールエプロンの代用品として作成する。
手作りとなるため、清潔な場所、清潔な手で作成し、清潔に管理できるように十分配慮する。

＜材料＞
45Lゴミ袋（物品コードN04816）1枚　透明ビニール袋小（物品コードN03482）2枚　養生テープ　はさみ

＜作り方＞
・作業を行う机をショードックなどで清拭し、作業を開始する前に手指衛生を行う。

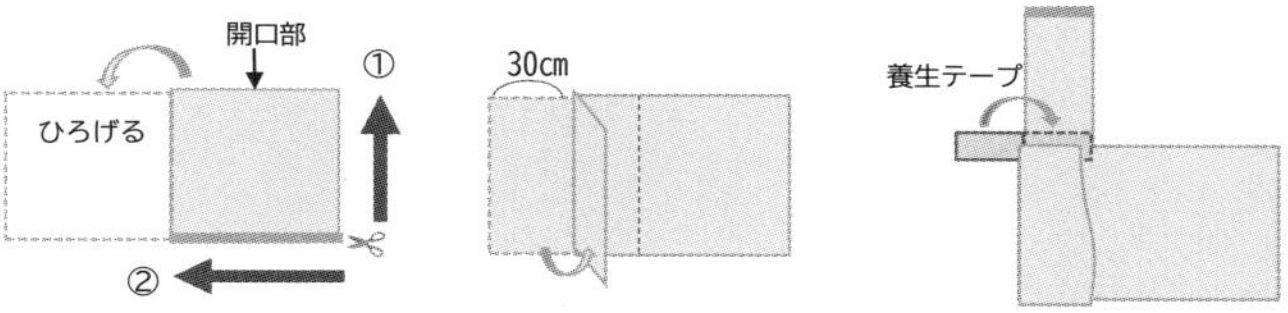

2. 45Lサイズのビニール袋の
①片側を切り開き、次に
②綴じ代の部分を切り落とす

3. 切り開いたビニール袋を
広げ、片側30cmを折り返す

4. 折り返した部分に
ビニール袋小の開いた
ほうを養生テープで
貼り付けて袖を作る

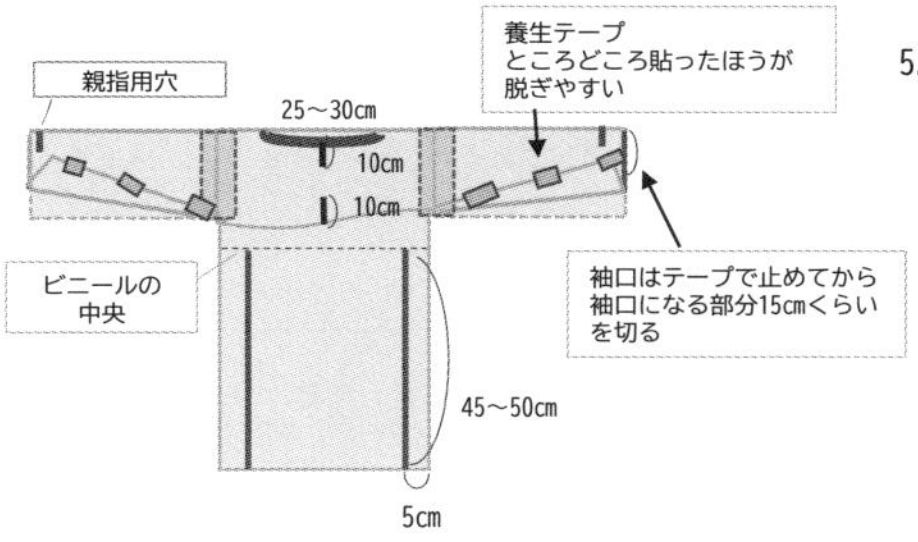

5. ①頭が入る部分
・頭が入る部分に25-30cm切り込みをいれる
・脱ぎやすいように背面に青線のように10cm程度2か所切り込みを入れる
②袖の部分
・袖を斜めに折る。連続して止めると脱ぎにくいので、3か所くらい養生テープで止める。
・上記を止めてから、袖口になる部分の輪を15cm位切り落とす
④腰ひもの部分
・裾から5cm幅で45～50cmくらいまで切り込みを入れ紐を作る

完成品

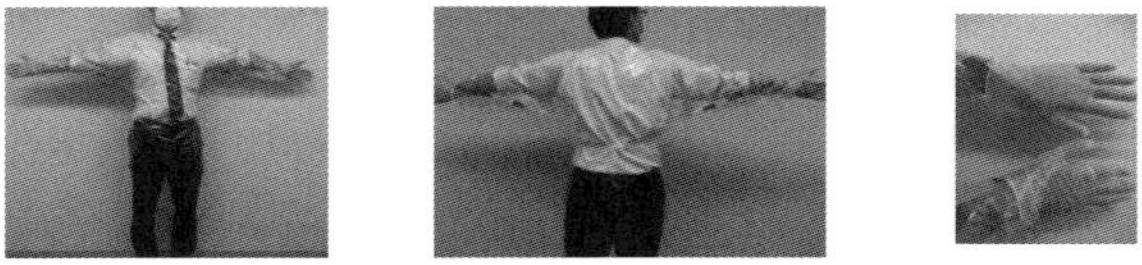

・完成したものは、清潔に管理する。

モデル：身長177cm

協力：上田留美子、須藤裕美、他の皆様

図7　使い捨て長袖エプロンの作り方

長袖ガウンの代用として意外と好評であったのが、雨合羽である（図８）。大学のラグビー部からの寄付でいただいた観戦用のもので、厚手で全身を覆うことができた。難点は、とにかく暑いことである。夏場は扇風機や冷房が必須であった。注意点としては、一人で脱ぐことは難しく、介助者にはさみで切ってもらいながら脱衣を行う必要があった。当院では入院前ＰＣＲ検査を行う時にＰＣＲ採取者が着用していた。

【手　袋】

当院では手袋を制限することはなかったが、代替品として医療用ではないビニール手袋やゴム手袋を使用した施設もあったかと思う。その際には、患者に触れる業務以外、例えば器具の洗浄や清掃業務において使用するなど、代替品を使用してもよい業務を整理することが必要である。

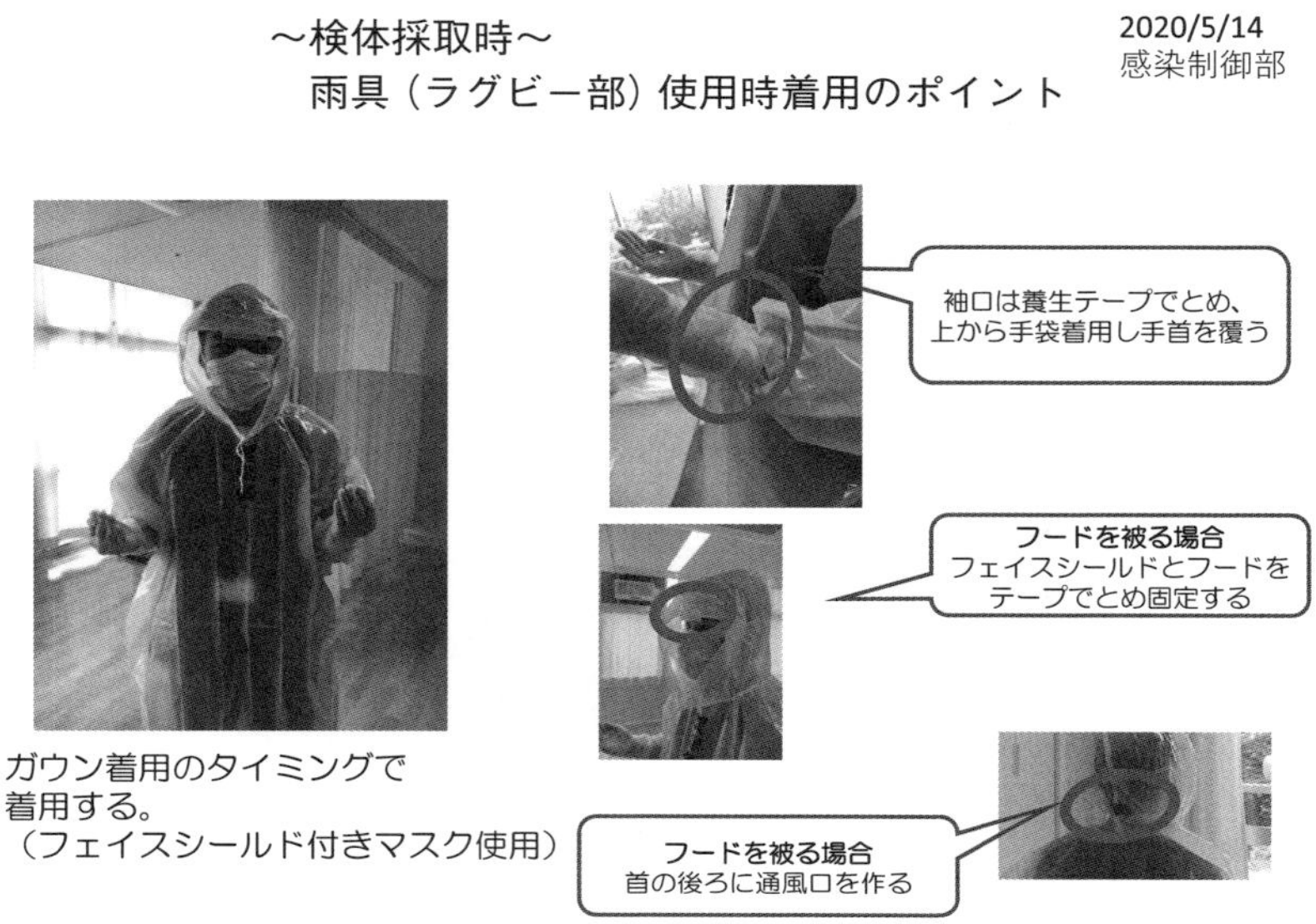

図８　ガウンの代用としての雨具

【キャップ】

本来のキャップ着用の目的は清潔エリアでの頭髪落下防止であり、不織布性のキャップでは飛沫予防として不十分であると考えられたが、パンデミック当初はとにかく全身を覆うためにキャップを使用する者も多かった。代替品として、ホテルのアメニティにあるシャワー用のヘアキャップを用いた。撥水性はあるが、サイズが小さいのが難点であった。もし頭部まで曝露する状態であれば、頸部等も含めた全身を覆える。つなぎ型のＰＰＥを着用するべきである。当院ではそのような曝露機会は少ないと考え、キャップ着用は推奨せず、必要に応じてシャワーを浴びてもらうことで対応した。

おわりに

当時のＩＣＮたちは、どうにか患者も職員も守ろうと奮闘していた。現在では信じられないような代替品も、苦肉の策として使用していたのである。今後必ずやってくる新興感染症のパンデミックに対しては、備蓄を含めた常日頃からの「備え」が重要であることを強調しつつ、ＣＯＶＩＤ‐19パンデミックを乗り越えたＩＣＮたちの創造性に満ち溢れた工夫を参考にしていただきたい。

参考資料

（１）日本環境感染学会　医療機関における新型コロナウイルス感染症への対応ガイド 第5版（２０２３年１月17日発行）
（２）厚生労働省　サージカルマスク、長袖ガウン、ゴーグル及びフェイスシールドの例外的取扱いについて（２０２０年４月15日　事務連絡）
（３）厚生労働省Ｎ95マスクの例外的取扱いについて（２０２０年４月10日　事務連絡）

付記　用語の説明

病院や施設内で実践されている感染対策の用語について、一般の方にとっては馴染みの薄い用語について解説する。

標準予防策（スタンダードプリコーション）

病院や施設で実施されている患者・医療従事者双方を感染から守るために遵守すべき感染対策である。感染症がわかっている、わかっていないにかかわらず、すべての患者に対して行う。ヒトの「血液、体液（胃液など）、汗を除く分泌物（唾液や母乳など）、排せつ物（便や尿など）、粘膜（目や口の中など）、傷のある皮膚」は病原微生物がいるかもしれないと考えて取り扱う。具体的な対策は以下のように定められている（表1）。

表1　標準予防策の具体的な項目

1.	手指衛生
2.	個人防護具
3.	呼吸器衛生・咳エチケット
4.	患者配置
5.	使用した器具
6.	環境整備
7.	リネンの取り扱い
8.	安全な注射手技
9.	腰椎穿刺における感染予防
10.	血液媒介病原体曝露の予防

手指衛生

最も重要な感染対策であり、標準予防策の項目の一つである。流水と石鹸による手洗いと速乾性擦式手指消毒剤（アルコール製剤）による手指消毒の二つの方法がある。目に見える汚れがあったり、排せつ物を取り扱ったりした後は手洗いを行い、それ以外は手指消毒を行う。

１８４０年代にイグナッツ・ゼンメルワイスが手洗いの重要性を唱えたが、医療現場では軽視される傾向にあった。現代では手指衛生を適切に行うことが医療関連感染を低減させることがわかっており、手指衛生を軽んじる気はないにもかかわらず、遵守率は上がらないものである。手指衛生遵守率を改善するために、すべてのＩＣＮがあの手この手で取り組みを行っている。

個人防護具（ＰＰＥ）

感染源となりうる、ヒトの「血液、体液、汗を除く分泌物、排せつ物、粘膜、傷のある皮膚」に曝露しないために医療従事者が使用する。具体的には、顔面に飛沫を浴びる可能性がある場合はゴーグル、フェイスシールド、マスクで目・鼻・口を守る。空気感染をする結核菌などの患者を対応するときには捕集率の高いＮ95マスクを着用する（図1）。手が汚染しそうな場合には手袋、身体が汚染しそうな場合にはエプロンやガウンを着用する。

防護具は誤った手順で着脱すると、患者と自身が曝露する可能性がある。正しい手順で着脱ができるように着脱の練習をすることを「防護具着脱訓練」と呼ぶことが多い。また、Ｎ95マスクは自身の顔に合った

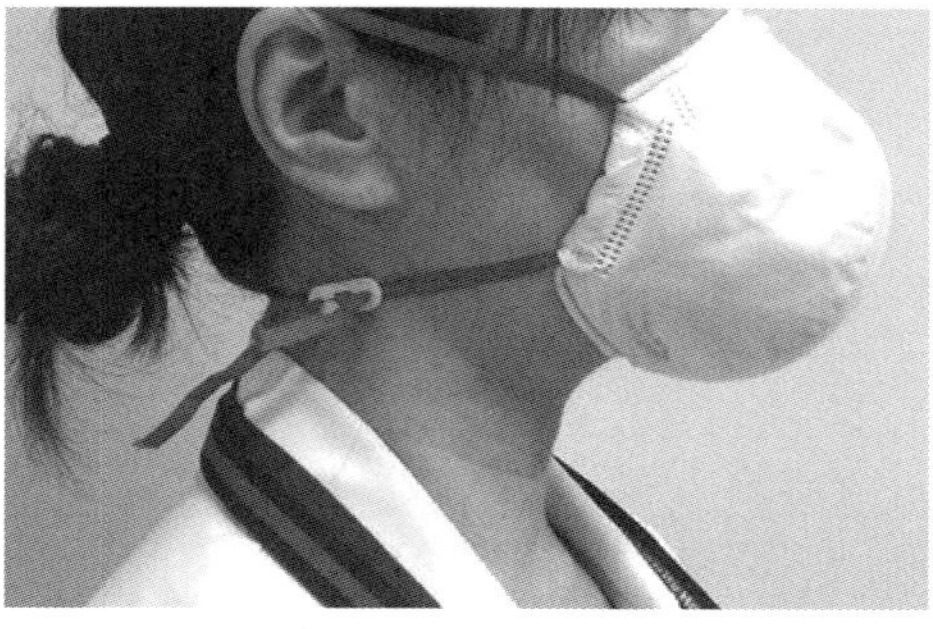

図1　N95マスク

マスクを正しく装着しないと漏れが多くなり、十分な効果が得られない。顔に合ったマスクであること、正しく装着できていることをフィットテストで定期的に確認する（図２）。

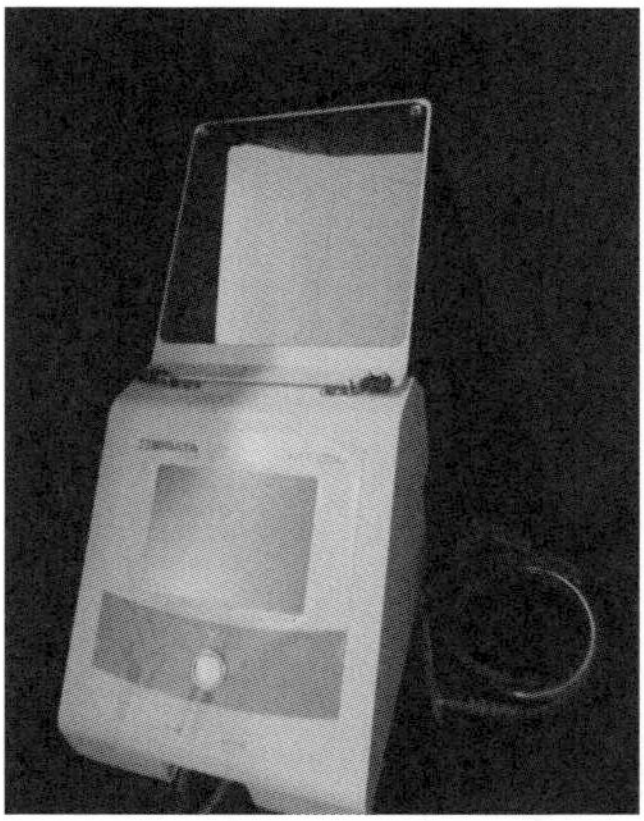
図２　N95マスクの漏れ率を測定するためのフィットテスター

感染管理看護師（infection control nurse；ICN）

医療機関等における日常的な感染管理を担う専門的な知識と技術を持った看護師で、臨床では、「ＩＣＮ」と呼ばれている。主に日本看護協会が認定する感染管理認定看護師や感染症看護専門看護師の資格を有する。２０２４年９月現在、感染管理認定看護師は３６５３名、[1,2] 感染症看護専門看護師は１１０名登録されている。[3] ＣＯＶＩＤ-19パンデミックにおけるＩＣＮの活躍は本書内容を参考にされたい。ＩＣＮは所属する医療機関だけではなく外部機関や地域での活躍も期待されているため、さらなる人員増加が望まれている。

感染管理認定看護師（Certified Nurse in. Infection Control；CNIC）

認定看護師とは、特定の看護分野における熟練した看護技術および知識を用いて、あらゆる場で看護を必要とする対象に、水準の高い看護実践のできる看護師であり、看護ケアの広がりと質の向上を図ることを目的としている。[5] ＣＮＩＣは感染管理分野の認定看護師で、感染予防・管理システム構築によって患者やその家族、職員らを感染から守ること、サーベイランスの実践等を通して感染拡大を防止することが役割である。

感染症看護専門看護師
（Certified Nurse Specialist in Infection Control Nursing；CNSICN）

専門看護師とは、複雑で解決困難な看護問題を持つ個人、家族および集団に対して水準の高い看護ケアを効率よく提供するための、特定の専門看護分野の知識・技術を深めた看護師であり、保険医療福祉の発展に貢献し、看護学の向上を図ることを目的としている。[6] ＣＮＳＩＣＮは感染症看護分野の専門看護師で、施設や地域における個人や集団の感染予防と感染症発生時の対応に加え、感染症の患者に対して水準の高い看護を提供することが役割である。

引用文献

（1）日本看護協会・認定看護師 A課程　分野別都道府県別登録者数
https://www.nurse.or.jp/nursing/assets/08_A_CN_kansenkanri_2023.pdf（2024.9.9. アクセス）
（2）日本看護協会・認定看護師 B課程　分野別都道府県別登録者数
https://www.nurse.or.jp/nursing/assets/01_B_CN_kansenkanri_2023.pdf　(2024.9.9. アクセス)
（3）日本看護協会・専門看護師　分野別都道府県別登録者数
https://www.nurse.or.jp/nursing/assets/09_CNS_kansensyokango_2023.pdf (2024.9.9. アクセス)
（4）日本看護協会「認定看護師規定」
https://www.nurse.or.jp/nursing/wp-content/uploads/2020/10/CN_kitei_20201020.pdf
（5）日本看護協会「専門看護師」
https://www.nurse.or.jp/nursing/qualification/vision/cns/index.html

参考文献

（1）CDC. Standard Precautions for All Patient Care.　https://www.cdc.gov/infection-control/hcp/basics/standard-precautions.html　(2024.9.9.　アクセス)

増谷瞳　略歴

2009年　慶應義塾大学　看護医療学部　卒業
　　　　慶應義塾大学病院　勤務
2019年　国立看護大学校研究課程部感染管理看護学　修了
　　　　日本看護協会　感染症看護専門看護師資格　取得
2020年　慶應義塾大学病院　感染制御部配属（現職）
CITA（臨床感染症看護教育研究会）運営委員

おわりに

高野 八百子
CITA臨床感染症看護教育研究会
役員

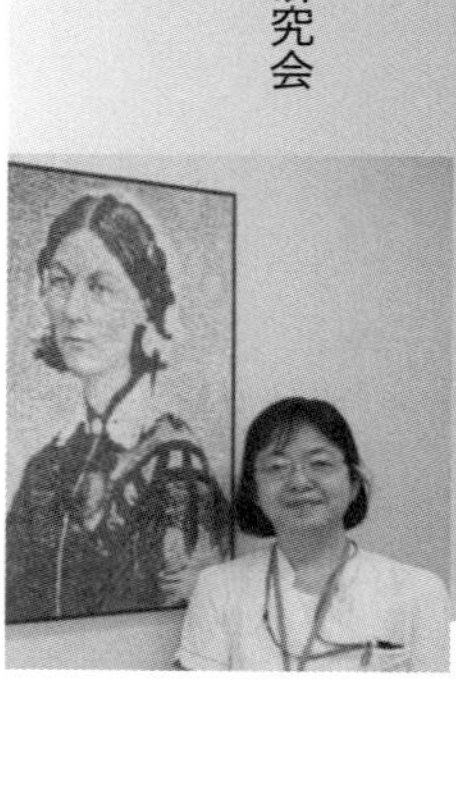

新型コロナウイルス感染症が判明してから5年近い年月が経過した。

2009年の新型インフルエンザ（H1N1）パンデミックを経験した者もいるが、その時と比較にならないウイルスの感染力による世界への感染拡大の勢いを感じることとなった。新型インフルエンザ対策として行政も医療機関も対策を立案していたはずだが、必ずしもスムーズにはいかなかった。インフルエンザは研究が進んだ微生物であったが、コロナウイルスはいわゆる風邪のウイルスであり専門家も少なく、私たちICNも風邪の感染対策をあまり考えてきていなかった。そして連日の報道やSNSなどによる情報の氾濫（誤った情報を含む）があり市中が混乱するなか、少なからず私たちの活動も混乱していった。

全国の感染対策を担当する看護師たちは、日常的に実施していた情報交換も滞り、心が折れそうになりながらもそれぞれの立場で施設内外の活動に真摯に取り組んだ。この書籍は、その代表とも言える方々に多岐にわたる取り組みを赤裸々につづっていただいた。さまざまな弊害を起こした新型コロナウイルス感染症のパンデミックであるが、「ＩＣＮの活躍の場」という産物をもたらしたことも事実である。近い将来、また同様のパンデミックが生じた際に、少しでもＩＣＮや看護師たちの活躍につながることを祈念する。

高野 八百子　略歴

１９９７年より慶應義塾大学病院にて感染対策の専従で勤務。現在に至る
２０００年　北里大学大学院看護学研究科看護学専攻修士課程修了
２００６年　感染症看護専門看護師
２００５年〜　日本環境感染　評議員・理事
２００９年〜２０１４年　厚生労働省　院内感染対策中央会議　構成員
２０１６年〜　厚生科学審議会　感染症部会薬剤耐性（ＡＭＲ）に関する小委員会　構成員
２０１８年〜　ＣＩＴＡ臨床感染症看護教育研究会役員

編集委員一覧
編集委員長　坂木　晴世
副編集委員長　高野八百子
編集委員　小野寺隆記、笠間　秀一、勝平　真司、
小西　直子、増谷　瞳

パンデミックの航跡
コロナ感染の危機を支えた感染管理看護師たち

発　行　2024年12月12日　第1版第1刷
編　者　日本感染管理ネットワーク関東支部
発行者　松田　國博
発行所　株式会社　クバプロ
〒102-0072　東京都千代田区飯田橋3-11-15 6F
TEL：03-3238-1689　FAX：03-3238-1837
https://www.kuba.co.jp
印　刷　株式会社　大應

ISBN978-4-87805-175-3　C1047